60余种常见症状速查
从症状到疾病的思维导图
让你对家人的健康状态
胸有成竹

U0214693

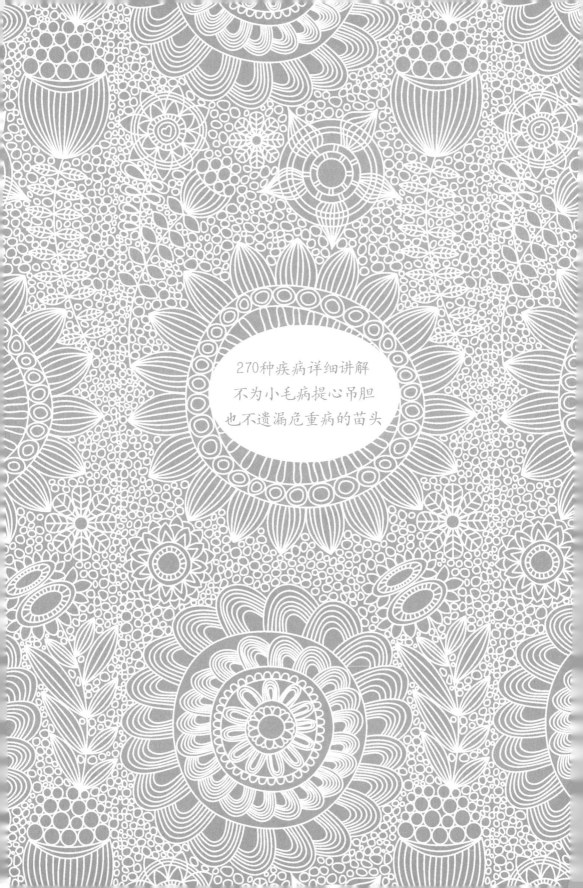

270种疾病详细讲解
不为小毛病提心吊胆
也不遗漏危重病的苗头

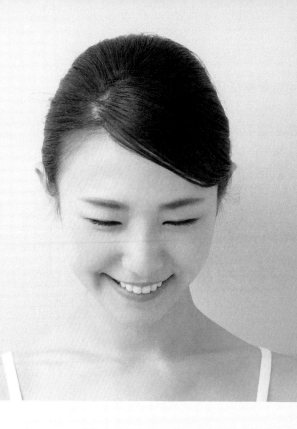

小痛小病不求人
常见症状自助全书

主编／郑爱萍　张郁澜

副主编／郑凤祥　黄晓华　黄峰　王晓兰

编委／叶向荣　王晓兰　张郁澜　郑爱萍　郑凤祥　黄晓华　黄飞　黄峰

海峡出版发行集团　福建科学技术出版社
THE STRAITS PUBLISHING & DISTRIBUTING GROUP　FUJIAN SCIENCE & TECHNOLOGY PUBLISHING HOUSE

图书在版编目（CIP）数据

小痛小病不求人：常见症状自助全书 / 郑爱萍，
张郁澜主编 . —福州：福建科学技术出版社， 2019.1
ISBN 978-7-5335-5669-3

Ⅰ.①小… Ⅱ.①郑… ②张… Ⅲ.①疾病－防治
Ⅳ.① R4

中国版本图书馆 CIP 数据核字（2018）第 196821 号

书　　名	小痛小病不求人：常见症状自助全书
主　　编	郑爱萍　张郁澜
出版发行	福建科学技术出版社
社　　址	福州市东水路76号（邮编350001）
网　　址	www.fjstp.com
经　　销	福建新华发行（集团）有限责任公司
印　　刷	福州华悦印务有限公司
开　　本	700毫米×1000毫米　1/16
印　　张	26
图　　文	416码
版　　次	2019年1月第1版
印　　次	2019年1月第1次印刷
书　　号	ISBN 978-7-5335-5669-3
定　　价	68.00元

书中如有印装质量问题，可直接向本社调换

　　每当我们生病的时候，总会生出这样的渴望：家里要是有个医生该多好！不少人由于对疾病症状的不了解、对就医流程和治疗的一知半解，为求医就诊之路带来了诸多的迷惑和额外的困难。

　　身体出现这些症状是生病还是正常的？

　　严重吗？要不要去看医生？

　　应该看哪个科室的医生？

　　哪种治疗方案最适合自己？

　　怎么照顾好正被病痛折磨的家人？

　　……

　　当健康被疾病侵袭时，我们太需要来自医生的专业建议和指导了！本书就是秉承这样的目的而编写的。书中精心挑选了60多种常见症状，用图表的方式一步步推导出可能与其相关的疾病，并对近270种疾病的主要症状、病因、治疗和自我保健方法进行了扼要解析。

　　这本书就像一位最耐心、细致的家庭医生，在我们需要帮助的时候，为我们进行耐心分析、诊断，告诉我们身体正在发生什么变化，并第一时间提供专业的诊疗建议：哪些症状不需太担心，可以自己处理；哪些症状必须引起重视，需要寻求医生帮助；一经医生检查与确诊后，该如何配合医生治疗，才会取得最佳效果……它都毫无保留地一一道来，有了这本书的帮助，当有病症发生时，就不会盲目、不会焦虑，也不会忽略了重大疾病的线索。

　　希望在这本书的帮助下，每一位读者在自己或家人生病的时候都能做到心里有底、心中有数。

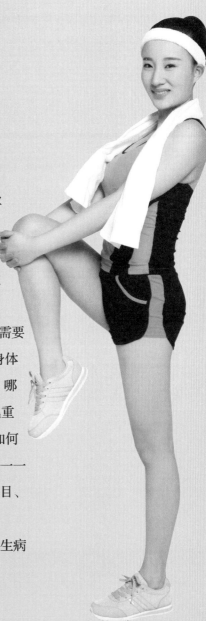

本书使用方法

根据身体症状一步步判断出所患的疾病，简单清晰，一目了然。

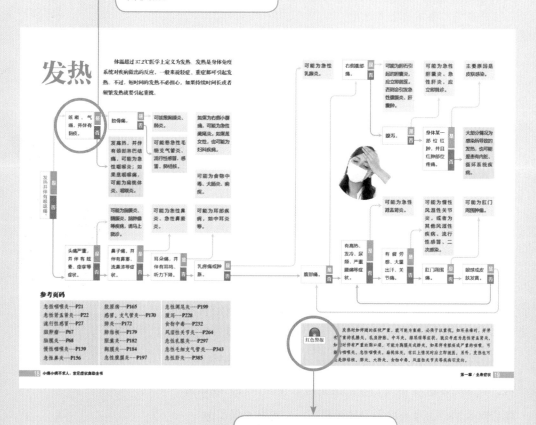

对某些危急症状进行紧急就医提示，以免延误病情，危及生命。

对可能引起这种症状的常见疾病进行详细介绍，每一种疾病都分为原因、主要症状、治疗以及自我保健板块。

针对具体的疾病进行扼要解析，初步了解该病的常见症状、发病原因及治疗方案，并提供一些居家护理、自我保健方法。

急性中耳炎

急性中耳炎主要由上呼吸道感染引起、感冒、咽炎、麻疹、百日咳都可以感染到中耳。游泳时耳朵进入污水也可引起中耳炎。另外过敏和气压急剧变化，比如跳水时耳朵受到较大压力也会引中耳炎。急性中耳炎好发于婴幼儿，因为婴幼儿咽鼓管短、宽、直，咽喉部、鼻部的细菌特别容易蔓延至中耳，引起感染。

主要症状

高热、耳痛、耳朵流脓液

如果患了急性中耳炎，除了耳朵疼痛以外，还会有高热。如果病情恶化了，会化脓并导致鼓膜穿孔。耳鼓膜破裂后脓液会从耳朵里流出来，可以看到从耳朵处流出水性分泌物或脓液。比较小的婴幼儿患病后特别不安，不停啼哭并不停用手抓耳朵，如果已经持续治疗，但还是流脓了，且持续了2～3周，就可能是慢性中耳炎。

治疗

抗生素治疗、热敷

急性中耳炎必须及时治疗，治疗不及时可引起耳鼓膜破裂或者转为反复发作的慢性中耳炎，最终导致听力下降。及时治疗中耳炎对儿童更加重要。中耳炎必须使用抗生素控制感染，口服并结合注射抗生素，耳道要用滴剂先清洗然后再滴入抗生素，这样治疗才彻底。中耳炎治疗过程中，如果耳朵疼痛剧烈，可以用热毛巾热敷耳朵周围，能减轻疼痛。

自我保健

● 擤鼻涕不要太过用力。特别是给儿童擤鼻涕时，不要把两只鼻孔都堵上，以防鼻咽部细菌被逼入耳朵。

● 婴幼儿进食时最好保持上半身直立或斜躺，不要平躺。平躺时食物容易流入耳朵而引起感染。

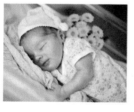

急性咽喉炎

急性咽喉炎是咽喉黏膜的急性炎症，指的是咽喉黏膜、黏膜下组织和淋巴组织的急性炎症，可引起扁桃体红肿。该病一般冬春季常见，通常是由病毒和（或）细菌引起。身体免疫力下降就容易导致该病发生。另外急性鼻炎、急性扁桃体炎、急性鼻窦炎都可引起该病。长期吸烟者容易罹患该病。

主要症状

咽喉疼痛、发热、咳嗽、全身

如果患了急性咽喉炎，刚开始会感到咽部有明显的灼热、干燥，接着开始疼痛，吞咽时疼痛加重，并出现声音嘶哑、咳嗽等症状，咳嗽时疼痛也加重，声音嘶哑有时候说不出话。有的患者有全身不适症状，如头痛、发热、关节酸痛及食欲缺乏等等。

治疗

及早彻底治疗，酌情采用抗生素治疗

急性咽喉炎初起时就应该尽早接受治疗，建议遵循医生，通过选用抗生素抑制、杀灭病菌，预防炎复发作。如果反复发作，病菌侵得越来越多，治疗就会越来越困难。反复发作后也可发展为慢性咽喉炎。而且，咽喉炎不治疗，可引起多种疾病如鼻窦炎、中耳炎、风湿病等。

自我保健

● 如果容易患咽喉炎，建议每次刷牙后使用漱口水，含30秒后吐掉即可，可杀灭大部分口腔细菌，预防咽喉炎反复发作。

漱口水

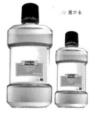

注意：同一种疾病，不同的患者身上表现出的症状会有一些差异，所以，在阅读、使用本书过程中，不能生搬硬套，不能等到所有症状都符合才去看医生、采取措施，只要有一两种症状符合就应引起重视。

本书中出现的每种疾病虽然都简单地介绍了治疗方法和用药方法，但是都必须由专业医生操作或者在专业医生的医嘱下用药，不可擅自用药。

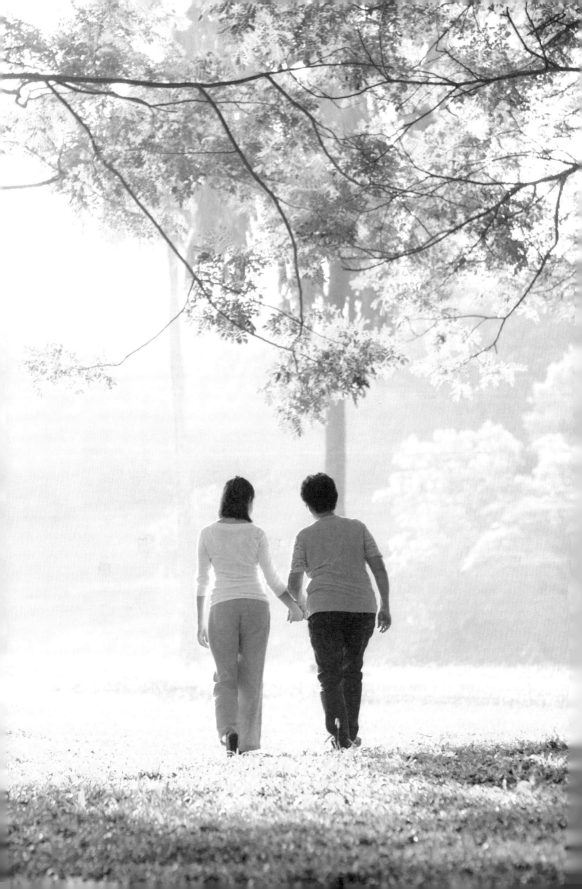

第一章 全身不适与症状

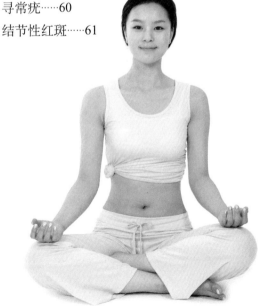

第二章 头面部、颈部不适与症状

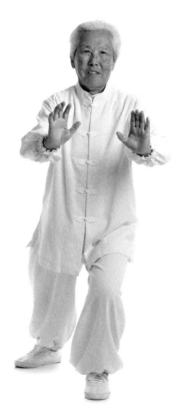

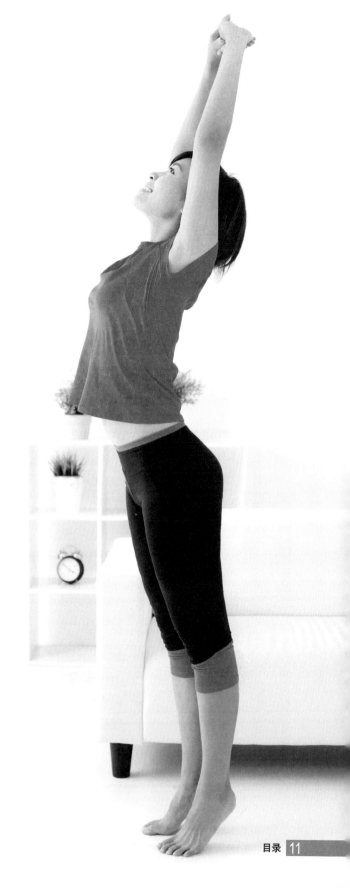

第三章 胸腹部不适与症状

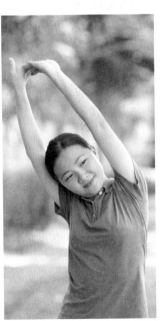

第四章 腰背部和四肢不适与症状

第五章 男性常见不适与症状

第六章 女性常见不适与症状

第七章 小儿常见不适与症状

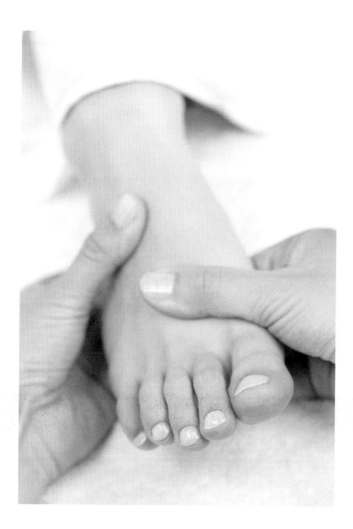

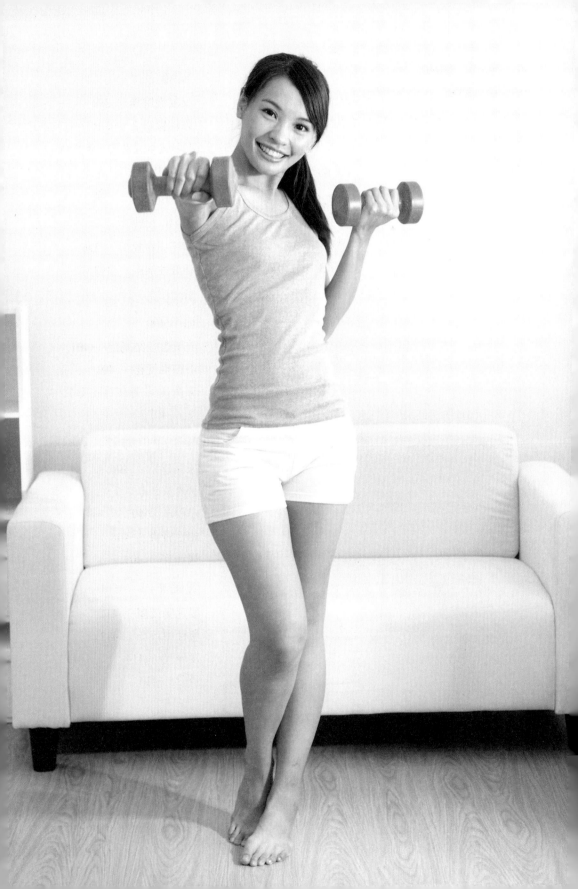

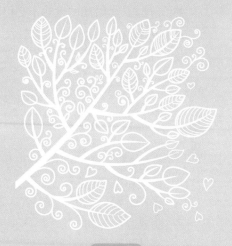

第一章

全身不适与症状

　　人体的每个器官、组织都不是独立存在的，它们相互之间配合严密、协同完成人体的精妙功能，所以，很多局部不适也可能是全身性疾病的表现，比如脸部皮肤出现红痘，可能只是脸部皮肤出问题了，也可能是身体其他部位如内脏、血液等出现异常的一种表现。

发热

体温超过37.2℃医学上定义为发热。发热是身体免疫系统对疾病做出的反应，一般来说轻症、重症都可引起发热。不过，短时间的发热不必担心，如果持续时间长或者频繁发热就要引起重视。

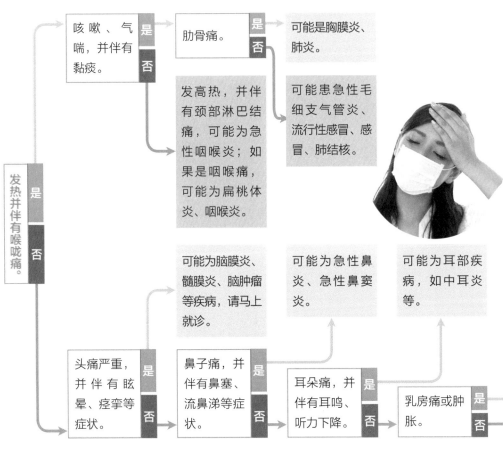

咳嗽、气喘，并伴有黏痰。 —是→ 肋骨痛。 —是→ 可能是胸膜炎、肺炎。

肋骨痛。 —否→ 可能患急性毛细支气管炎、流行性感冒、感冒、肺结核。

发热并伴有喉咙痛。 —是→ 发高热，并伴有颈部淋巴结痛，可能为急性咽喉炎；如果是咽喉痛，可能为扁桃体炎、咽喉炎。

头痛严重，并伴有眩晕、痉挛等症状。 —是→ 可能为脑膜炎、髓膜炎、脑肿瘤等疾病，请马上就诊。

鼻子痛，并伴有鼻塞、流鼻涕等症状。 —是→ 可能为急性鼻炎、急性鼻窦炎。

耳朵痛，并伴有耳鸣、听力下降。 —是→ 可能为耳部疾病，如中耳炎等。

乳房痛或肿胀。 —是→

参考页码

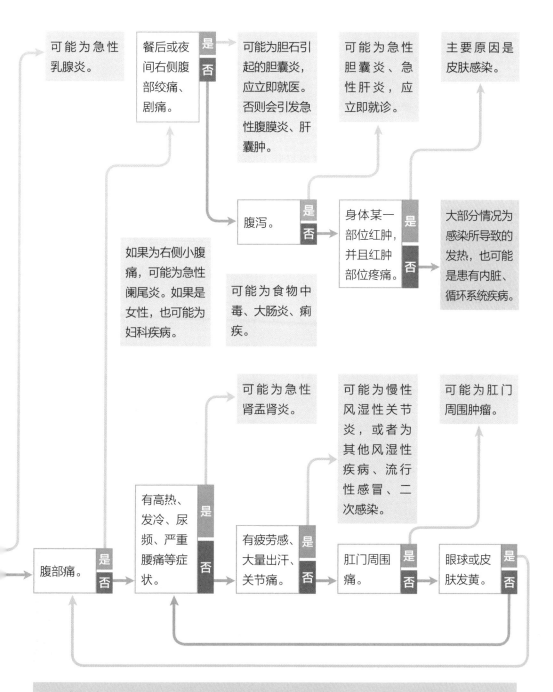

可能为急性乳腺炎。

餐后或夜间右侧腹部绞痛、剧痛。
是 **否**

可能为胆石引起的胆囊炎，应立即就医。否则会引发急性腹膜炎、肝囊肿。

可能为急性胆囊炎、急性肝炎，应立即就诊。

主要原因是皮肤感染。

腹泻。
是 **否**

身体某一部位红肿，并且红肿部位疼痛。
是 **否**

大部分情况为感染所导致的发热，也可能是患有内脏、循环系统疾病。

如果为右侧小腹痛，可能为急性阑尾炎。如果是女性，也可能为妇科疾病。

可能为食物中毒、大肠炎、痢疾。

可能为急性肾盂肾炎。

可能为慢性风湿性关节炎，或者为其他风湿性疾病、流行性感冒、二次感染。

可能为肛门周围肿瘤。

有高热、发冷、尿频、严重腰痛等症状。
是 **否**

有疲劳感、大量出汗、关节痛。
是 **否**

肛门周围痛。
是 **否**

眼球或皮肤发黄。
是 **否**

腹部痛。
是 **否**

急性中耳炎

急性中耳炎主要由细菌感染引起，感冒、咽炎、麻疹、百日咳都可以感染到中耳。游泳时耳朵进入污水也可引起中耳炎。另外过敏和气压急剧变化，比如跳水时耳朵受到较大压力也会引中耳炎。急性中耳炎好发于婴幼儿，因为婴幼儿咽鼓管短、宽、直，咽喉部、鼻部的细菌特别容易蔓延至中耳，引起感染。

主要症状

高热、耳痛、耳朵流脓液

如果患了急性中耳炎，除了耳朵疼痛以外，还会有高热。如果病情恶化了，会化脓并导致耳鼓膜破裂。耳鼓膜破裂后脓液会从耳朵里流出来，就可以看到从耳朵处流出水性分泌物或者脓液。比较小的婴幼儿患病后除了发热，还会非常不安，不停啼哭并不停用手挠耳朵。如果已经持续治疗，但还是流脓了，且持续了2~3周，就可能是慢性中耳炎。

治疗

抗生素治疗、热敷

急性中耳炎必须及时治疗，治疗不及时可引起耳鼓膜破裂或者转为反复发作的慢性中耳炎，最终导致听力下降。及时治疗中耳炎对儿童来说更加重要。中耳炎必须使用抗生素控制感染，口服并结合耳内喷涂。耳道要用滴剂先清洗然后再喷入抗生素，这样治疗才彻底。中耳炎治疗过程中，如果耳朵疼痛剧烈，可以用热毛巾热敷耳朵周围，能减轻疼痛。

自我保健

● 擤鼻涕不要太过用力。特别是给儿童擤鼻涕时，不要把两只鼻孔都堵上，以防鼻咽部细菌被逼入耳朵。

● 婴幼儿进食时最好保持上半身直立或斜躺，不要平躺。平躺时食物容易流入耳朵而引起感染。

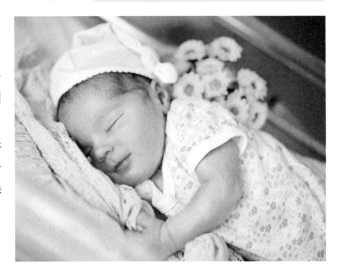

急性咽喉炎

急性咽喉炎是咽喉炎的急性期，指的是咽喉黏膜、黏膜下组织和淋巴组织的急性炎症，可引起扁桃体红肿。该病一般冬春季常见，通常是由病毒和（或）细菌引起。身体免疫力下降就容易导致该病发生。另外急性鼻炎、急性扁桃体炎、急性鼻窦炎都可引起该病。长期吸烟者容易罹患该病。

主要症状

咽喉疼痛、发热、咳嗽、疲劳

如果患了急性咽喉炎，刚开始会感到咽部有灼热感、干燥，接着开始疼痛，吞咽时疼痛加重，并出现声音嘶哑、咳嗽等症状，咳嗽时疼痛也加重。声音嘶哑有时候说不出话。有的患者伴有全身不适症状，如头痛、发热、关节酸痛及食欲缺乏等。

治疗

及早彻底治疗，酌情采用抗生素治疗

急性咽喉炎初起时就应该积极治疗，建议看医生，遵医嘱用抗生素抑制、杀灭病菌，预防反复发作。如果反复发作，病菌耐药性越来越高，治疗就会越来越困难。反复发作后也可发展为慢性咽喉炎。而且，如果长期不治疗，可引起多种疾病如鼻窦炎、中耳炎、风湿病等。

自我保健

● 如果容易患咽喉炎，建议每次刷牙后使用漱口水，含30秒后再吐掉即可，可杀灭大部分口腔细菌，预防咽喉炎反复发作。

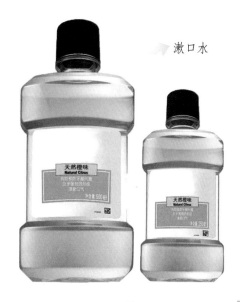

漱口水

急性肾盂肾炎

急性肾盂肾炎在育龄女性中最多见，指的是肾盂黏膜和肾实质急性感染性疾病，主要由细菌感染引起。尿液长时间排出不畅，细菌繁殖就会导致感染。因此尿路狭窄、尿路结石都可诱发此病。另外，不洁生活环境、衣物以及混乱的性生活也是诱因。急性肾盂肾炎比较凶险，最严重的可并发中毒性休克。

主要症状

高热、腰痛、尿频、尿液浑浊

患了急性肾盂肾炎，会引发高热，体温甚至可达 40℃，伴有头痛、腰痛、全身酸痛，尤其腰痛最为严重，症状严重时只要轻微触碰皮肤都可引发剧烈疼痛。同时会出现尿痛、尿急、尿频等尿路刺激表现。此时的尿液因为混合脓液，肉眼可见浑浊，少数可能还会有血，还能闻到腐败气味。

治疗

使用抗生素治疗、多喝水

急性肾盂肾炎如果治疗不及时、不彻底，容易转成慢性肾盂肾炎，最终导致肾功能障碍、肾衰竭。治疗急性肾盂肾炎需要使用抗生素，要遵医嘱用药。只要合理用药，可完全康复。

用药的同时，要多喝水，促使体内含有大量细菌的尿液尽快排出，有利于疾病痊愈。

> 黑豆

自我保健

● 黑豆有强化肾脏功能的作用，平时可以用醋泡些黑豆来食用。黑豆洗净后，放入锅中炒到爆皮，然后放到密封容器中，加入粮食醋，超出黑豆一两厘米，泡 10 天左右即可食用。每天吃 10~20 颗都行。不过如果已经患了肾炎就不宜多吃了，黑豆蛋白质含量高，可能会加重病情。

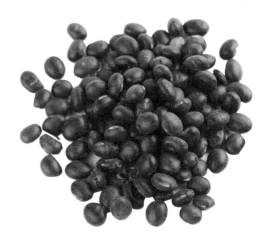

退热的关键是散发热量

感冒引起的发热，只要不是特别不舒服，可以不必在乎，适当的发热可以增强身体抵抗力。发热几小时或者一两天，病毒被消灭，体温就会降下来。

如果特别不舒服，或者想让体温快速降下来，在家里可以做一些简单的自我护理，方法很常见，甚至容易被忽视不用，但见效快，可以让身体热量大量散发，达到降温效果。

■ 传统办法捂汗是有效的

发热的时候盖厚一点的被子，睡一觉，出点汗，汗水会带走身体大量热量，体温就降下来了。不过，捂汗并不适合小宝宝和体弱的患者。另外可以适当运动一下，走路、爬楼梯等都可以，虽然这时候可能没什么体力，但应该选择适合的运动方式，运动到身体出汗，体温也就迅速下降了。

■ 还可以湿敷额头，将毛巾浸湿在低于体温的温水中，敷在额头上

待毛巾温度和额头一样了，就再换一条，毛巾会把体内热量带走，半小时到一小时就能降温了。湿敷额头可以在睡觉的时候做，和捂汗一起进行。

■ 多喝水

让身体散发热量的最有效的办法就是出汗，所以发热时要多喝水，这是身体出汗的基础。建议不管用什么方法降温，都尽量在短时间内大量喝热水，有时候刚喝完热水就会出一身汗，体温下降了。发热期间的饮食也以水分含量较多的为好，比如稀粥、面条、汤、果汁等。

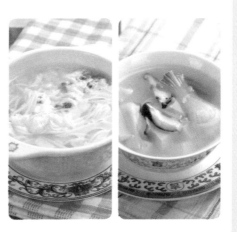

如果身体特别难受，全身酸痛，可以适当服用止痛药，也可以适当服用退热药。

多汗

排汗是正常现象，但如果排汗明显比别人多，或者比自己平时出汗多，不管是局部多汗还是全身多汗，就需查找原因。压力大、烦躁、情绪异常以及流感、糖尿病等多种疾病都可导致多汗。如果发现自己排汗明显增多，要尽快到医院检查。

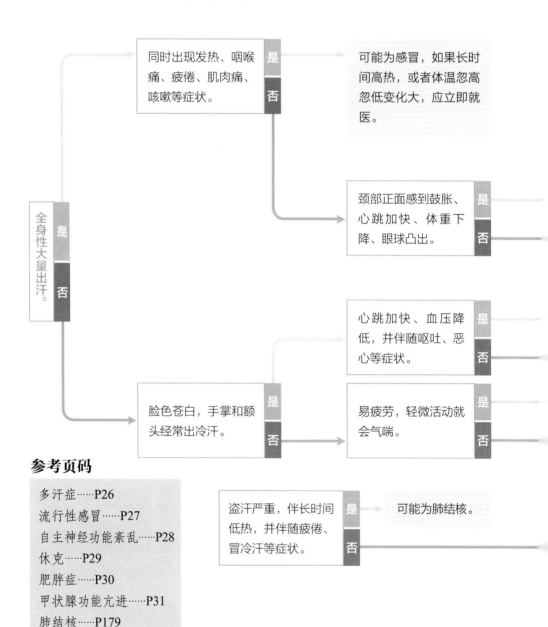

全身性大量出汗。

是

同时出现发热、咽喉痛、疲倦、肌肉痛、咳嗽等症状。

是 / 否

可能为感冒，如果长时间高热，或者体温忽高忽低变化大，应立即就医。

颈部正面感到鼓胀、心跳加快、体重下降、眼球凸出。

是 / 否

否

脸色苍白，手掌和额头经常出冷汗。

是 / 否

心跳加快、血压降低，并伴随呕吐、恶心等症状。

是 / 否

易疲劳，轻微活动就会气喘。

是 / 否

盗汗严重，伴长时间低热，并伴随疲倦、冒冷汗等症状。

是 / 否

可能为肺结核。

可能为甲状腺功能亢进。

兴奋或周围环境温度高也会导致出汗，但如伴随头部僵硬、身体发沉、便秘、腹泻等症状，可能为自主神经功能紊乱。

可能为休克症状，也有昏迷不醒的情况出现，应立即就医。

伴随大量出汗，可能为自主神经功能紊乱。

可能为出血、药物过敏、末梢血管循环不良等疾病。

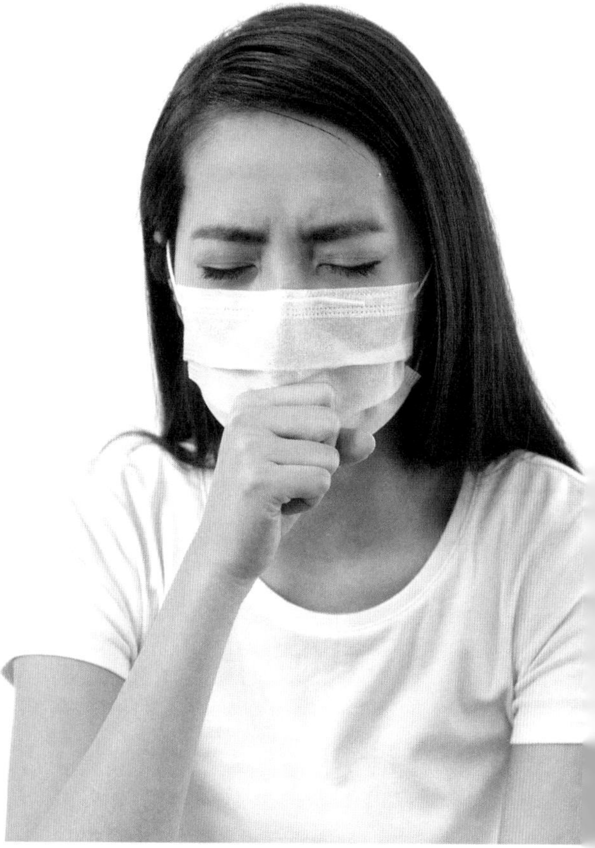

可导致肥胖症。

脸色苍白、水肿、易怕冷。

是

否

如果不明原因的大量出汗，可能为多汗症。

红色警报

长时间高热，或者体温变化幅度大，或者有全身性大量出汗，可能患有重病。如果因末梢血管循环障碍导致休克，或者因糖尿病导致低血糖，身体就会大量出汗，并伴随体温突然降低，甚至昏迷。如果低热不断，并在睡觉时出汗多，可能为肺结核。以上几种情况应立即到医院接受治疗。

多汗症

有些疾病会导致多汗症状，但有些多汗症状并非疾病所致，仅仅是汗腺调节功能失调，这就是单纯的多汗症。单纯多汗症一般与精神相关，压力太大、精神紧张、情绪不安、容易愤怒都会导致大量出汗。

主要症状

局部多汗，可能有味

汗腺功能失调引起的多汗症一般是在局部，前额、鼻尖、腋下、掌跖、胸部、外阴等部位可能大量出汗。腋下、脚底多汗的通常会有臭味。发生在腋下的通常称为狐臭，对人际交往影响较大，需要及时治疗。还有一种味觉性多汗症，即吃了某些特定东西就会大量出汗，一般只要不吃这种东西就可以了。

治疗

消除紧张、切断交感神经节、切除大汗腺

如果是因为紧张而导致多汗，只要平时注意调节情绪，减轻压力、减少焦虑、不安，症状就会慢慢缓解。如果并不是精神因素导致的，需要考虑切断控制汗腺分泌的交感神经节，从根本上阻止汗液分泌。如果仅是腋下多汗，则只要切除腋下大汗腺即可。

自我保健

● 汗多人群要注意保持清洁，多洗澡，勤换内衣裤，避免汗液积聚、细菌繁殖，也避免衣服潮湿导致感冒。

● 洗澡的时候可以在洗澡水里放一把碳酸氢钠粉，就是小苏打。苏打水可收缩毛孔，减少汗液分泌。必要时可以用湿布沾点苏打粉涂擦多汗部位。不过使用前需询问医生的意见，同时也不可太频繁使用，以免损伤皮肤。

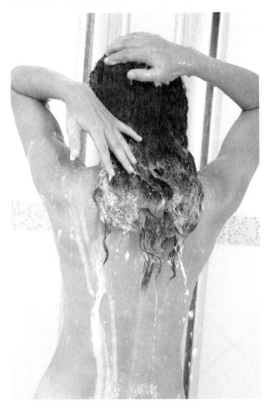

流行性感冒

流行性感冒简称"流感"，是由流感病毒引起的呼吸道感染，具有传播快、流行广的特征。但其具有自限性，体质好的人患流感后可自行痊愈，而小孩、老人等体弱人群必须及时治疗，避免引起肺炎等严重并发症。

主要症状

高热、怕冷、汗多、肌肉疼痛、咳嗽

流感症状比普通感冒强烈。首先起病很急，体温很快升高，可达40℃，同时也比普通感冒难受得多，全身酸痛感强烈，头痛剧烈，食欲严重减退，还会乏力并且颜面潮红，咽喉也可能疼痛并伴有干咳，也可能有鼻塞、流涕现象。患流感时，身体非常虚弱，稍微行动就可浑身大汗。

治疗

重视生活护理、老人儿童需积极用药

患了流感后，建议卧床休息三五天，期间保证足够的营养，保留体力对抗病毒。另外多喝水，可稀释病毒并促进病毒早日排出。还要多开窗通风，预防室内病毒浓度太高，不利疾病康复。同时还要提高室内湿度，高湿度不利于病毒存活，但有利于身体康复。体质好的成人一般三四天后全身疼痛症状好转。

老人或孩子以及体弱久病者要尽快到医院诊疗，遵医嘱应用抗病毒药物帮助身体恢复，以免产生并发症。

自我保健

● 流感盛行时，要避免去公共场所，外出时最好戴防护性比较好的口罩，回家第一时间脱掉外衣，并用肥皂洗手、毛巾洗脸，另外建议漱口并且清洗鼻孔。

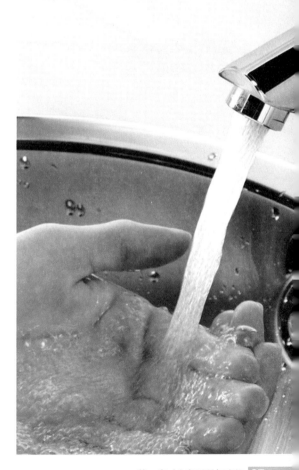

自主神经功能紊乱

自主神经也会控制汗液分泌，如果失调了，可能会随时随地、没有缘由地大量出汗。自主神经功能紊乱导致的大量出汗都伴随着其他相关症状如头痛、胃痉挛、腹泻、失眠等全身性的症状。

主要症状

大量出汗、头痛、腹泻、失眠

自主神经功能紊乱会影响全身所有自主神经控制功能，导致身体循环、呼吸、代谢、消化等方面都会出现异常，头痛、胃痉挛、失眠、腹泻等都是最基本的症状。如出现不明原因的大量出汗并伴有这些症状，基本可以断定是由于自主神经功能紊乱导致的。

治疗

心理治疗

引起自主神经功能紊乱的一般都是心理因素、精神因素，需要自己调节，学会放松，减轻压力。如果症状严重，身体情况严重影响生活质量，则需要去看心理医生，通过专业的心理干预和药物进行治疗，有时能取得不错的效果。

自我保健

● 家中常备一些炒熟的橘子皮粉，做法简单，将橘子皮洗净、晒干，磨成粉再炒熟即可。大汗淋漓或者脸部突然发热的时候服用一些，可缓解症状。

● 缓解精神压力，调节情绪。多与人交流，不要独自苦闷，胡思乱想。使用一些解压的方法，比如运动、瑜伽、冥想、听音乐等，找到一种适合自己的精神解压方法。

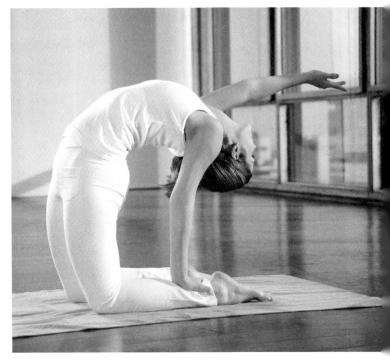

休克

休克是因血液循环骤然受阻，循环血量锐减，组织器官得不到足够供应导致的一种症状。严重外伤失血、大面积烧伤失血、严重感染、严重过敏、精神受到严重打击、身体严重缺水、心脏压迫、心血管梗阻等都可引起休克。

主要症状

脸色苍白、冒冷汗、呼吸异常、心跳加速、烦躁、意识不清

人一旦休克，血液供应不足，心跳就会加快。同时呼吸系统、精神状态、皮肤都会出现异常。休克尚轻微的时候呼吸很快，发展之后呼吸变得轻浅；休克轻微时，脸色苍白，唇色发绀，精神略亢奋、烦躁；加重后皮肤发花，烦躁明显，最严重的时候会出现意识障碍甚至昏迷，昏迷时往往伴有恶心、呕吐；另外休克时，额头和手掌会大量冒冷汗，严重时皮肤湿冷，四肢体温降低。

治疗

紧急救治、明确病因

休克发生时，需要快速做出反应并进行救治，避免造成内脏器官损伤。首先要将患者不枕枕头平卧，腿部抬高 10°~15°，增加静脉血液回流量。不过如果头部有外伤，就不能抬高腿部了，保持平卧即可。其次，给患者保暖，血液循环受阻、大量出汗会导致体温急速下降，必须保暖。不过如果是中暑导致的休克，患者体温往往过高，则需要降温。

不管什么情况，都要注意避免搬动患者。紧急救治后，要尽快送到医院明确病因，对症治疗疾病，预防再次休克。

自我保健

● 无外伤也没有呕吐的情况下，如果意识尚清醒可以喝一些热饮。这能促进血液流通，缓解休克症状。

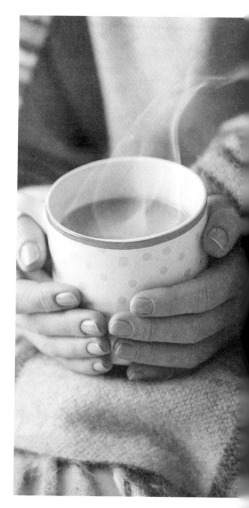

肥胖症

体重指数（BMI）*超过 28 就称为肥胖了。肥胖症一般是由于体内摄入热量多于消耗热量导致的，但如果患有肾上腺皮质功能亢进症、甲状腺功能减退症、下丘脑疾病等，也会肥胖。

主要症状

体重超标、多汗、气喘、易疲劳

因为摄入多而导致的肥胖，胖得很均匀，身体庞大，行动易疲劳、气喘，稍微活动一下可能就大汗淋漓了，比平常人容易出汗得多。如果肥胖同时畏寒怕冷、脸色苍白或红肿，肥胖则可能是由疾病导致的。

治疗

控制摄入，增加运动，药物治疗

如果是单纯的肥胖，要控制饮食，甜食、动物脂肪、膨化食品、油炸食品等高热量食物需要少吃，甚至不吃，多吃蔬菜、水果。另外要养成规律的饮食习惯，定时定量进食，不暴饮暴食，不过度摄入，少吃零食。最后要增加运动量，让消耗增加，减少脂肪囤积，体重才会慢慢减下来。

如果减少摄入，增加运动也不能缓解肥胖，则需要到医院检查，确定病因，对症用药调节内分泌，也可能需要手术。

自我保健

● 艾灸公孙穴可减肥。正坐时，在足弓后端下缘可触及一处凹陷，按压有酸胀感，即为公孙穴。用艾条温和灸公孙穴 10~20 分钟，每日 1 次，15~20 次为一个疗程。

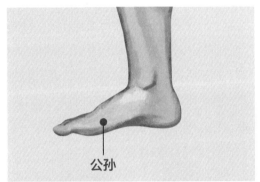

公孙

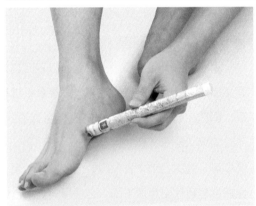

● 多选择营养丰富且热量低的食物如海苔、薏苡仁、娃娃菜、苹果等食用，这些食物多吃也不会导致热量增加太多。

* 体重指数是用体重千克数除以身高米数平方得出的数字，是目前国际常用的测量人体胖瘦程度的一个标准。成人数值 18.5~24.9 为正常，低于 18.5 为过轻，25~28 为过重，28~32 为肥胖，高于 32 为非常肥胖。

甲状腺功能亢进

甲状腺通过分泌甲状腺素控制人体诸多功能，包括制造蛋白质、调节能量使用速度、控制身体对其他激素的敏感性等。如果甲状腺功能亢进，甲状腺会合成、释放出过多的甲状腺激素，并刺激机体代谢亢进和交感神经兴奋，导致一系列症状。

主要症状

汗多、心悸、颈部鼓胀、眼球突出、体重减轻

"甲亢"患者典型症状是眼球突出、颈部前方鼓胀。另外由于交感神经兴奋，容易出现心悸、汗多等症状，并且爱发脾气，经常为琐事烦心。因为消耗大、代谢亢进，所以易疲倦，而且进食次数、排便次数都会增加，体重却减轻很多。

女性患病后月经容易出现异常，男性则容易出现性功能障碍。

治疗

长期服药

服用抗甲状腺药物是治疗甲状腺功能亢进症的常用治疗手段，且效果确切、可靠，但是必须在医生指导下长期服用，不能随便停药。一旦停药就容易复发。病情得到控制后，需要经过医生允许后才能停药。服药期间要注意抗甲状腺药物的副作用，特别是白细胞减少症，可导致严重感染，对身体很多器官有损害。因此应定期做检查，调整用药并及时控制感染，减轻损害。

自我保健

● 充分摄取营养，多喝水，减少过度消耗给身体带来的损害，但不能吃刺激性食物，还应远离烟酒。

● 发病期要禁食富含碘的食物，包括海带、海苔、碘盐、海鱼等，接受治疗 2 周后可以适当食用，但不能多吃。

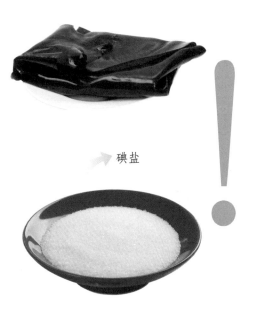

海带

碘盐

呼吸困难

感觉喘不上来气、呼吸费力，需要更深、更快地呼吸，这些都是呼吸困难的表现。导致呼吸困难的疾病有多种，如动脉硬化、冠心病、心肌梗死、高血压、糖尿病等，病症严重时都可导致呼吸困难。不过，常见的原因还是由于呼吸系统疾病引起的，如肺气肿、支气管扩张症、支气管哮喘、气胸等。

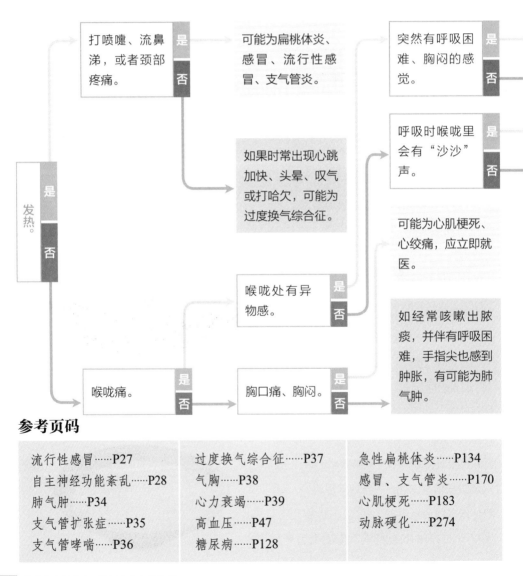

参考页码

可能为喉咙里卡着异物，也可能为神经性疾病。或者为心律不齐、心脏疾病，应立即到医院就诊。

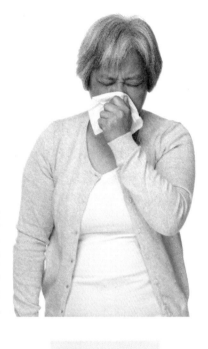

可能为喉咙里有异物，或者为心律不齐、自主神经功能紊乱。

因严重咳嗽引发肺部表面破裂，可能为气胸，发现有以上症状，应立即就医。

突发性呼吸困难，并伴随剧烈的胸口痛。

是

否

如平时心脏就不好，可能为心源性哮喘，应立即就医。

因肺炎、支气管炎迁延不愈，引起支气管扩张症。

可能为急性咽喉炎等疾病，应立即就医。

有脓痰的咳嗽持续一段时间了，有时有口臭。

是

否

呼吸困难，并伴随嗓音沙哑。

是

否

如在步行或上下楼梯时无故出现呼吸困难，可能为动脉硬化、高血压或糖尿病，应立即就医。

红色警报

　　如发热持续3天以上，可能呼吸器官已被感染；如突发性呼吸困难，可能为过度换气综合征；如呼吸困难、嗓子嘶哑，可能为咽喉炎等咽喉部疾病。如呼吸困难，并伴随咳嗽、脓痰、喉咙不适时，可能为肺气肿。另外，也不排除患有心绞痛、心肌梗死、动脉硬化、高血压、糖尿病、气胸、心源性哮喘、支气管哮喘等疾病。如有以上症状，应立即就医。

肺气肿

　　肺泡和肺泡管扩大、肺泡壁破坏、肺动脉硬化导致了肺气肿。肺气肿的发病机制目前还不明确，长期吸烟、吸入有害物质或者长期吸入粉尘、营养不良都可能引起该病。另外，患有慢性支气管炎的患者容易患上肺气肿。很多患肺气肿的都是老年人，这与他们身体素质下降、肺部弹性减弱相关。

主要症状

气喘、呼吸困难、咳痰、指尖肿胀

　　肺气肿发病缓慢，早期症状较轻时，仅有咳嗽、咳痰，对患者的生活影响不大，仅在劳动或者运动时感到气喘。病变发展后，稍微活动就会有气短现象，乏力、食欲下降、体重下降、语声低微等症状也随之而来。病变加重后，患者在休息时都会感到呼吸困难，且伴有频繁的咳嗽、咳脓痰。另外，肺气肿还有一个指征就是指尖会肿胀。

治疗

保持支气管清洁、戒烟

　　肺气肿治疗不及时，可导致心脏病，所以需要尽快控制病情。首先要戒烟。其次需要使用支气管扩张剂，缓解因肺气肿引起的气管收缩并帮助排痰，清洁支气管。气管扩张剂必须在医生指导下使用，合理用药才能减少副作用。另外要多喝水，尽量待在湿润的环境里，更有利于痰液排出。也可以经常吸氧，吸氧的流量、浓度与时间都应咨询医生。

自我保健

　　● 腹式呼吸可增强呼吸肌和膈肌活动能力，锻炼呼吸功能，有助于肺气肿恢复，平时多做腹式呼吸。不会腹式呼吸可这样练习，平躺在床上，手放在肚子上，呼气时肚子鼓起、胸部凹陷，吸气时肚子凹陷、胸部鼓起。

　　● 如果病情不是很严重，应该适当运动，太极拳、呼吸操、散步等都有助于病情恢复。

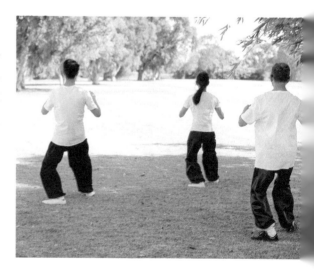

支气管扩张症

支气管扩张症是因为支气管壁肌肉和弹性组织被破坏了、支气管壁变薄了而导致的。本来支气管是越到末端越细，患该病后正好相反，支气管的末端变粗了，而且里面积聚了许多渗出液。细菌感染是该病主要的致病原因，反复患肺炎、支气管炎也容易引发该病。

主要症状

咳嗽、脓痰、咯血、呼吸困难

如果患有支气管扩张症，就会持续咳嗽，只要稍微活动就会剧烈咳嗽。痰多而且痰中带脓。脓液混合痰液从口腔排出的时候，口腔和喉咙里会散发出恶臭。脓痰会把支气管堵塞，因此会呼吸困难。更严重的时候，就会咯血。

治疗

清痰、抗生素治疗

患了支气管扩张症，要戒烟、戒酒。呼吸困难的时候，要及时清除脓痰，需遵医嘱服用化痰、清痰的药物，必要时需要进行脓液引流。另外咳嗽时用手掌拍打后背，这样做可将黏附在支气管壁上的脓痰震下来、排出。最主要的是要根据病情使用抗生素进行治疗。如果药物无效，则需要手术切除变形的支气管。

自我保健

● 起居环境要清洁、空气清新，不能吸二手烟或者炒菜油烟。

● 海蜇、橘子皮、水芹菜等有利于缓解咳嗽、痰多的症状，可以经常吃些海蜇，用橘子皮泡水喝、水芹菜榨汁喝。

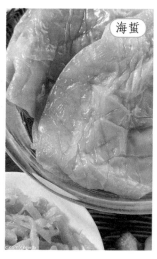

海蜇

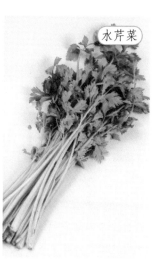

水芹菜

支气管哮喘

支气管哮喘发作的直接原因是末梢支气管发生了严重收缩，导致呼吸困难。刺激支气管发生严重收缩的因素有很多，过敏（变态反应）、感染、情绪不稳、空气污染、温度剧烈变化、过度疲劳、激烈运动等都可引发哮喘。另外，遗传也是一个不能忽略的因素。

主要症状

呼吸困难、脉搏加快、脸色发青

哮喘发作时，最主要的感觉就是呼吸困难，严重的必须端坐才能勉强呼吸。呼吸时能听到哮鸣音，而且吸气时间短，呼气时间长。此时脉搏也会加快，并且脸色发青。不过一般来说，不太重的哮喘在几分钟后就会停止。但是容易复发，之后几小时可能会再次发作，往往在夜间和凌晨发作或加重。病情严重时，哮喘症状会短时间内反复出现，更严重时可导致昏迷。

治疗

避免接触致病源、药物治疗

支气管哮喘目前没有特效疗法，但也要规范治疗，虽然不能除根，但是可以减少发作次数甚至不再发作。患者需要遵医嘱长期使用支气管扩张剂，控制病情，避免加重，预防因此导致的死亡。同时远离致病源，如冷空气、花粉、灰尘都可引起哮喘。如果是运动后出现哮喘，就要避免剧烈运动。

自我保健

- 保持室内空气清新，每天至少换气两次，每次 10 分钟左右。

- 床单、枕头套、被套要勤洗勤换，并在洗后拿到太阳下暴晒 2 小时，清除螨虫和灰尘。及时清除室内灰尘、蟑螂、动物毛发等，并用湿抹布擦拭。

- 人参汤、黑豆汤、南瓜汤、烤熟的银杏果都是经过验证有治疗哮喘作用的食物，可常吃。

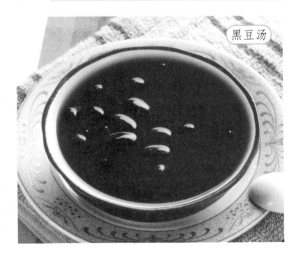

黑豆汤

过度换气综合征

过度换气指的是吸入过多氧气而导致体内二氧化碳浓度过低的一种情形，这种情形可引起呼吸性碱中毒，会出现一系列不适症状。受到严重打击、刺激时就容易发生这种情形，这种时候由于情绪不安、紧张，容易不知不觉加快呼吸。人在极度伤心而痛哭时就容易出现过度换气综合征。

主要症状

呼吸困难、四肢麻木、心悸、头晕

如果患有过度换气综合征，呼吸会加深加快，但患者自己感觉不到自己呼吸加快了，反而是感觉呼吸费力。患病初期出现的症状往往是头晕眼花、经常叹气、打哈欠等，病情加重后，心跳加速、心口疼痛、胸闷、脸色苍白等症状出现，四肢末端以及颜面会出现麻木及抽搐。如果继续发展则会休克、昏迷不醒。

治疗

精神治疗、吸入二氧化碳

过度换气综合征根本原因在精神方面，所以治疗也需要从精神上入手，稳定患者的情绪最重要，最好接受心理咨询，找到引起过度换气的情绪源头，彻底治疗精神疾病才行。焦虑明显的可使用镇静剂。

如果呼吸困难，需要先让患者停止呼吸，然后用塑料袋捂住嘴，让患者重新吸入自己呼出的气体，增加体内二氧化碳，也可吸入含有 5% 二氧化碳的氧气，都可缓解病情。

自我保健

学习一下腹式呼吸、缓慢呼吸，放慢呼吸的节奏。呼吸方式正确了能预防患上过度换气综合征。一旦患病了，用这种呼吸法还可缓解病情。练习时先慢慢吸入一口气，鼓起腹部，边吸气边数数，然后再慢慢呼出，边呼气边数数，呼气时腹部下降。数数时间越长越好。

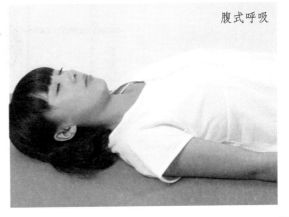

腹式呼吸

气胸

气胸指的是肺部和支气管内空气进入胸膜腔，造成了积气的一种状态。之所以空气会进入胸膜腔，是因为肺泡破裂。肺部疾病、猛烈咳嗽、交通事故等外伤都可导致肺泡破裂。另外该病多见于肺气肿、肺结核、慢性支气管炎患者，而瘦高型青年男性则可能无任何病变就出现气胸。

气胸如果严重的话，几分钟内就可死亡，所以必须在患病初期就给予合理的治疗。

主要症状

呼吸困难、气喘、胸口疼痛

积存的气体挤压肺部，呼吸首先受影响，气喘和呼吸困难是气胸的主要症状。因为呼吸困难，吸入氧气不足，心跳会因此加快，脸色也会发青。积气较多的时候，会有严重的胸口疼痛，血压会降低。

治疗

吸氧、抽出积气

积存气体较少的时候，即使不治疗也可自然被吸收，气胸自然痊愈。这时候应卧床休息，期间吸氧，少讲话，这样可促进肺的舒张，让积气尽快消失。但是如果积气很多，呼吸困难，就必须去医院，将钢针或导气管插入胸口、肋骨之间把积气抽出。但这种方法只是暂时手段，复发可能性比较高，最终需要做手术。

如果因外伤引起了气胸，马上用干净毛巾捂住伤口，尽快送医急救。

自我保健

● 保持情绪稳定。如果情绪激动，气喘和呼吸困难的症状会加重。

● 一般情况下，坐姿比躺卧姿势对气胸患者来说更舒适，更利于呼吸，应尽量靠坐着。

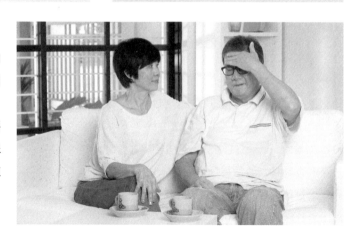

心力衰竭

心力衰竭不是一个独立疾病，而是各种心脏疾病的终末期表现，这时候心脏已经不能正常供血了。心力衰竭直接威胁生命，非常危险。动脉硬化、各种心脏疾病都可引起心力衰竭，除此之外，心脏负担加重、感染、药物使用不当、贫血、肺栓塞都可导致心力衰竭。

主要症状

嘴唇青紫、呼吸困难、水肿

如果出现心力衰竭，心脏无法输出足够的血液，各器官得不到足够的氧气，就很容易疲劳，只要稍微活动就会出现呼吸困难的问题，手脚和嘴唇看上去发青。同时心脏回血功能也很弱，下肢静脉血回流困难，因此小腿、脚都会出现水肿。由于血液供应不足，消化系统也会出现症状，比如消化不良、吸收差、食欲缺乏、呕吐等。

治疗

对症治疗、限盐、利尿

心力衰竭可先用利尿药物和强心剂缓解，但这只是暂时性手段，之后必须找到根本病因，治疗引起心力衰竭的疾病才能根本上解决心力衰竭的问题。治疗期间要保证休息，不能太劳累。因为体内会潴留大量水分，所以饮食中必须限盐。另外要少吃多餐，减轻肠胃负担可避免肠胃胀满而压迫心脏，加重病情。

自我保健

● 患有比较严重的心血管疾病的患者很容易出现心力衰竭，平时要做好预防，特别要避免各种感染，即使是简单的上呼吸道感染都可能诱发心力衰竭。在传染病多发的冬春季节，尽量少出门，少去人群密集的地方，出门最好戴口罩。

● 心力衰竭患者容易呼吸困难，夜间也有阵发性的呼吸困难。呼吸困难时用枕头垫高头部可以缓解不适。

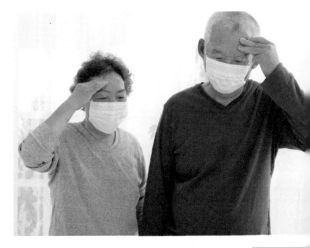

水肿

水肿说明体内存在过多水分。这些水分本来都应该随着尿液排出体外，但由于代谢问题，体内的水排出有障碍，就导致水肿。肾病、心脏病、肝硬化都可能导致该病，另外自身所处的环境、生活方式、行为动作也都可能引起水肿。

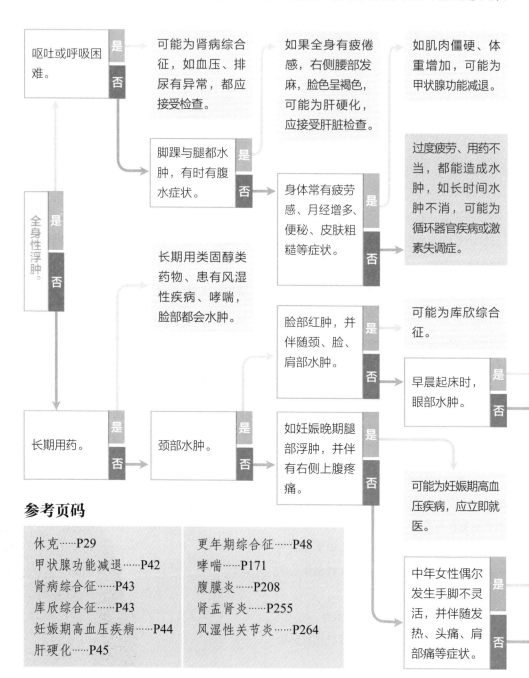

呕吐或呼吸困难。 是／否

可能为肾病综合征，如血压、排尿有异常，都应接受检查。

如果全身有疲倦感，右侧腰部发麻，脸色呈褐色，可能为肝硬化，应接受肝脏检查。

如肌肉僵硬、体重增加，可能为甲状腺功能减退。

脚踝与腿都水肿，有时有腹水症状。 是／否

身体常有疲劳感、月经增多、便秘、皮肤粗糙等症状。 是／否

过度疲劳、用药不当，都能造成水肿，如长时间水肿不消，可能为循环器官疾病或激素失调症。

全身性浮肿。 是／否

长期用类固醇类药物、患有风湿性疾病、哮喘，脸部都会水肿。

脸部红肿，并伴随颈、脸、肩部水肿。 是／否

可能为库欣综合征。

早晨起床时，眼部水肿。 是／否

长期用药。 是／否

颈部水肿。 是／否

如妊娠晚期腿部浮肿，并伴有右侧上腹疼痛。 是／否

可能为妊娠期高血压疾病，应立即就医。

中年女性偶尔发生手脚不灵活，并伴随发热、头痛、肩部痛等症状。 是／否

参考页码

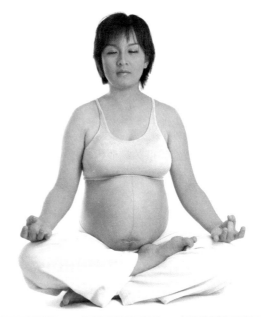

突发性全身水肿，并很快消肿。
- 是 → 可能为血管神经性水肿。
- 否 → 可能为肾病综合征、肾盂肾炎。

眼部红肿并疼痛，可能为发炎性水肿。

可能为腹膜炎或肝硬化。

如长时间保持固定姿势或站立，便有水肿症状，过一段时间就会好转。如水肿长时间不消退，可能为循环系统或心脏疾病。

可能为血栓性静脉炎、或外伤引起的休克，应立即就医。

可能为更年期障碍。

可能为淋巴管炎。

水肿可能为过度疲劳引起，如水肿持续时间长，应就诊。如水肿部位按压时有痛感，或发红，可能有炎症。

大腿、腋窝部位有硬块。
- 是
- 否 →

如积水一样腹胀。
- 是
- 否 →

水肿部位主要出现在腿部下方。
- 是
- 否 →

分娩、手术、受伤后有水肿症状。
- 是
- 否 →

红色警报

导致水肿的原因很多，如果有出现水肿症状，应到医院接受检查。如果有血尿、肿瘤、腹水就可能患有重病。如果全身、脸、脚都有水肿症状，并伴有血压和排尿量异常，可能为肾脏疾病。如果腹部像积水一样腹胀，可能有腹膜炎或肝硬化腹水，应立即就医，延误治疗会导致严重病症。

甲状腺功能减退

甲状腺功能减退简称"甲减"，是甲状腺激素合成和分泌减少，或者生理效应不足而导致的疾病。该病原因比较复杂，可能是先天性的，也可能是发育异常导致的，甲状腺炎、下丘脑和垂体病变也都可能引起。手术和放疗都可导致该病。

主要症状

皮肤粗糙、表情淡漠、浮肿、怕冷、便秘、月经量增加、疲劳、甲状腺肿大

甲减可影响全身多个系统，心血管、神经、消化、内分泌、运动等系统都会受累。发病初期，容易出现乏力、怕冷、便秘、月经量增加等不太容易引起人注意的症状，之后随着病情加重，手脚变得不灵活，表情变得淡漠，肌肉僵硬、食欲下降。病情继续恶化下去，皮肤将变得粗糙，眼周浮肿，舌头也会变大。而且甲减也可导致甲状腺肿大。

治疗

终身服药

甲减症状轻微的患者需要遵医嘱终生服用甲状腺激素制剂，控制病情，如果有并发症，在服用药物之外，还需要结合控制感染、控制心力衰竭等一些治疗手段。

自我保健

● 注意保暖，甲状腺功能减退患者特别怕冷，能穿厚尽量不穿薄。

● 多吃含碘食物，包括海带、紫菜、海苔。羊栖菜也是海藻类食物，可以用来泡酒喝。炒菜时碘盐要在最后一刻出锅前才放，预防碘挥发。

● 高胆固醇食物、动物脑髓、动物内脏都不要吃，卷心菜、白菜、油菜、木薯、核桃等容易引起甲状腺肿大，也不要吃。高脂肪类食品如植物油、花生米、核桃仁、杏仁、芝麻酱、火腿、五花肉、乳酪等都应该限用。

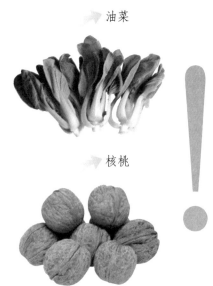

▶ 油菜

▶ 核桃

肾病综合征

高蛋白尿、高度水肿、高血脂、血白蛋白低（三高一低），这些症状只要出现一种就可称为肾病综合征。肾小球异常是导致肾病综合征的主要原因，肾脏感染、慢性肾炎、糖尿病、多发性骨髓炎都可引起肾病综合征。另外某些重金属慢性中毒如汞中毒、黄金中毒也会导致肾小球异常。

主要症状

全身水肿、呼吸困难、皮肤干燥

患有肾病综合征，大量水分会潴留在体内，水肿是全身性的，而且皮肤很干燥，另外在胸腔和腹腔会出现积水，所以可能会出现呼吸困难、恶心等症状。

治疗

少盐饮食、类固醇治疗

患有肾病综合征，要尽快看医生找到病因，对症治疗。对待水肿，可在医生指导下用类固醇药物。饮食中要限盐，这是很重要的一点。要根据病情，遵照医嘱决定每日盐的摄取量。

库欣综合征

库欣综合征是因为肾上腺皮质分泌过量皮质醇所产生的，可能是疾病引起的，也可能是过多地服用肾上腺糖皮质激素导致的，因此它还有另一个名称——皮质醇增多症。除此之外，垂体有肿瘤或者其他恶性肿瘤也可导致垂体激素分泌异常，从而引起库欣综合征。

主要症状

全身水肿、向心性肥胖、皮肤薄且有宽大紫纹

如果患有库欣综合征，患者会呈现出向心性肥胖，躯干尤其是腹部肥胖但四肢变细，皮肤变薄，皮肤上出现宽大的紫色纹路，这都是典型症状。另外全身都存在水肿现象。如果是女性患病，月经周期会没有规律，另外，也会长出脸毛和胸毛。

治疗

手术治疗、中断药物

如果是药物引起的，只要中断药物就可以。但如果是垂体肿瘤引起的，必须手术切除肿瘤。如果是肾上腺功能的问题就需要切除病变的肾上腺。

妊娠期高血压疾病

妊娠期高血压疾病指的是女性在怀孕期间，特别是七八个月的时候，孕妇出现高血压、尿蛋白、水肿症状的疾病，严重的可出现抽搐、昏迷。妊娠期高血压疾病的原因目前不明，多见于初产妇、多胎妊娠、葡萄胎及肥胖或者患有糖尿病的孕妇。家族中有高血压患者的也容易患这种病。

主要症状

全身水肿、视力下降、排尿量少

妊娠期高血压疾病最先出现的症状是浮肿。正常孕妇也可出现浮肿，但是水肿多数在小腿部，而且早上会消退。如果不仅仅是腿部水肿，而是全身包括手、脸都出现水肿，一整天都不消散，同时视力下降，出现视物模糊、眼冒金星等现象，应该是患妊娠期高血压疾病了。如果出现恶心、呕吐、上腹部疼痛或者排尿量迅速减少，病情就很严重了，必须马上送医治疗。

治疗

调整饮食、定期检查

怀孕后应定期去医院检查，如果出现严重水肿更应该去检查，根据医生建议处理。如果妊娠期高血压疾病严重，就要住院治疗。居家治疗时，要遵医嘱合理安排饮食，严格限盐，而且每两周就要到医院检查一次，其间只要发现症状有所加重，就立刻去医院，这是预防轻症转重症的最好办法。

自我保健

● 每天早上、晚上自检水肿情况，按压手背、脚背、脸部皮肤，观察水肿情况，若一整天都没有减轻，应尽快去医院。

● 多吃消肿、利尿的食物，如黑豆、西瓜皮、鲤鱼、南瓜等可以。

西瓜皮

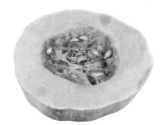

鲤鱼

南瓜

肝硬化

　　肝硬化是慢性疾病。患病后，正常的肝小叶结构被破坏，出现了假小叶，所以肝脏出现了变形、变硬，功能也逐渐失去。多种因素对肝脏的长期损害可引起该病，一般来说，患病毒性肝炎后容易肝硬化，而经常大量喝酒导致的酒精中毒也是引起肝硬化的主要原因，另外营养不良、毒物、药物都可能是该病的致病因素。

主要症状

疲劳乏力、消化不良、脸色发黑、脚踝或腿部水肿

　　患了肝硬化，早期症状不明显，只有轻度的乏力、轻微黄疸等症状，随着病情加重，脸色越来越不好看，呈现出黑褐色，血管会明显突出皮肤表面。还有右上腹闷胀不适、出现下肢水肿、食欲减退、消瘦、尿少等症状。病情加重时，则会出现腹水、呼吸困难、昏迷不醒等严重问题。还可能有记忆障碍，这是并发肝性脑病了。

治疗

戒酒、限制盐分

　　如果出现肝硬化，需要进行综合性的治疗，可以在医生指导下服用一些抗肝纤维化的药物，之外就是在饮食和生活上多注意。同时必须戒酒、戒烟，并且限盐，在医生指导下确定每日可摄入盐的量。多吃高热量、高蛋白和高纤维的食物，有助于提高肝脏的恢复能力。尽量避免过度劳累和过大的精神压力。

自我保健

　　● 不要盲目服用保健食品，最好的食物是天然食物。

　　● 肝硬化患者很适合吃绿豆汤、大枣汤，另外蛤仔、银鱼、海参、甲鱼等食品也有助于维持健康。还可以用蜗牛泡酒喝或者买些水芹，洗净榨汁喝。

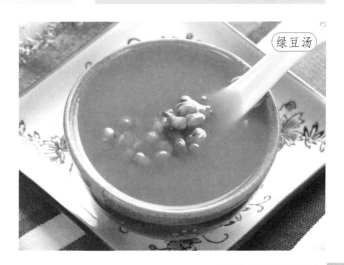

绿豆汤

血压高

如果血压不是很高，一般没有自觉症状。当有头晕、头痛、脖子僵硬、脸部发烫等症状时，表明血压已经很高了。长期血压高可引起中风、动脉硬化等疾病。中老年人为高发人群，发现血压升高要特别注意。

长期站在酷热的环境中。

是 → 气温过高会导致皮肤血管扩张，气温稍微升高就很兴奋，可能为动脉硬化或高血压。

可能为动脉硬化或高血压。如果是女性，有可能是更年期综合征。

异常兴奋的部位冰凉，其他部位正常，可能为自主神经功能紊乱。

否 → 年龄在40岁以上的中老年人。

是 → 手脚发热。

是 → 如果不明原因的怕热或兴奋，可能为甲状腺功能亢进、自主神经功能紊乱。

否 → 较长期高血压可能继发肾损害，而导致慢性肾小球肾炎。

参考页码

自主神经功能紊乱……P28	更年期综合征……P48
甲状腺功能亢进……P31	慢性肾小球肾炎……P49
高血压……P47	动脉硬化……P274

红色警报

中老年人过于肥胖或精神压力沉重时，可能引发动脉硬化、高血压、更年期综合征（女性多发）。另外，如果不明原因的发热或兴奋，可能为甲状腺功能亢进或自主神经功能紊乱；如果只感到兴奋的部位冰凉，其他部位正常，可能为自主神经功能紊乱。一旦出现以上几种情况，都应立即就医。

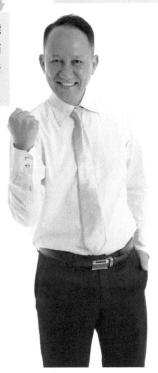

高血压

高血压病是指血管内收缩压大于等于 140 毫米汞柱，舒张压大于等于 90 毫米汞柱的一种病症。遗传、肥胖、运动不足、精神压力过大、盐分摄取过多、长期使用避孕药等都是导致高血压的主要原因，但目前为止，90% 的高血压病仍无法明确病因。

主要症状

头痛、头晕、全身无力、手脚发麻

高血压患者会出现头晕、耳鸣、颈部僵硬、头部沉重、手脚发麻、视力下降、全身无力、心慌、流鼻血等症状，偶尔会出现头痛，以上症状在早晨尤其严重，但有时也没有明显的症状，因此必须通过定期检查确认血压。高血压会导致血液循环障碍，如不及时治疗，容易引起脑卒中、心绞痛、动脉硬化等病症。

治疗

及早药物治疗、限制盐分

一旦确诊为高血压，应及早在医生指导下用药治疗。医生会给你做相关检查，以明确高血压对身体其他脏器是否造成损害，并给出系统的治疗方案。注意，在症状有所缓解后，不要擅自停止服药，应在医生指导下坚持长期合理服药，并勤测血压，及时调整剂量。同时要戒烟，减少精神压力，调节饮食，保持标准体重，尤其是要控制盐分的摄取量。

自我保健

● 摄入充足的钾可保护血管壁，有助于降血压，并缓解高血压引起的头痛。高血压患者可以常吃富含钾的食物，如豆类及豆制品、菠菜、韭菜、莴苣、蘑菇、紫菜、海带、柚子等。

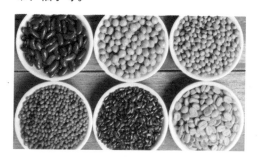

● 高血压患者每天吃盐不应超过 5 克。少吃含盐量高的腌菜、咸肉等食物。

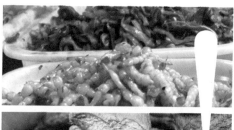

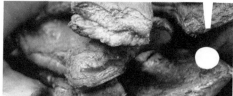

更年期综合征

进入 40 岁后，人的性激素分泌会发生变化，代表人体开始老化了。这种性激素分泌变化会导致一系列症状，被称为更年期综合征。女性停经后容易患更年期综合征，但少数男性也存在这个问题。

主要症状

脸色发红、血压升高、耳鸣、神经过敏

更年期综合征的症状非常多且复杂，不但表现在身体上，比如脸色发红、手脚发热、心律失常、血压升高、头晕、头痛、恶心等，还表现在精神上，有较重的空虚感、抑郁、神经过敏、健忘等。自身会感觉非常不舒服、不开心。

治疗

激素治疗、心理调节

更年期综合征是因为雌激素分泌异常才出现的，所以可以用雌激素治疗，但治疗必须在医生的指导下进行，因其有一定的副作用。情绪、心理方面的问题主要依靠自己调节，用规律的生活、积极的思维将不良情绪扛过去。如果问题严重也可看心理医生，服药治疗。

自我保健

● 如果经常感到空虚，生活没有意义，就要有意识地扩大生活圈子，多交际，少独处，让自己的生活充实起来。

● 黑芝麻、栀子、陈皮、辣椒叶都是有助于缓解更年期症状的东西。可以将黑芝麻打成粉，每天用开水冲泡食用；陈皮、栀子泡水饮用，可缓解血压上升、心慌、气喘等毛病。辣椒叶子煮水洗澡可缓解脸部发热症状。

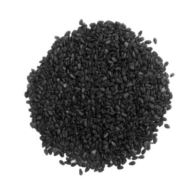
黑芝麻

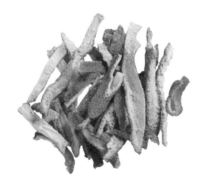
陈皮

慢性肾小球肾炎

肾小球是血液过滤器，慢性肾小球肾炎是肾小球发炎所致，上呼吸道感染如感冒、咽喉炎都可引发慢性肾小球肾炎。急性肾小球肾炎迁延不愈，也容易发展成慢性肾小球肾炎。慢性肾小球肾炎容易导致肾衰竭，必须尽早发现、治疗。

主要症状

血压高、水肿、贫血、疲倦乏力、恶心

慢性肾小球肾炎有的先表现出水肿，脸部、手脚水肿，有的先表现出高血压，有的先发症状则是贫血，但也有的没有明显症状，发现的时候就已经出现严重的肾衰竭了。该病除了高血压和水肿之外，可能出现的症状还包括食欲不振、恶心、失眠、疲倦乏力、皮肤瘙痒等全身性症状。

治疗

勤检查、控制血压、日常保养

目前没有彻底治疗慢性肾小球肾炎的方法，预防病情恶化、减轻肾脏损害是治疗的主要目的。可服用肾脏损害小的降压药物，同时做好日常保养，避免过度疲劳、着凉、感染。另外要保证充足营养，饮食原则上要低盐分、低水分、低蛋白，减轻肾脏负担。保养之外，应该每个月到医院检查一次，检查肾脏情况。

自我保健

● 拔罐治疗慢性肾小球肾炎：让患者取合适体位，将罐吸拔在天枢、气海、腰阳关、足三里、三阴交及第 11~12 胸椎棘突间、第 1~2 腰椎棘突间，留罐 15~20 分钟，每日或隔日 1 次。

● 玉米须利尿降压。将干的或者新鲜的玉米须用来泡水喝，可以降压和减轻水肿。

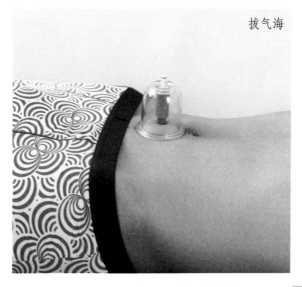

拔气海

睡眠障碍

睡眠与人的健康息息相关，中青年时，人体对睡眠的要求是一夜 6~8 小时，老年人减少 1~3 小时。若有睡眠困难时，会出现不能及时入睡或入睡后不能持续整夜睡眠，睡眠不足时还会出现心悸、无力、头晕多汗等症状。

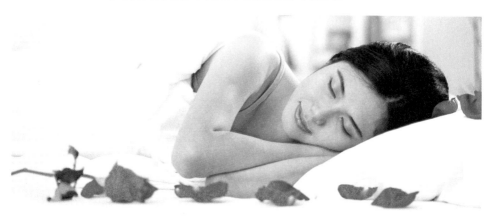

醒来时反复出现呼吸困难。　**是** → 为呼吸困难导致。

否

可能为抑郁症。

可能是身体适应、依赖药物导致的。

睡眠时容易醒。　**是**

否 → 平时有自卑、乏力、犹豫不决、注意力不集中，或者缺乏性兴趣。　**是**

否 → 长期服用安眠药，或者近期停服安眠药。　**是**

否 → 有睡眠障碍的夜晚，吃得过多、过晚，或者大量摄入酒、茶、咖啡。　**是**

否

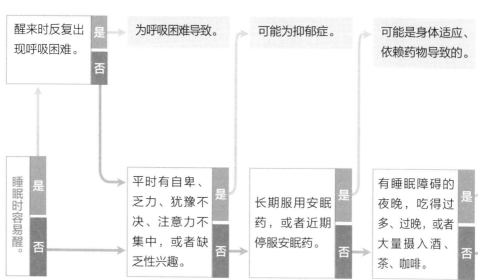

参考页码

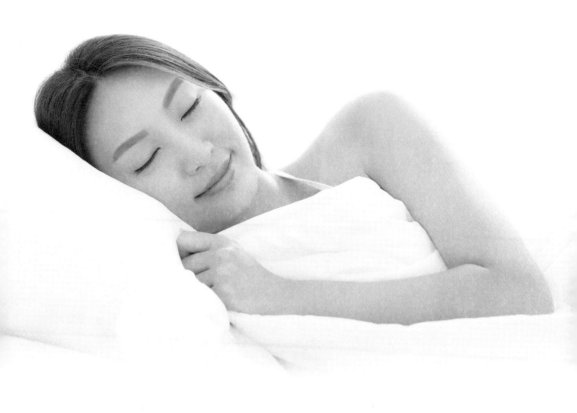

这些因素存在时，都可导致睡眠障碍。	可能为甲状腺功能亢进，或者焦虑症。	可能为服用补品或药物导致的。	可能你自身需要的睡眠量较少。	白天活动量小，可能会导致夜间睡眠障碍。

注意力不集中、烦躁。	**是** / **否**	在吃补品或服用药物。	**是** / **否**	白天会睡觉，或者整天睡眠时间超过6个小时。	**是** / **否**	平时活动量不大。	**是** / **否**	如果无法从这张图中找到睡眠障碍的原因，应就医检查。

红色警报　如果醒来是因为反复出现呼吸困难，应立即就医。因为心绞痛、心肌梗死、动脉硬化、高血压、糖尿病、气胸等疾病会出现这种症状。

抑郁症

人总会有情绪低落、沮丧的时候，当这种情绪长时间持续并干扰到日常生活时，这种心理状态就是抑郁。这是由于大脑的生化异常所致，部分还与遗传因素、激素变化、甲状腺功能、贫血、缺乏维生素或药物成瘾有关。任何年龄段都可能患上抑郁症，女性为高发人群。

主要症状

心情低落、睡眠困难、早醒、消化不良、疲劳感、厌食

抑郁症早期最主要的症状为心情低落，郁闷、沮丧，对日常活动缺乏热情。当这种心理无法调节时，机体的多个系统、器官直到精神的诸多层面都会受到影响，从情绪病变发展为器质性病变，如出现各种身体不适，常见的有睡眠困难、头痛、腰背痛、腹泻、厌食、胃部不舒服、身体消瘦，或者心慌、心悸、闭经、性欲下降等，也有的会表现为严重失眠、早醒。病情严重时，会有自我评价过低、悲观厌世、幻觉妄想、绝望、性功能减退，或者伴有严重的自杀企图与行为。

治疗

多种治疗手段并用

经过妥当的治疗后，抑郁症患者都可以恢复正常、快乐的生活。在治疗上以药物为主，心理治疗为辅，同时多种治疗手段并用，可加快患者康复。药物治疗能改变脑部神经化学物质的不平衡，常见的药物有镇静剂、抗抑郁剂、安眠药、抗精神病药物等；心理治疗是改变患者的思考和行为习惯、改变不适当的认知；患者自身也要调整生活习惯，早睡早起，保持心情愉快，同时应多晒太阳、多运动。

自我保健

● 人参茶抗抑郁。人参所含有的人参皂苷能降低大脑里引起抑郁的物质含量。取 3 克人参泡热水饮用即可，每日 2~3 次。

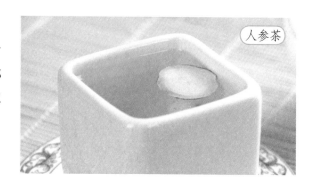

人参茶

焦虑症

一般情况下，当知道有危险存在，产生符合常理的担心，属于焦虑。若没有充分理由，经常有持续性的精神紧张、惊恐不安，就是焦虑症。焦虑症的产生通常与神经内分泌出现紊乱有关，如脑部神经递质分泌不足，也与个性特点、遗传因素、不良事件、应激因素、身体疾病等有关。

主要症状

睡眠困难、心慌、疲惫、气急、胸痛、神经质

有焦虑症时，会常处于心烦意乱、惊恐紧张，时刻生活在怕有祸事降临的恐慌预感之中，不能集中注意力工作，睡眠时易惊醒，也会并伴有多汗、头晕、潮热、胃肠道不适等症状。短时期内，焦虑症对身心的妨碍不大，但长时间焦虑，会让人体重下降、面容憔悴，甚至诱发疾病。

治疗

药物治疗、心理治疗与自我调整

在治疗上，应采取药物和心理治疗，并与患者积极的自我调整同步进行。心理治疗常用方法有认知疗法，让患者学会换个角度看问题。自我调整时，首先要有自信，减少自卑。在生活或工作中遇到问题时，找朋友倾诉，帮你一起分析焦虑的原因，如果脑中总是胡思乱想时，要努力转移自己的注意力。

自我保健

● 枣麦粥有养心安神的功效，可缓解精神恍惚、烦躁焦虑等症状。将洗净的 30 克枣仁、50 克小麦加水煮沸 10 分钟，去渣取汁，再加入 100 克粳米熬煮成粥。温热时吃，每日 2~3 次。

枣麦粥

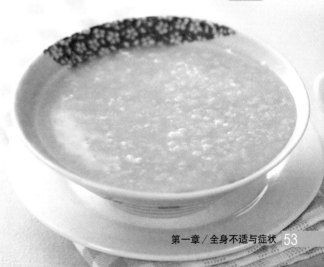

皮肤异常

　　皮肤出现红色的点点，有的不痛不痒，有的又痛又痒，有少数是单纯的皮肤问题，但通常是全身性问题，可能跟内科疾病、内分泌失调等有关。又痛又痒的红点一般不是大问题，不痛不痒的反而要重视。

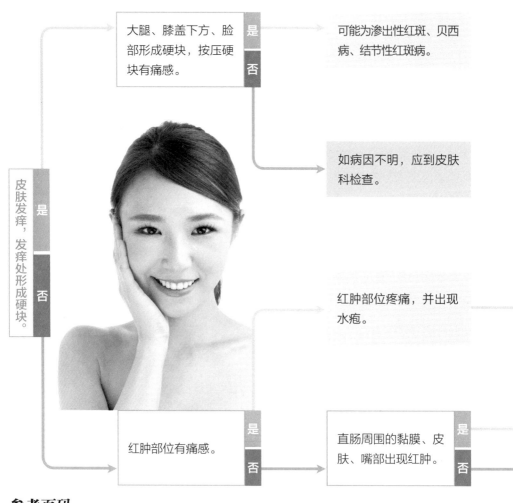

大腿、膝盖下方、脸部形成硬块，按压硬块有痛感。 **是 / 否**

可能为渗出性红斑、贝西病、结节性红斑病。

如病因不明，应到皮肤科检查。

皮肤发痒，发痒处形成硬块。 **是 / 否**

红肿部位疼痛，并出现水疱。

红肿部位有痛感。 **是 / 否**

直肠周围的黏膜、皮肤、嘴部出现红肿。 **是 / 否**

参考页码

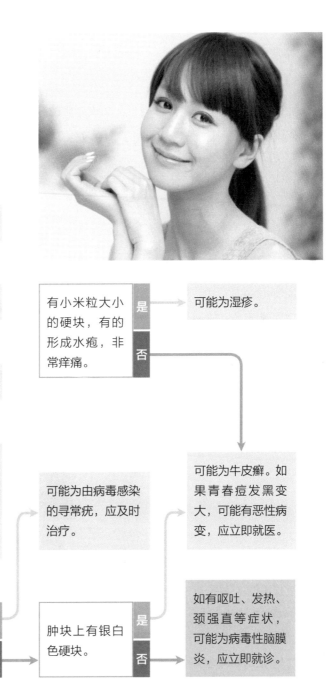

可能为带状疱疹。

可能为虫子咬伤。

有小米粒大小的硬块，有的形成水疱，非常痒痛。

是 → 可能为湿疹。

否

可能为青春痘。

可能为单纯性疱疹，如果全身都有疱疹，或者正服用某种药物，可能为药疹。

可能为由病毒感染的寻常疣，应及时治疗。

可能为牛皮癣。如果青春痘发黑变大，可能有恶性病变，应立即就医。

皮肤鼓胀，皮肤表面硬化。

是

否

肿块上有银白色硬块。

是

否

如有呕吐、发热、颈强直等症状，可能为病毒性脑膜炎，应立即就诊。

红色警报

　　全身出现米粒大小的红疹，伴有呕吐、发热、头痛等症状，可能为疱疹病毒感染导致的脑膜炎，应立即就医。从膝盖直到脚踝处都能摸到硬块，且硬块有痛感，可能为结节性红斑。如果患者为成年人，可能是白血病、贝西病和胶原病的初期症状。如果为儿童，可能是结核或风湿性疾病的初期症状。这两种情况都应接受专业医师治疗。

青春痘

　　青春痘是因为皮肤毛囊发炎了，与皮脂腺的旺盛分泌有关系。遗传是导致该病的主要原因，其次就是内分泌不均衡了。不仅如此，还有很多可能引起青春痘的原因，比如消化不良、便秘、精神压力大、气候、化妆品过敏、皮肤清洁度差等。

主要症状

粉刺、丘疹、脓包

　　白色的脂肪粒、粉刺、红色的小颗粒、丘疹以及红色、肿胀的大疱、脓疱都是青春痘的表现。青春痘好发于颜面部，额头、下巴、两颊都是青春痘高发区域，有些患者前胸和后背也会出现。青春期容易患青春痘，长大后逐渐减轻或消失，女性在月经前后可能加重。

治疗

清淡饮食、清洁皮肤、药物治疗

　　不要用手挤压青春痘，容易留瘢痕，严重的还可能感染细菌，引发败血症。需要挤出青春痘，最好到专业皮肤科利用专业工具处理。如果情况严重可以遵医嘱服用激素药物或涂抹治疗青春痘的软膏，调理内分泌并消除皮肤炎症。注意激素药物使用时间不能太长，副作用较大。另外要注意清淡饮食，并保持皮肤清洁。

自我保健

● 勤洗澡，每周最少洗一次澡，但每次洗澡时间不能过长，洗澡时间太长皮肤自身的防御系统会遭到破坏，反而不利于皮肤健康。

● 避免过度洗脸。每天早晚各洗一洗脸，用温和的洗面奶，不要用香皂。其他时候如果需要洗脸，用清水即可。

● 少吃甜食、辛辣刺激性食物。糖果、可乐、饮料、巧克力、奶酪、冰激凌都要少吃，辣椒、肥肉也要少吃。

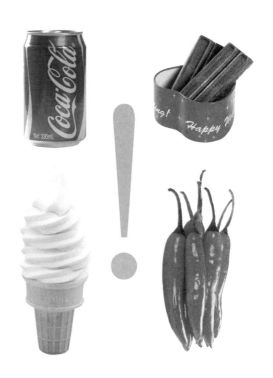

牛皮癣

　　牛皮癣目前没有找出明确的病因，可能与自身免疫紊乱相关，也没有特效的治疗方法，即使暂时消退了，也特别容易反复。患病后皮肤不光滑，不美观，还经常脱屑，且有严重的瘙痒感，给患者造成的痛苦较大。一般冬重夏轻，少数夏重冬轻。

主要症状

角质增厚、脱屑、瘙痒

　　如果患了牛皮癣，皮肤表面就会生成厚重的角质，像鱼鳞一样。把鱼鳞刮掉后出现一层淡红色、发亮的薄膜，薄膜刮掉后出现小血点，之后继续生成鳞屑。头部、臀部、肘部、膝盖、手脚都容易生成牛皮癣，但不仅止于这几个部位，严重者全身大部分皮肤都可被牛皮癣覆盖。牛皮癣瘙痒感比较严重，这是造成患者痛苦的最主要原因。

治疗

药物内服、外用、物理治疗

　　牛皮癣容易复发，需要长期的治疗，只要是适合自己的方法且没有副作用就应该坚持下去。如果只是轻度只要外用药物即可，中、重度的需要外用、内服加物理疗法（水疗、紫外线疗法、光动力疗法等）联合治疗。无论什么方法都要遵医嘱进行。

　　平时要注意避免刷蹭增生的皮屑，皮屑刮开，薄膜破裂出血，容易造成感染。

自我保健

　　● 用牛蒡根熬浓汤涂抹患处可缓解牛皮癣。用5~10毫克牛蒡根加200毫升水熬成浓汤，洗澡后涂上即可，也可以在睡觉前把牛蒡汤当做按摩油涂抹在长有牛皮癣的部位进行按摩。

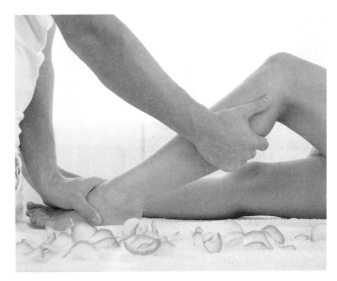

湿疹

湿疹是一种皮肤炎症反应，易反复发作。有多种内外因素可引起湿疹。儿童患湿疹通常是由于过敏引起，成人患湿疹可能是过敏比如对化妆品、药品、动物皮毛、人造纤维等过敏，另外还可能是因为受到感染、压力大、内分泌失调等原因。另外长期待在条件极端的地方也容易患湿疹，强光、寒冷或炎热、干燥等都可引起该症。

主要症状

红色斑点、瘙痒

刚开始患湿疹，只是出现几颗米粒大的红色丘疹、丘疱疹，之后逐渐扩散、融合成片。急性期丘疹可有渗出、溃烂，之后逐渐转为鳞屑和结痂，再后来转为慢性，表现为皮肤增厚、表面粗糙。有的则一开始就是慢性的。患湿疹后自觉瘙痒感严重，因为瘙痒，精神会变得不安，性格变得急躁。

治疗

药物内服、外涂、保护皮肤

患湿疹后，可在医生指导下服用糖皮质激素等治疗，同时可用生理盐水、高锰酸钾溶液、炉甘石洗剂等外洗。此外还要认真保护皮肤，减少刺激。不要过度抓挠，避免丘疹、疱疹破溃。如果有破溃，避免沾水。无破溃时洗澡可用凉水，用热水洗澡瘙痒会加重。饮食上要避免刺激性食物。

自我保健

多吃芝麻，也可以食用蒲公英。将蒲公英凉拌或者煮汤，清热解毒，对缓解症状、促进痊愈有好处。

增加皮肤湿度有助于缓解瘙痒、促进痊愈。瘙痒时可用冷毛巾敷，平时涂抹郁美净儿童霜保湿，能缓解症状。

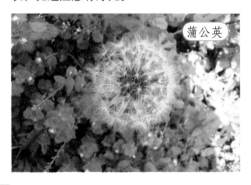

蒲公英

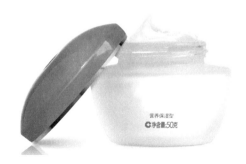

皮肤健康需注意的生活细节

人体很多问题或疾病都会影响皮肤健康，如贫血时皮肤会显得苍白，内分泌失调后皮肤会长痘、长斑。外在环境也会影响皮肤健康，如阳光暴晒会让皮肤老化、污染会让皮肤毛孔阻塞、粗大等。因此保护皮肤健康需要从多方面着手。

■ 减少环境损害

尽量避免在阳光下暴晒太长时间，阳光比较强烈的时候建议戴遮阳帽、遮阳镜等防晒工具，在出门前要擦防晒霜。室内尽量不要太干燥，冬季可用湿毛巾、加湿器等加湿。大风天、雾霾天尽量少外出，外出最好戴口罩、围巾等保护颈部、脸部皮肤。

■ 养成良好作息习惯

尽量不要熬夜，早睡早起，每天要保证有七八个小时的睡眠，让皮肤能进行自我更新。

■ 养成良好的饮食习惯

辛辣、刺激、油腻食物都会损害皮肤，饮食应清淡。多吃水果、蔬菜，其中丰富的维生素和矿物质都是皮肤健康所必需的。吸烟可加速皮肤衰老，酒精、咖啡会加速体内水分流失，都应该少接触或戒掉。

■ 多喝水，少喝饮料

充足的水分可保证血液的正常循环以及新陈代谢正常运转，进而保证皮肤水分充足、健康，为此每天要保证喝七八杯水。但是少喝饮料，饮料中的糖分高，有的含有咖啡因，都会影响皮肤健康。

■ 多运动

经常运动，最好每周不少于3次，每次1小时左右的运动，运动可促进血液循环，加速皮肤自我更新。

■ 少压力

压力大、面部表情经常紧绷，会导致皱纹增加，还会出现斑点、暗疮、黑眼圈等，要注意调节自身压力，多运动、多做一些休闲活动。注意管理情绪，不要总是皱眉等。

药疹

药物引起的皮肤和黏膜上的炎症反应叫做药疹，可以看做是药物的副作用。口服、外用、注射，各种途径给药都可能引起药疹。引起药疹的药物通常是抗生素、镇痛剂、退热药等。

主要症状

红疹、瘙痒、发热、呼吸困难

何种药物能引起药疹、用药多长时间出现药疹、不良反应程度有多严重，这些要看个人体质。服药几小时至几天出现药疹都有可能，轻微的时候只是红疹、水疱、红斑等，伴有瘙痒，但也可能会很严重，短时间内药疹遍布全身，并出现呼吸困难的情况，甚至还会休克。

治疗

停药、药物治疗

发生药疹后症状不严重的，只要停用可疑药物即可，几天后药疹就会消退。如果比较严重就一定要看医生，在医生指导下根据不同病情程度用药治疗。还可输液并多喝水促进体内药物排出。如果皮肤发生了破溃、糜烂，则必须看医生、用药，以预防感染。

寻常疣

寻常疣就是人们嘴里常说的"瘊子"，病毒感染是最常见的病因，皮肤老化也可出现寻常疣。在 40 岁以后出现的疣，主要是皮肤老化导致的。这种病不痛不痒，就是不美观。特别是疣可自体接种，逐渐变多，让人烦恼。

主要症状

皮肤鼓包、粗糙、掉皮

寻常疣比较多出现在手、脚特别是手指甲和脚趾甲的底部。如果患了寻常疣皮肤某部位就会出现鼓包，逐渐突出皮肤，越长越大，疣表面逐渐变得粗糙。发病初期只有一个，之后可能长期不变也可能不断增多或者融合成片。

治疗

切除患部、电灼、药物腐蚀

手术切除、用电烧灼或者在寻常疣上涂抹药物腐蚀，都可用来治疗寻常疣，选择什么方法要看发病部位及寻常疣数量。如果治疗后仍然不断出现，需要去医院做检查看是否有其他疾病。

结节性红斑

结节性红斑属于过敏性疾病，与细菌感染有关，风湿病、结核病、咽峡炎、感冒、扁桃体炎都可引起该病。结节性红斑发病后一般可追溯到这些疾病。一些自身免疫性疾病、结肠性溃疡、白血病等，以及一些药物目前已知的磺胺类药物以及避孕药等都也可以导致结节性红斑。

主要症状

小腿伸侧红色硬块、疼痛

膝盖下方皮肤出现红色或红褐色硬块，可大可小，大的直径可达5厘米，有如核桃；小的直径仅为1厘米左右，黄豆大小。数目不等，有的按压时疼痛，有的不按压也痛，严重的红斑可扩大到大腿甚至脸部。此外，发病时会出现肌肉以及关节疼痛和全身无力等症状。

治疗

充分休息、药物治疗

结节性红斑一般都是在服药后，或者患某些疾病后出现，所以治疗该病一定要先治疗引起该病的相关疾病，必须看医生。正确治疗几周后就会痊愈。另外充分休息是必要的。休息时要抬高患病腿部，并且避免接触寒凉及强劳动。如果疼痛严重，可用镇痛剂止痛。如果出现感染要用抗生素。有时候可能还需要用到激素药物。切忌擅自买药膏涂抹。

自我保健

● 休息时如果能抬高患病的腿，感觉会好一点，也利于疾病痊愈。可以在脚边摞起两个枕头或者放一床被子，睡觉时把脚和腿放上去。

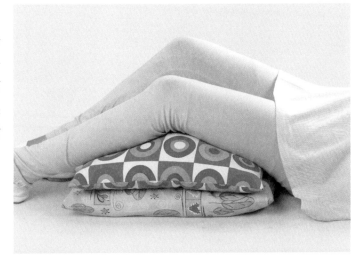

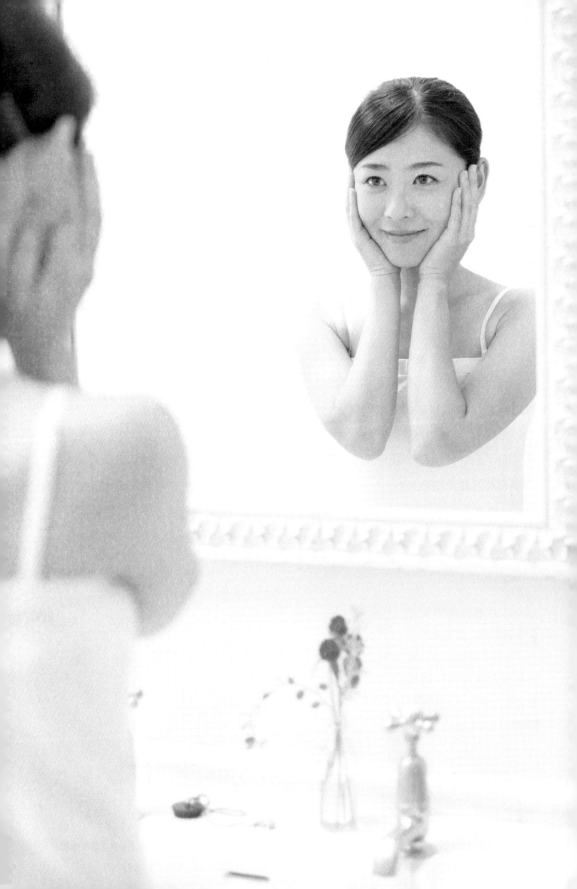

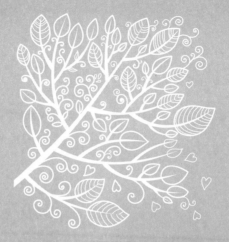

第二章

头面部、颈部
不适与症状

头面部为人体的"首脑机关"，其特点为血管和神经丰富，皮肤薄而柔软。头部也是人体的高级神经指挥中枢之地，在其协调下，人体各系统器官才能高精密运转。因此，头面部的不适与症状既有涉及全身的病症，也有单纯为某一器官的病症。

头痛

头痛是常发的身体不适症状，压力、外伤、疲劳、过度饮酒等都会引起头痛。轻微的头痛可自行缓解，有些头痛则是严重疾病的征兆，应引起重视，或需立即就医。

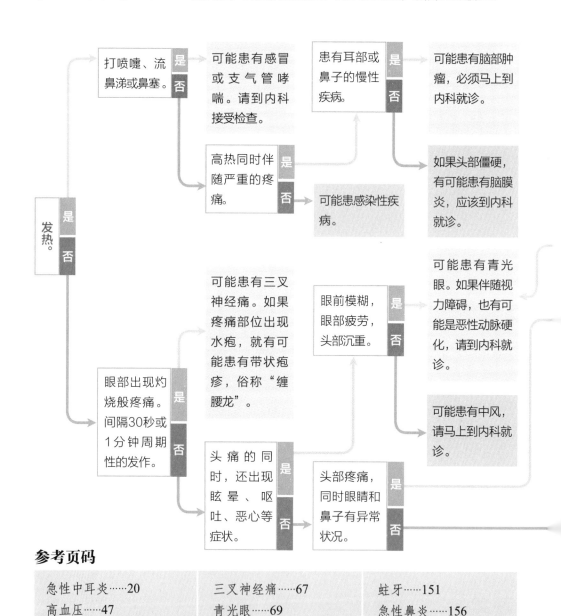

发热。
- 是
- 否

打喷嚏、流鼻涕或鼻塞。
- 是
- 否

可能患有感冒或支气管哮喘。请到内科接受检查。

高热同时伴随严重的疼痛。
- 是
- 否

可能患感染性疾病。

患有耳部或鼻子的慢性疾病。
- 是
- 否

可能患有脑部肿瘤，必须马上到内科就诊。

如果头部僵硬，有可能患有脑膜炎，应该到内科就诊。

眼部出现灼烧般疼痛。间隔30秒或1分钟周期性的发作。
- 是
- 否

可能患有三叉神经痛。如果疼痛部位出现水疱，就有可能患有带状疱疹，俗称"缠腰龙"。

头痛的同时，还出现眩晕、呕吐、恶心等症状。
- 是
- 否

眼前模糊，眼部疲劳，头部沉重。
- 是
- 否

可能患有青光眼。如果伴随视力障碍，也有可能是恶性动脉硬化，请到内科就诊。

头部疼痛，同时眼睛和鼻子有异常状况。
- 是
- 否

可能患有中风，请马上到内科就诊。

参考页码

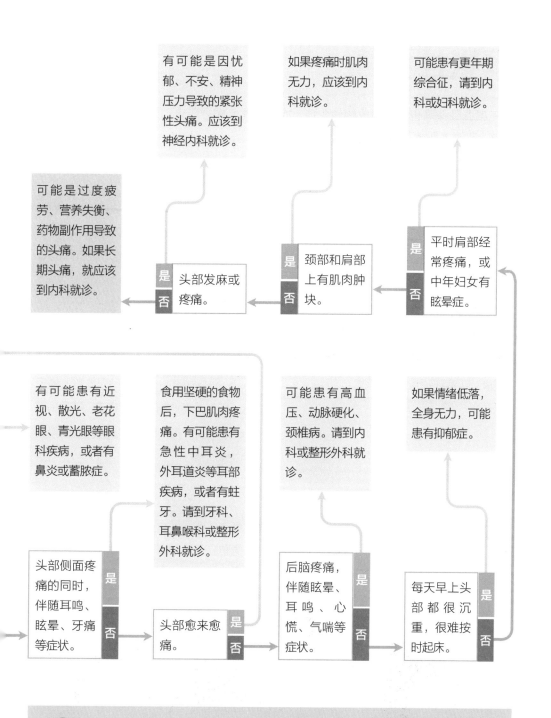

有可能是因忧郁、不安、精神压力导致的紧张性头痛。应该到神经内科就诊。

如果疼痛时肌肉无力，应该到内科就诊。

可能患有更年期综合征，请到内科或妇科就诊。

可能是过度疲劳、营养失衡、药物副作用导致的头痛。如果长期头痛，就应该到内科就诊。

是 | 头部发麻或疼痛。
否

是 | 颈部和肩部上有肌肉肿块。
否

是 | 平时肩部经常疼痛，或中年妇女有眩晕症。
否

有可能患有近视、散光、老花眼、青光眼等眼科疾病，或者有鼻炎或蓄脓症。

食用坚硬的食物后，下巴肌肉疼痛。有可能患有急性中耳炎，外耳道炎等耳部疾病，或者有蛀牙。请到牙科、耳鼻喉科或整形外科就诊。

可能患有高血压、动脉硬化、颈椎病。请到内科或整形外科就诊。

如果情绪低落，全身无力，可能患有抑郁症。

头部侧面疼痛的同时，伴随耳鸣、眩晕、牙痛等症状。
是
否

头部愈来愈痛。
是
否

后脑疼痛，伴随眩晕、耳鸣、心慌、气喘等症状。
是
否

每天早上头部都很沉重，很难按时起床。
是
否

红色警报

　　如果早上起床感到头很重，或者很难按时起床，并伴随有耳鸣、发热、眩晕等症状，请及时就医，明确病因。

　　如果头痛的同时伴有高热、呕吐、眩晕、痉挛等症状，或伴有视力障碍，或长时间出现严重头痛的症状，或头痛的症状越来越严重，均需要立刻去医院就诊治疗。

紧张性头痛

　　紧张性头痛也称为肌收缩性头痛，常见于青年和中年人，是慢性头痛中最常见的一种，约占头痛病人的 40%。具体病因不详，或与压力、紧张、姿势不正、睡眠少、熬夜等有关。

主要症状

头部有压迫、沉重、紧箍感

　　主要为颈部和头面部肌肉持续性收缩，而产生的头部压迫感、沉重感、"紧箍"感，脖子根僵硬发紧，转头时最明显，不怕光或声，少数人有轻度烦躁或情绪低落。头顶部和肩上部肌肉常有压痛，轻轻按揉，头痛症状能缓解一些。

治疗

预防颈部、肩部紧张和着凉

　　要想消除紧张性头痛，最根本的是消除身心紧张。治疗时应将心理调节、药物治疗、局部按摩和冷敷等结合起来，同时注意防止肩部或颈部着凉，而不能单靠止痛药来缓解头痛。在用药上，大多数情况下，可以用非甾体抗炎药来缓解头痛症状，因为这类药物能起到镇定、松弛颈部肌肉的作用，进而能减轻因颈部肌肉紧张引起的头痛。

自我保健

　　● 在头痛时，试着用手按摩头痛部位，有助于减轻头痛。

　　● 如果因血液循环不畅导致的头痛，在睡觉前，可以用生姜、艾蒿、橘子皮等熬成 43~44℃ 的汤水来泡脚。

　　● 注意改掉不良姿势，训练坐立、站立、睡眠和工作时颈部和头部的正确姿势。

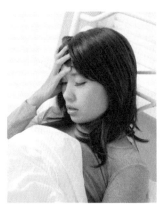
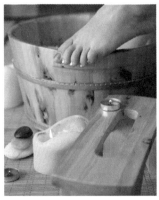
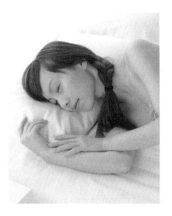

三叉神经痛

三叉神经痛是常见的脑神经疾病之一，病因目前尚不明确。如中年后患有动脉硬化，更容易发生三叉神经痛。

主要症状

脸部出现刀割样持续数秒或数分钟的剧痛

在头面部三叉神经分布区内，脸部会突然感到刀割样、灼伤样、撕裂般难以忍受的疼痛，一般间隔30秒或1分钟周期性发作，疼痛会持续数秒或数分钟，吃饭、洗脸、说话、刷牙以及风吹等均可诱发疼痛发作。50~60岁的女性最容易患三叉神经痛，并以右侧脸部疼痛居多。

治疗

一般服药治疗

一般采用服药治疗，但会有副作用，因此必须按医生指导正确服药。如服药治疗无效时，会进行微血管减压术等手术疗法。另外，应注意除疼痛外，没有其他感觉上的异常，如有其他症状，可能是由其他疾病引起的二次症状，应接受彻底的医学检查。

自我保健

●注意头、面部保暖，尤其在春季，气候变化无常，避免风吹、局部受冻。也应注意不用太冷、太热的水洗脸。

脑肿瘤

生长在脑内的肿瘤为脑肿瘤。发病的具体原因不详，可发于任何年龄，但以20~50岁居多。脑内的肿瘤会压迫血管和神经，导致剧烈头痛症状，还伴有其他症状。

主要症状

头部剧烈疼痛或呕吐

头部有爆炸般无法忍受的疼痛，早晨最为严重。也会伴随有呕吐、视力下降、味觉和嗅觉障碍，甚至身体失去平衡感。如果40岁前后第一次出现这种症状，应就医详细查明原因。

治疗

接受手术和放射治疗

脑肿瘤和其他部位的肿瘤不同，因脑部血管和神经密集，肿瘤稍有生长，便会压迫脑血管或神经，因此在确诊为脑肿瘤后，应立即接受治疗，控制病情。如确诊为恶性肿瘤，应手术切除肿瘤组织，还要做放射治疗。

自我保健

●预防脑肿瘤平时应多吃一些富含硒的食品，以及多摄取红花、豆类、动物肝脏等，以维持脑部健康。

脑膜炎

　　脑膜炎是头骨与大脑之间的一层膜——脑髓膜、脑脊膜发炎的症状。一般是由病毒、细菌、真菌等致病因子从血液、骨折的头盖骨进入脑膜内引起的，也可能是由耳部、上呼吸道感染引起。另外，肺结核患者也会患有结核性脑膜炎。

主要症状

突然出现严重头痛，有时伴有呕吐、发热、痉挛

　　突然出现严重的头痛，还可伴有呕吐、发热等症状，类似感冒，接下来症状越来越严重，会有嗜睡、畏光、向前伸脖子时痛，情况严重时甚至还会出现脑水肿、昏迷不醒、痉挛等症状。脑膜炎是一种特别严重的疾病，需及时治疗，否则会留下听力障碍等后遗症，甚至威胁生命。

治疗

应立即到医院接受治疗

　　如有突然严重头痛并有发高热时，应立即到医院接受诊断和治疗。因为脑膜炎前期症状与感冒类似，因此容易被误诊为头痛。在治疗上，医生会根据患者的病情选择有效的抗生素，以控制病菌、减少后遗症的发生，并对症处理高热，控制痉挛，减低颅内压等。

自我保健

　　● 对脑膜炎没有特别的预防方法，抵抗力下降是导致患脑膜炎的主要原因之一。因此，在病毒流行期，应尽量避免大型集会及集体活动，也应少到公共场所，外出应戴口罩。平时应注意饮食营养均衡、充分休息、有规律地做运动，以提高自身免疫力。也要养成良好的卫生习惯，外出回来应洗手。

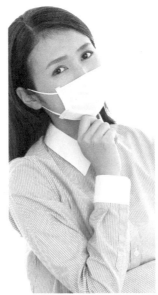
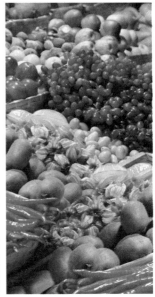

青光眼

在眼睛的角膜与虹膜之间充满了一种液体，被称为房水，如果房水的流动出现异常或过多，眼部压力就会增高，增高的压力就会损伤眼部神经，这就是青光眼。感染、外伤、眼部发炎都可引起青光眼。它能导致视线模糊，甚至失明。

主要症状

眼前如有一层云雾、头痛、头部沉重

眼前如有一层云雾，视物不清，同时伴有头痛、头部沉重、眼睛胀痛、视力突然下降。有时在看发光的灯泡时，会看到灯泡周围有彩虹似的光晕。如儿童看光线时流泪或眼睛睁不开，有可能患有先天性青光眼。

治疗

降低眼压

青光眼是可致失明的眼疾之一，在治疗上，采用药物疗法降低和控制眼部压力，还可以实施手术和激光治疗。家庭成员有青光眼病史，或高血压、糖尿病患者，并自觉头痛、眼胀、视力疲劳，特别是老花眼出现较早的40岁以上人群，应及时到眼科检查，并定期复查。平时，应注意用眼卫生，缓解眼部疲劳，防止眼部压力升高。

自我保健

● 不要做易升高眼压的运动，如举重、屏气等。另外，要保证充足的睡眠，因为充足的睡眠能平稳眼压，如果睡眠不够眼压就会升高。

● 避免情绪波动，过分的忧虑、抑郁、暴怒、惊恐等都能导致青光眼急性发作。

● 常饮决明子茶，能治疗长期性的眼病，尤其对高血压引起的头晕、双目干涩、视物模糊等效果很好。将决明子洗干净入锅干炒，略出香味时出锅。喝的时候，用带盖的杯子，放入5克炒好的决明子，冲入热水，15分钟后可饮用。有腹泻者禁用。

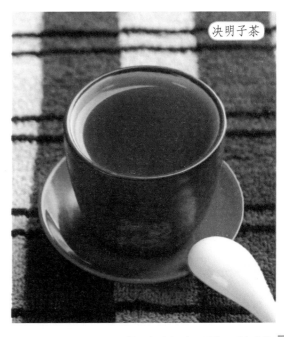

决明子茶

头晕

突然起身时眼前发黑，感觉自己摇晃、站立不稳，这种症状就是头晕。轻微头晕一般几秒钟后就会恢复正常，严重时则会摔倒甚至昏迷。疾病或者脑部曾经受过伤都可引起头晕。如果频繁头晕，一定要重视。

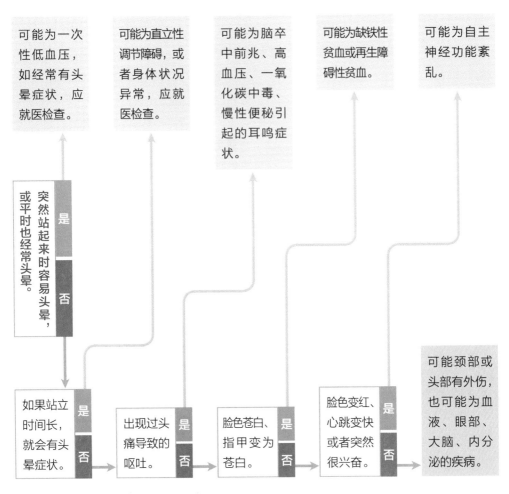

可能为一次性低血压，如经常有头晕症状，应就医检查。

可能为直立性调节障碍，或者身体状况异常，应就医检查。

可能为脑卒中前兆、高血压、一氧化碳中毒、慢性便秘引起的耳鸣症状。

可能为缺铁性贫血或再生障碍性贫血。

可能为自主神经功能紊乱。

突然站起来时容易头晕，或平时也经常头晕。

如果站立时间长，就会有头晕症状。 | 是 / 否

出现过头痛导致的呕吐。 | 是 / 否

脸色苍白、指甲变为苍白。 | 是 / 否

脸色变红、心跳变快或者突然很兴奋。 | 是 / 否

可能颈部或头部有外伤，也可能为血液、眼部、大脑、内分泌的疾病。

参考页码

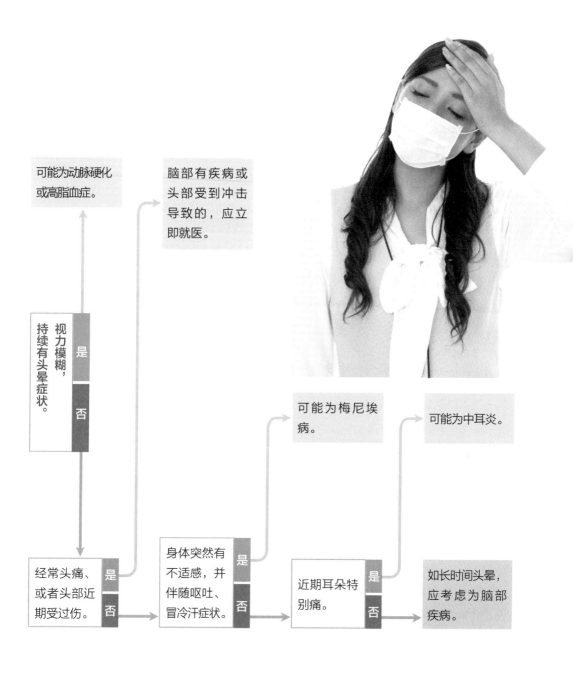

可能为动脉硬化或高脂血症。

脑部有疾病或头部受到冲击导致的，应立即就医。

视力模糊，持续有头晕症状。

是

否

可能为梅尼埃病。

可能为中耳炎。

经常头痛、或者头部近期受过伤。

是

否

身体突然有不适感，并伴随呕吐、冒冷汗症状。

是

否

近期耳朵特别痛。

是

否

如长时间头晕，应考虑为脑部疾病。

红色警报

如果突然心跳加快、脸色发红或兴奋，可能为自主神经功能紊乱。如果长时间头晕，可能为动脉硬化。另外，如果头部受过伤，并伴随严重的眩晕，应立即接受脑部检查。如果眩晕并伴随耳痛，可能为中耳炎，也应该马上到医院检查。

低血压

　　成人血压收缩压低于 90 毫米汞柱，舒张压低于 60 毫米汞柱就是低血压。低血压有一过性的，偶尔会在站起来时或者站着时头晕一小会儿，其他时候都正常。偶尔发作没关系，平时保持规律生活、良好情绪即可。如果频繁发作则必须就诊，明确病因，有可能患有内分泌失调或者慢性消耗性疾病等。

主要症状

头昏、易疲乏、虚弱

　　患了低血压，血液循环受阻，全身器官、组织血液供应都不足，患者整体呈现出虚弱状态，特别容易疲劳；晨起时尤其严重，全身酸软无力，精神萎靡不振，午睡后略好转，傍晚全身又感觉乏力。经常感到头晕。甚至有些低血压患者头晕是唯一症状。另外，有些患者会出现记忆力衰退、睡眠障碍、皮肤苍白或发绀、手脚麻木、心慌、气喘等症状。

治疗

规律饮食，提升体质

　　相比于体重正常或者偏重的人来说，消瘦、体重偏轻的人更容易低血压。低血压与人的体质有较大关系。目前并没有专门治疗低血压的药物，治疗还是以饮食调节为主。平时饮食要规律，坚持少食多餐，可以多吃些高热量食物，如牛奶、鸡蛋、豆腐、奶酪、鱼、松子、核桃、板栗等，增加体重。

自我保健

● 将 40 克黑芝麻洗净，炒干，磨成粉；1 头大蒜切碎，混合黑芝麻粉用 80 克蜂蜜拌匀，放在阴凉处静置一个月，之后搓成 40 颗小丸。每天服用 2 次，每次 1 粒，能改善低血压患者的体质。

● 陈皮甘草桃仁茶：将 15 克陈皮、20 克核桃仁、6 克甘草放入锅内，加入 3 碗水。用大火烧开，然后转小火，3 碗水熬成 1 碗即可。可当茶饮，每日 2 次，10 天为 1 个疗程。注意：阴虚燥咳、吐血及内有实热者慎用此汤。

陈皮甘草桃仁茶

中耳炎

中耳炎多为细菌感染导致，感冒、咽喉炎都可能引起中耳炎。此病好发于儿童，因为儿童咽鼓管短、平直，所以鼻部、咽喉部细菌更容易侵入中耳。婴儿平躺着吃奶、很用力的擤鼻涕或者擤鼻涕时把两边鼻孔都捏紧了，就可能让鼻部细菌进入中耳，引起发炎。游泳、洗澡时耳朵进水也可能引起中耳炎。过敏和气压骤变则可导致慢性中耳炎。

主要症状

发热、头晕、耳部疼痛

耳部疼痛同时伴有发热、头晕，一般可断定患中耳炎了。如果没有及时治疗，耳朵内很快就会化脓，脓水从外耳道流出。也有些在持续治疗期间化脓的。儿童患该病，症状一般较成人严重，高热可达40℃，还可能伴有呕吐、腹泻等症状。已经会说话的孩子会说耳疼，不会说话的孩子则会抠挠耳朵。

治疗

局部药物冲洗

中耳炎要及时治疗，急性中耳炎如果治疗不及时会引起鼓膜穿孔，这是损伤听力最主要的原因。如果发热、疼痛等症状突然减轻，同时耳内流出大量脓液，可能就是鼓膜穿孔了。此时应尽快去医院检查听力。如果听力异常，还需要做进一步检查，可能需要修补鼓膜。

自我保健

● 给婴儿洗脸、洗澡时要用手按压耳屏，遮挡耳孔，避免污水进入。洗澡后用消毒棉棒擦拭一下外耳道，以免残留水进入耳朵。

● 患有中耳炎，饮食上要注意避免海鲜、甜食等可能加重炎症的食物，可以多吃黑豆、板栗、酸奶等食物，有助于康复。

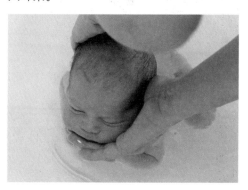

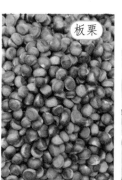

板栗

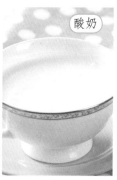

酸奶

梅尼埃病

梅尼埃病是一种内耳疾病，30 岁左右容易得该病。目前没发现确切的病因，大多数意见倾向于该病与内耳淋巴液分泌过多或者吸收过少有关。

主要症状

头晕、耳聋、耳鸣、耳闷胀感、呕吐

头晕、耳聋、耳鸣、耳闷胀感是梅尼埃病的四个特征。其中耳鸣一般是最早出现的症状，之后眩晕发作，患者感觉周围物体旋转。安静、闭眼时眩晕感减轻，头部任何动作都可加重不适感。走路时身体会摇晃甚至摔倒。有时也会呕吐。眩晕发作的同时听力下降，两只耳听到的声音不一样或者带着尾音。另外眩晕的同时耳内有胀满感、压迫感、沉重感等。

该病有发作期和间歇期，眩晕停止后就进入间歇期，之后几天或者几年内再次发病。刚开始进入间歇期后，耳鸣、听力、耳闷胀感等都会恢复正常，但时间长了这些症状可能在间歇期也不能完全恢复了。而且随着眩晕次数增加，每次发作持续时间就会越长，间歇时间就会越短。

治疗

药物改善耳内微循环、放低头部、稳定情绪

该病目前没有对症的药物能根治，但还是要积极就医，可通过改善耳内微循环、改变耳压、消除积水等控制病情。不过眩晕发作时没有什么好办法，患者要稳定自己情绪，安静躺下来，不要枕枕头，放低头部，过几小时头晕就会停止了。

自我保健

● 大吴风草有缓解眩晕的作用，可以在家中种植一些。眩晕发作时，采些叶子，洗干净榨成汁喝一点，能让不适感稍微缓解一点。

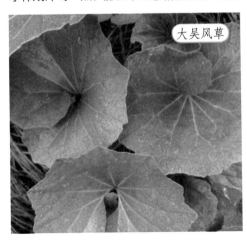

大吴风草

高脂血症

血液中的脂肪类物质，统称为血脂，包括胆固醇、三酰甘油、磷脂和非游离脂肪酸等。当人体内脂肪代谢、运转异常时，血液中的一种或多种脂质高于正常水平，便称为高脂血症。遗传、饮食和血液饮食可引发高血脂，另外，糖尿病、肝病、高血压、肥胖症、痛风等疾病也可引发高脂血症。

主要症状

头晕、神疲乏力、视物模糊、胸闷、肢体麻木、肝区疼痛

轻度高血脂通常没有不适，但只要留心身体状况，就会发现细微问题，如面部和手部会出现比老年斑略大的黑斑，在眼睑上出现淡黄色的、米粒大小的皮疹，看东西时有阵发性模糊，短时间内记忆力和反应能力明显减退。待血脂进一步增高后，一般会出现头晕、神疲乏力、健忘、胸闷等症状。高脂血症较重时，会有头痛、气短、心慌、乏力、肢体麻木症状。

治疗

药物降脂

治疗上以药物降脂为主，目前主要有三类调整血脂的药物：他汀类是以降低胆固醇为主，如辛伐他汀（舒降之）、普伐他汀（普拉固）等；贝特类的降脂药，主要以降低三酰甘油为主；还有就是天然药物类，有综合调节血脂的功效，副作用也小。用药时应遵医嘱按时用药，血脂增高是一个缓慢的过程，调节血脂也同样需要一个持续的过程，不能心急。

自我保健

● 控制膳食的总热量，40 岁后，人体的代谢减缓，应避免摄入过多的动物性脂肪，饮食应以清淡为主，多吃富含维生素 C 的食物，如新鲜的瓜果和蔬菜。

● 进行适当的运动和体力劳动，生活有规律，保证充分睡眠，合理安排工作，并保持乐观、愉快的情绪。

● 桑菊银楂茶可化瘀降脂。用菊花、金银花、山楂各 15 克，桑叶 10 克一同泡水喝，可代茶常饮。

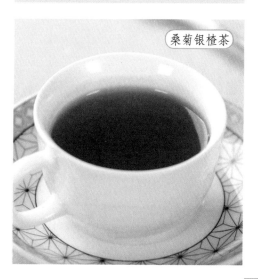

桑菊银楂茶

脸色异常

感觉喘不上来气、呼吸费力，需要更深、更快地呼吸，呼吸困难的表现。动脉硬化、冠心病、心肌梗死等疾病严重时都可导致呼吸困难。但常见的原因还是由呼吸系统疾病引起的，如肺气肿、支气管扩张症、支气管哮喘、气胸等。

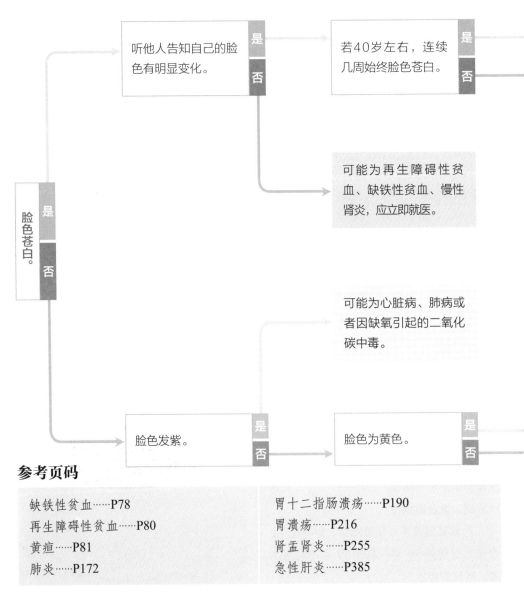

听他人告知自己的脸色有明显变化。　是／否

若40岁左右，连续几周始终脸色苍白。　是／否

可能为再生障碍性贫血、缺铁性贫血、慢性肾炎，应立即就医。

脸色苍白。　是／否

可能为心脏病、肺病或者因缺氧引起的二氧化碳中毒。

脸色发紫。　是／否

脸色为黄色。　是／否

参考页码

痔疮有出血症状，或有消化器官疾病时，脸色都会发生变化，可能为十二指肠溃疡、胃溃疡，应接受检查。

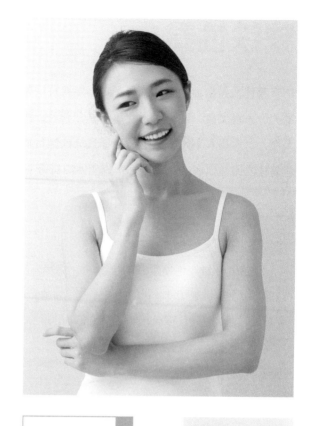

在成长活跃的青春期或孕期如果只是脸色苍白，没有其他异常状况，可能为缺铁性贫血症，需服用补铁剂。如果还有其他症状时，应接受检查。

过多摄入南瓜或橘子时，会引起皮肤发黄。如果眼球也发黄，可能为急性肝炎，或者为胆结石引起的黄疸病。

| 口腔内有黑斑，并伴有脸色发黑。 | 是 | 可能有胃肠系统障碍。 |
| | 否 | |

| 脸色为黑红色。 | 是 | 心脏病、胃肠系统障碍、重金属中毒，都会让脸色呈黑红色。而过度紧张或兴奋，脸色就会发红。 |
| | 否 | |

过度紧张或兴奋，突然遇到尴尬的事情时，脸色都会发红。如果脸色长期发红，可能为胃肠系统障碍、心脏疾病、重金属中毒。

红色警报　　当脸色呈紫色或者黑红色时，可能为重病。如果脸色发青，同时有气喘、手脚水肿等症状，可能为心力衰竭。如果脸色发黄，并且持续一段时间了，也可能为重病。如果眼球和脸色同时发黄，可能为胆结石引起的黄疸病，或者为急性肝炎。以上几种情况，必须立即就医。

缺铁性贫血

　　身体大量出血、营养摄入不足、发育过快都会导致身体缺铁，比如女性月经出血量大、分娩失血、妊娠期与胎儿共享营养时，都容易患该病。青春期的少年因为发育太快，营养摄入不足，也可能会导致缺铁性贫血。如果排除以上各种原因，最大可能就是体内慢性出血如胃溃疡、痔疮或体内有寄生虫，应该尽快去医院检查确定病因。

主要症状

脸色苍白、指甲变薄、易疲劳

　　如果患了缺铁性贫血，会比较虚弱，脸色苍白、易疲劳、没精神，指甲也会变薄，嘴角会破裂，舌尖红肿、疼痛，严重的可能患上异食癖，喜欢吃土、墙皮、纸张等非食物的东西。

治疗

食疗、补充铁剂、治疗异常出血

　　缺铁症状轻时，可通过食疗补铁，动物肝脏和动物血、瘦肉的补铁功能是最好的，平时可选猪肝、鸭血食用，另外多吃蛋黄、海带、鳗鱼等食物。同时摄入维生素 B_{12}、维生素 C，提升补铁效果。含维生素 B_{12} 的食物有牛奶、肉、蛋、鱼等动物性食物。需要说明，植物性食物几乎不含维生素 B_{12}，素食者贫血需要咨询医生服用一些制剂。此外，饭后一片维生素 C 就可以。如果症状较严重就需要服用铁制剂进行补充，在医生指导下进行规律补铁两三个月后，普通缺铁性贫血就能纠正。如果纠正很难，应该做检查看是否有其他异常出血性疾病，治病才是根本。

自我保健

　　● 妨碍铁吸收的食物如绿茶、咖啡，补铁期间要少接触。

　　● 人参和当归对补铁、治疗贫血有促进作用，可以用人参泡水喝，炖肉时可加点当归。

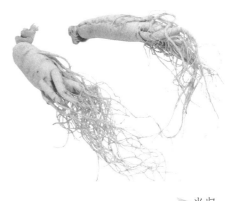

人参

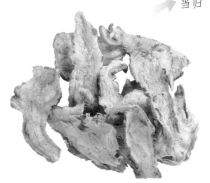

当归

补铁食谱

食疗是补铁的有效方式，在日常饮食中，可以多吃一些含铁的食物如肝、菠菜等，推荐下面的两款补铁食疗菜谱，简单好操作。

菠菜鸭血汤

材料 菠菜80克，鸭血50克，豆腐、枸杞各20克，葱、姜、植物油各适量。

做法 1. 鸭血、豆腐洗净，均切成薄片；菠菜洗净切段，用开水焯软；葱、姜切碎备用。

2. 锅中放少许植物油烧热，放入葱末、姜末炒出香味，放入鸭血、豆腐翻炒片刻。

3. 加入清水，放入枸杞，水开后两分钟放入菠菜，加盐即可。

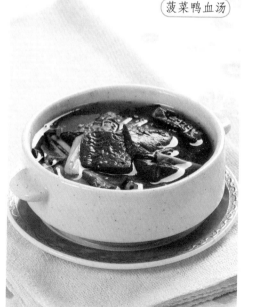

菠菜鸭血汤

胡萝卜炒猪肝

材料 胡萝卜、猪肝各100克，黑木耳30克，姜、蒜、胡椒粉、料酒、盐、淀粉、植物油各适量。

做法 1. 猪肝洗净，去筋膜，切片，加适量料酒、胡椒粉、盐、淀粉拌好腌制一下；将胡萝卜洗净，去皮，切成菱形薄片；黑木耳用水泡发，去根，撕成片；姜、蒜洗净切成碎末备用。

2. 锅中放植物油烧到八成热，将猪肝放入油中炒至变色盛出。

3. 锅中放入姜末、蒜末炒香，放入胡萝卜、黑木耳翻炒至熟，最后放入猪肝继续翻炒至全熟即可。

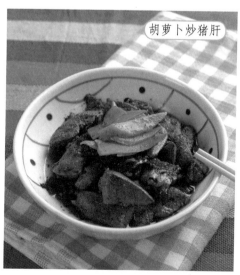

胡萝卜炒猪肝

再生障碍性贫血

通俗来说，再生障碍性贫血就是骨髓造血功能被抑制了，由此而导致的一系列综合征。目前没有找到该病确切的发病原因，但与大量接触电离辐射，或者某些化学物质如抗癌药物、涂料、染色剂、农药、镇痛剂等有关。另外，与病毒感染、遗传也可能相关。患肝炎或病毒性感染疾病、妊娠都可能导致该病。

主要症状

眩晕、出血、脸色苍白、易疲倦

患再生障碍性贫血，血小板生成减小，会有出血现象，内脏、牙龈、鼻子、眼底、子宫、皮肤、大肠等可能会经常出血。红细胞生成减少，患者脸色苍白且容易疲倦，也容易眩晕、耳鸣，只要稍微活动就会呼吸困难、心跳加快。另外，白细胞生成减少，人体免疫力会下降，特别容易感染。

治疗

支持疗法、骨髓移植

再生障碍性贫血最根本的治疗方法是骨髓移植，但配型难、费用高。如果病情不严重可进行支持治疗，保护好患者，及时停止使用引起疾病的药物，或者化学物品，预防感染，避免出血并服用补血剂纠正贫血等。另外，还可针对发病机制进行免疫治疗，或者使用激素促进造血。如果有必要就要进行骨髓移植。输血虽然是治疗再生障碍性贫血有效的方法，但是风险较大，不建议经常进行。

患病后，家人要给患者心理支持，良好的心态有利疾病康复。还要提供充足的富含营养的食物，同时督促患者进行适当的运动。

自我保健

● 再生障碍性贫血患者经常感到疲劳，可食用人参、大枣等帮助补充体力。

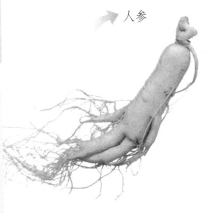

人参

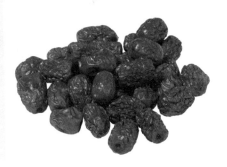

大枣

黄疸

正常情况下，人体中的胆红素都能被代谢掉，数值会维持在一个正常水平，如果比正常数值高，就会导致眼球、皮肤、黏膜变黄，黄疸就出现了。一般情况下，这是由肝部出现病变引起的，如肝炎、肝功能障碍等使得肝不能完全处理运送过来的胆红素。另外，酒精、肿瘤、胆道阻塞都可引起黄疸。

主要症状

脸色、巩膜变黄、大便变淡色、小便变成深褐色

黄疸最明显的症状就是脸色发黄，巩膜也变黄，小便变成深褐色。若为胆道阻塞所致，则大便颜色反而变淡。不同疾病引起的黄疸除了黄染外，其他症状不同，肝炎导致的黄疸会引起食欲缺乏、恶心等症状，胆道炎导致的黄疸会出现腹痛和发热症状，如果是肿瘤导致的黄疸，会出现全身无力、体重减轻等症状。

治疗

对症治疗

出现黄疸是因为肝、胆等功能出现问题了，所以要让黄疸消退，关键是治疗引起黄疸的疾病。首先到医院检查明确病因，再对症治疗。通常需要做肝功能、腹部B超、化验血常规、大便常规等检查项目才能确定病因。

自我保健

● 梨有治疗黄疸的功效，榨汁喝、煮汤都可以，还可以用醋腌制。新鲜的梨去皮、去核，对切四瓣后切成1厘米厚的片，倒入醋淹没梨片，放在阴凉处腌制1天即可食用。每次食用半片，每天3次。

● 泥鳅可促进肝功能恢复，如果是肝功能障碍引起的黄疸，可以经常炖泥鳅汤喝。

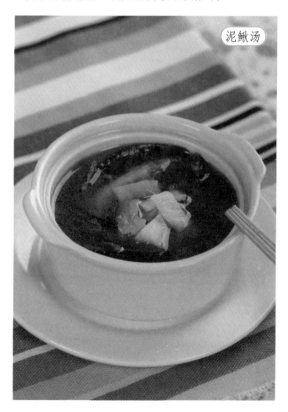

泥鳅汤

颈部僵硬

颈椎在承重的情况下要做频繁的互动，容易积累细小的伤害而变得僵硬。另外有些疾病也可导致颈部僵硬如甲状腺炎。一般来说，因劳累导致的颈部僵硬，过一段时间就会恢复正常，不用太担心，如果持续较长时间，就应做详细检查。

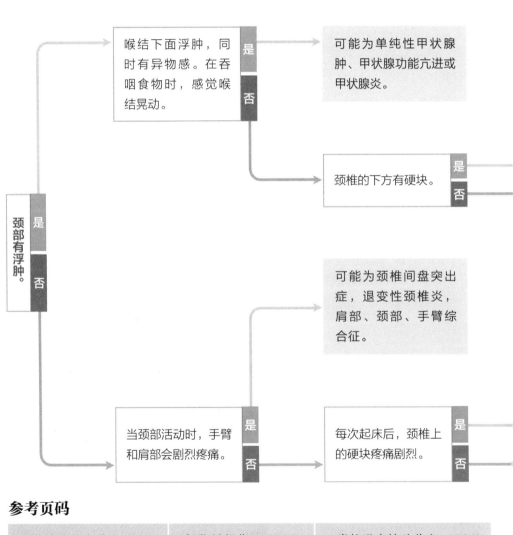

参考页码

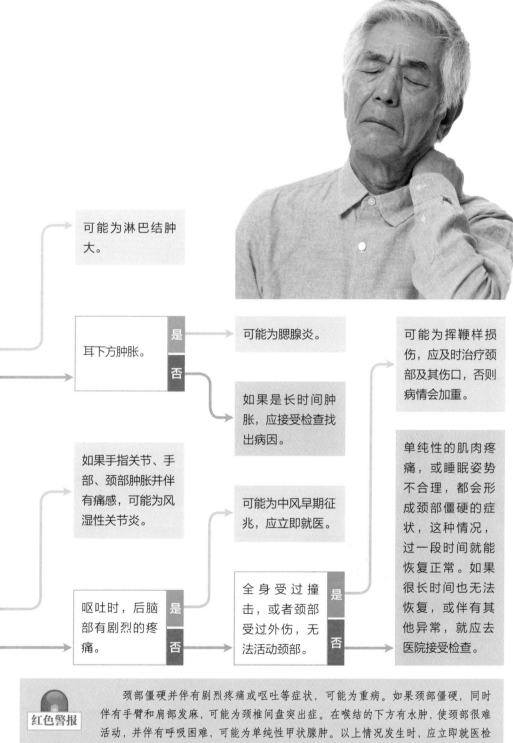

可能为淋巴结肿大。

| 耳下方肿胀。 | 是 | → 可能为腮腺炎。 |
| | 否 | |

如果是长时间肿胀，应接受检查找出病因。

可能为挥鞭样损伤，应及时治疗颈部及其伤口，否则病情会加重。

如果手指关节、手部、颈部肿胀并伴有痛感，可能为风湿性关节炎。

可能为中风早期征兆，应立即就医。

| 呕吐时，后脑部有剧烈的疼痛。 | 是 | | 全身受过撞击，或者颈部受过外伤，无法活动颈部。 | 是 |
| | 否 | → | | 否 |

单纯性的肌肉疼痛，或睡眠姿势不合理，都会形成颈部僵硬的症状，这种情况，过一段时间就能恢复正常。如果很长时间也无法恢复，或伴有其他异常，就应去医院接受检查。

红色警报　　　颈部僵硬并伴有剧烈疼痛或呕吐等症状，可能为重病。如果颈部僵硬，同时伴有手臂和肩部发麻，可能为颈椎间盘突出症。在喉结的下方有水肿，使颈部很难活动，并伴有呼吸困难，可能为单纯性甲状腺肿。以上情况发生时，应立即就医检查。如果曾被撞伤过，这时颈部有剧烈疼痛，可能为挥鞭样损伤，应立即到医院就诊，如果治疗不及时，会导致病情加重。

颈椎间盘突出症

大部分的颈椎僵硬、疼痛都是因为颈椎间盘突出引起的。急性损伤或者反复的轻微损伤都可导致颈椎间盘突出。长时间低头就会导致慢性损伤。另外颈椎老化也是该病重要的致病因素，中老年人更容易患该病。还有颈椎部韧带增厚、受伤也都可导致颈椎间盘突出。

主要症状

颈部僵硬、疼痛、手臂麻、肩部酸痛、眼花

如果患了颈椎间盘突出症，颈部会僵硬、疼痛，由此而不能灵活地活动头部，特别是不能向患病部位摆动头部。有的患者疼痛还会扩散到肩部和手臂。只要动作牵扯到颈部就会加重疼痛。另外颈椎间盘突出可能会压迫到脑部血管、神经等，还可能引起眼花。

治疗

保护、物理治疗、手术治疗

患了颈椎间盘突出症，疼痛不严重的时候保护颈部不再受伤害是很重要的，症状较轻时可用围巾紧围颈部避免过度屈曲。如果疼痛严重，可以用颈围支具来辅助治疗，还可以采用牵引疗法。其间可以使用消炎药、镇痛药等缓解疼痛。如果反复发作，应该尽快手术。

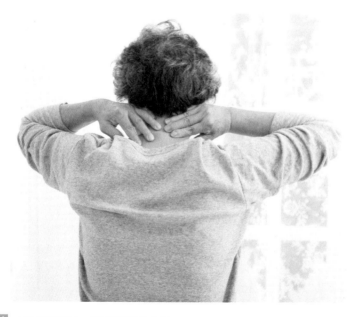

自我保健

● 注意立坐卧的姿势。立坐尽量挺直后背，不要过度、过多低头，卧不要枕太高的枕头。另外，多活动颈部，向前后左右晃动头部，带动颈部活动。

● 使用手机、电脑、平板等的时候尽量避免过度低头，建议每隔1小时活动一下头颈部。

单纯性甲状腺肿

单纯性甲状腺肿指的是甲状腺肿大，但是不伴有甲状腺功能异常，也不伴有肿瘤和炎症的状态。体内甲状腺激素合成不足、缺碘或者大量摄取可抑制甲状腺分泌的食物、药物都可导致这种状况。另外，妊娠、月经、青春期等特殊时期，也可能引起单纯性甲状腺肿。

主要症状

颈部僵硬、颈前部浮肿、呼吸困难

患有单纯性甲状腺肿时，在颈前部喉结的下方会有水肿现象，重度肿大会导致颈部僵硬、呼吸困难，甚至嗓子嘶哑等症状。

治疗

激素治疗

一般来说，只要症状不严重，就可以观察，等待其自然消退，如果是由月经、妊娠、青春期而出现的甲状腺肿都可能自行消退。如果症状严重，就需要服用甲状腺素制剂治疗。甲状腺素制剂必须在医生指导下服用。

单纯性甲状腺肿并不是什么严重疾病，患病后不要太焦虑，保持心情平静，多注意休息。焦虑反而对病情不利。

自我保健

● 经常用手摸一摸肿胀的部位，应该是平坦而柔软的，如果表面凹凸不平，应该到医院做检查，提防甲状腺癌。

● 羊栖菜对预防和治疗单纯性甲状腺肿有一定效果，可用新鲜羊栖菜洗净后泡酒，每天早晚各喝1杯。

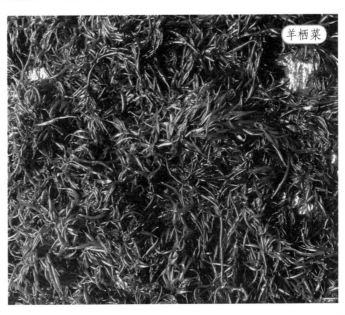

羊栖菜

挥鞭样损伤

躯体与头部靠颈椎相连，当身体剧烈减速或加速而头部运动不能同步，以致颈部形成一个像鞭子挥出去时靠近手柄部位的一个大幅度屈伸，由此而导致的颈椎损伤，叫做挥鞭样损伤。如车辆行驶中突然急刹车或被追尾，乘客就容易造成这种损伤。

主要症状

颈部僵硬、颈部水肿、颈部疼痛、呕吐、耳鸣

挥鞭样损伤通常出现在第五、第六或者第六、第七颈椎之间，可能是椎骨错位、骨折，也有可能是颈髓损伤，也有可能为临近软组织挫伤。如果是错位，脖子会有被掐的感觉，之后出现水肿和疼痛。如果是骨折或者颈部神经受伤了，颈椎有明显疼痛，并且还会有呕吐、耳鸣、头痛等症状。

治疗

保持温暖、物理治疗

损伤刚发生时，要尽量让颈部保持温暖，建议先用热毛巾热敷一会，然后用薄膜或者尼龙布包住受伤部位保暖 15~20 分钟。这样处理可减轻损伤。

热敷、红外线照射、超音波、按摩、指压、针灸等物理疗法都适合挥鞭样损伤的治疗。需要注意的是，必须要由专业医生来操作，不可自行进行。操作不当可能带来二次损害。有化脓性发炎、糖尿病和传染性皮肤病的是不能热敷的。患者要睡在温暖的硬板床上，不要睡软床，以免增加颈椎压力。也不要呆在冰冷、潮湿的地方。

自我保健

● 最好在私家车的每个座位都要配有颈枕，坐车时身体紧靠靠背，头部靠着颈枕，如果发生了追尾或者突然停车，能减轻对颈部的损害。

● 不要吃刺激性食品，不喝酒，不吸烟，不喝咖啡，多吃新鲜蔬菜和水果。

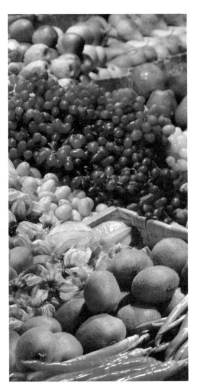

日常保护颈椎的方法

颈椎是连接躯干与头颅的"生命线"，一旦出现问题，会导致头部和身体其他部位的不适，影响全身健康。保护颈椎，要从避免、纠正生活中的不良姿势和习惯做起。

■ 长时间伏案工作后要起身活动一下脖颈，以缓解疲劳

天气寒冷时要注意颈腰部保暖，减少缩颈、耸肩、弯腰等不良姿势；冬季应注意防止颈肩受寒，尤其睡眠时颈肩部要保暖，以避免因寒冷刺激而发生落枕，诱发颈椎病和肩周炎。

■ 适当的锻炼对颈椎也是一种保护，如打羽毛球、游泳、放风筝、练瑜伽等

不宜做跑步、跳舞、打乒乓球等运动，做这类运动时，脊柱、关节都需要承担体重，而颈椎基本得不到锻炼。

■ 颈椎按摩

按摩和刮痧可辅助治疗颈椎病，效果显著。按压风池、百会、内关、外关、曲池、养老穴等可调理颈部经络，改善颈部气血。

■ 颈椎刮痧

平时也可做颈椎按摩与刮痧，对颈椎有益。刮拭风府、风池、肩井、天柱、大杼、身柱、中渚、外关、阳陵泉、悬钟穴，能够疏风散寒、温经通络、行气活血。按摩、刮痧与艾灸疗法一起使用，保护颈椎的效果会更好。

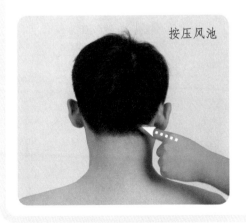

按压风池

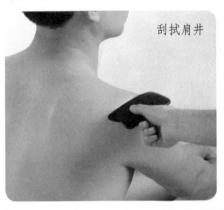

刮拭肩井

眼睛有异常状况

　　眼睛敏感又脆弱，很容易感染、发炎，眼睛异常、不适，可能仅是眼部问题，也可能是内科疾病引起的症状。另外，精神压力也会导致眼睛出现异常状况。

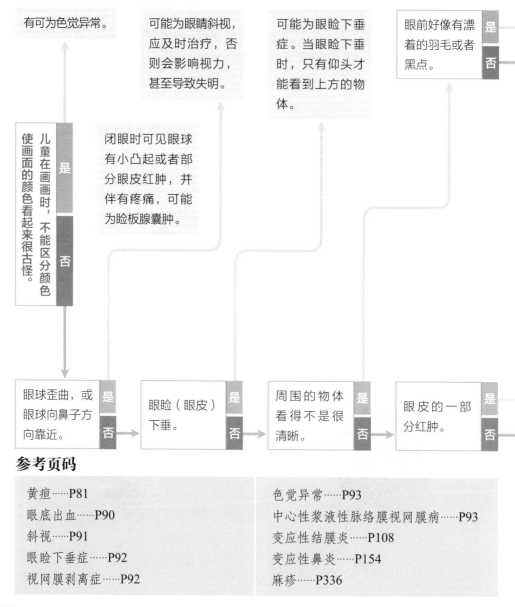

有可为色觉异常。

可能为眼睛斜视，应及时治疗，否则会影响视力，甚至导致失明。

可能为眼睑下垂症。当眼睑下垂时，只有仰头才能看到上方的物体。

眼前好像有漂着的羽毛或者黑点。
是
否

儿童在画画时，不能区分颜色使画面的颜色看起来很古怪。
是
否

闭眼时可见眼球有小凸起或者部分眼皮红肿，并伴有疼痛，可能为睑板腺囊肿。

眼球歪曲，或眼球向鼻子方向靠近。
是
否

眼睑（眼皮）下垂。
是
否

周围的物体看得不是很清晰。
是
否

眼皮的一部分红肿。
是
否

参考页码

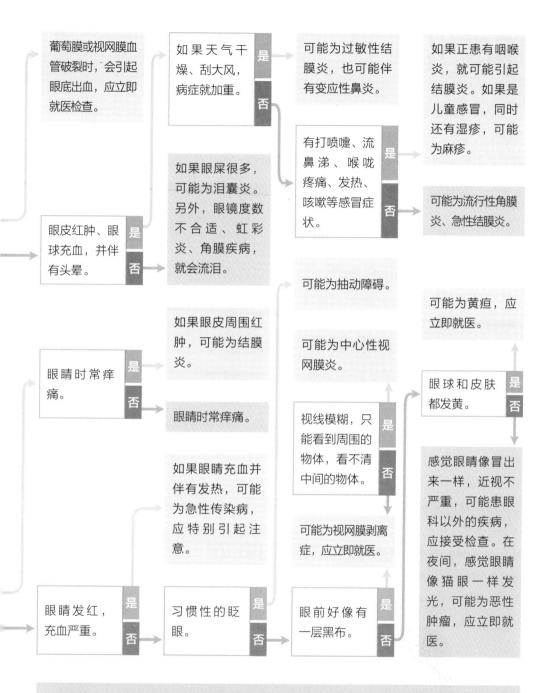

葡萄膜或视网膜血管破裂时，会引起眼底出血，应立即就医检查。

如果天气干燥、刮大风，病症就加重。
是 → 可能为过敏性结膜炎，也可能伴有变应性鼻炎。

如果正患有咽喉炎，就可能引起结膜炎。如果是儿童感冒，同时还有湿疹，可能为麻疹。

有打喷嚏、流鼻涕、喉咙疼痛、发热、咳嗽等感冒症状。
是 ↗
否 → 可能为流行性角膜炎、急性结膜炎。

如果眼屎很多，可能为泪囊炎。另外，眼镜度数不合适、虹彩炎、角膜疾病，就会流泪。

眼皮红肿、眼球充血，并伴有头晕。
是 ↗
否 ↓

可能为抽动障碍。

可能为中心性视网膜炎。

可能为黄疸，应立即就医。

如果眼皮周围红肿，可能为结膜炎。

眼睛时常痒痛。
是 → 如果眼皮周围红肿，可能为结膜炎。
否 → 眼睛时常痒痛。

视线模糊，只能看到周围的物体，看不清中间的物体。
是 ↗
否 ↓

眼球和皮肤都发黄。
是 → 可能为黄疸，应立即就医。
否 ↓

如果眼睛充血并伴有发热，可能为急性传染病，应特别引起注意。

可能为视网膜剥离症，应立即就医。

感觉眼睛像冒出来一样，近视不严重，可能患眼科以外的疾病，应接受检查。在夜间，感觉眼睛像猫眼一样发光，可能为恶性肿瘤，应立即就医。

眼睛发红，充血严重。
是 ↗
否 ↓

习惯性的眨眼。
是 ↗
否 ↓

眼前好像有一层黑布。
是 ↗
否 →

红色警报

如果眼球和皮肤都发黄，或者夜间眼睛像猫一样发光，前者可能为黄疸，后者可能为恶性肿瘤，都是严重病症。如果近视不是很严重，但感觉眼睛凸出，就可能为眼科以外的疾病。如果眼球有闪光的感觉，或者眼前像挂着一块黑布，可能为视网膜剥离症。或者视力模糊，看不清视野中间的物体，可能为中心性视网膜炎。出现以上几种情况时，应立即就医。

眼底出血

眼底出血主要是视网膜或葡萄膜的血管出血,借助医疗仪器就能发现出血症状。全身性疾病如糖尿病、高血压、肾病、甚至血液疾病、免疫疾病都可引起眼底出血,眼睛本身病变也可导致眼底出血,如眼睛外伤、视网膜血管炎、视网膜剥离症、分支静脉阻塞等。另外脑肿瘤也可导致眼底出血。眼底出血必须重视,提防一些严重疾病恶化。

主要症状

视力障碍、感觉眼前有物浮动

如果出血发生在黄斑部位,患者会感觉到严重的视力异常,总感觉眼前有东西浮动,遮挡视线。如果出血严重了,视力会严重下降,最严重的可能只剩光感。如果晶状体出血严重,视力可完全丧失。

治疗

对症治疗、激光治疗

发现眼底出血,必须及时止血,避免出血太多影响视力。可以用止血剂或者用激光照射配合药物治疗。之后就要努力找出引起眼底出血的原因,对症治疗。如果持续出血,出血量大,自身无法完全吸收,就要考虑手术。

自我保健

● 不要过度用眼,如沉迷手机、电脑、平板电脑等电子产品,建议用眼 1 个小时后要休息几分钟,看看远处或者做一做眼保健操,避免眼睛过度疲劳。如果已经出现视力障碍,更要注意保护眼睛。

● 隐形眼镜要严格按照使用说明使用,佩戴时间不要过长,更不能戴着过夜,以免损伤角膜。

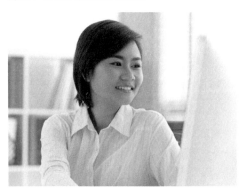

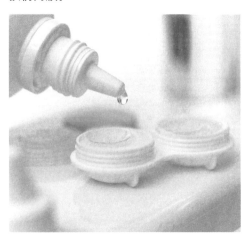

斜视

斜视有的是先天遗传的，有的是后天形成的。后天的意外损伤或者疾病导致的支配眼睛的神经、眼球肌肉异常等都可造成斜视。斜视对视力影响较大，治疗不及时可致弱视，甚至失明。另外，人的眼睛是在6周岁之前发育完成的，在这个年龄段，最容易出现斜视。

主要症状

视物时双眼方向不一致、头晕

如果患了斜视，一只眼睛正对着所看物体的时候，另一只眼睛是在另一个方向上的，两只眼睛所看方向不一致。如在与他人对话时，不了解的人无法确定对方是否在跟自己说话，或者在看自己。斜视患者看东西会出现重影，所以，用眼时间较长时，会出现头晕等不适症状。

治疗

手术治疗、矫正眼镜、药物治疗

斜视症状不是很严重时，用药物或者佩戴矫正眼镜都可以矫正。药物和眼镜矫正不了的，也可以通过手术矫正，效果很好。做了矫正手术后要继续戴眼镜进行纠正。如果儿童患有斜视，应该在6岁以前就进行矫正。若太晚矫正，虽然也能矫正，但是会影响视力。

自我保健

● 要培养儿童正确的用眼习惯，不要侧躺着看书、看电视，也不要侧脸趴在桌子上看书、看手机、玩平板电脑等。出现错误姿势应即刻纠正，纠正不了就要去医院检查。

● 婴儿时期要注意不要让孩子长时期向同一侧看，应该经常变换孩子睡觉时的朝向。孩子总是会把头朝向妈妈看，所以与妈妈的相对位置也要经常改变，有时在妈妈右边，有时在妈妈左边。

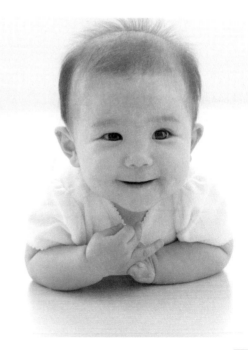

眼睑下垂症

眼睛睁开是靠眼睛上的上睑提肌完成的，如果该肌肉功能弱，就会患上眼睑下垂症。患眼睑下垂症的多是儿童，由先天因素引起，因上睑提肌发育异常导致。各种原因如外伤、神经损伤等导致的动眼神经麻痹，或者肌无力，都可导致后天性眼睑下垂症。

主要症状

不能充分睁大眼睛

眼睑下垂症可发于单眼也可发于双眼。患病后，上眼睑不能完全抬起，而是盖住几乎一半眼球，看靠上一些的物体需要扬起下巴。

治疗

手术治疗

患病后应该及时治疗，儿童患病更是如此，最好在3岁前完成。如果长期得不到治疗，病眼因为使用不足，视力会逐渐下降，造成儿童视觉神经发育不良。有些情况手术可以根治，而且手术也比较简单，术后很快就能痊愈。

视网膜剥离症

视网膜最主要的功能是聚焦和成像，其最外层是色素上皮层，如果其内层即神经上皮层跟外层分离了，就叫做视网膜剥离。视网膜剥离时，外层接收到的信息无法传导到内层，就会影响视力甚至失明。视网膜剥离与眼球老化、高度近视、眼睛炎症和脑肿瘤等都有关系，眼睛外伤、白内障手术也可导致视网膜剥离。

主要症状

感觉眼前有黑影

如果患了视网膜剥离，会感觉眼前有黑影遮挡，剥离得少，黑影小；剥离得多，黑影大；如果全部剥离，眼前就一片漆黑了。这种疾病可发于任何年龄，病症发展快的，几小时就全部剥离了，慢的可能要持续几年。

治疗

手术治疗

视网膜剥离症应该尽早看医生，必须用手术治疗，手术可以把视网膜破裂或者穿孔的部位修补好。但要尽早做手术，手术越早，效果越好，并能完全根治。剥离严重的时候手术可能会留下后遗症，影响以后的视力，还容易复发。治疗期间及治疗后都不要有强度过大的运动或劳动。

色觉异常

色弱和色盲同为色觉异常，色弱是辨认颜色的能力降低，而色盲是辨色能力消失，但人们更加注意到的一般是色盲。色盲主要是遗传因素导致的，且男性远多于女性。后天的一些眼部疾病包括某些视网膜、视神经损伤如黄斑病变也可能导致色盲。

主要症状

辨不清特定颜色

色觉异常没有任何自觉不适，只是跟别人看到的不一样而已。几种颜色混合时，区分不出特定颜色，红绿色盲区分不出同样深度的红色和绿色，绿色盲区分不出与其他颜色同样深度的绿色，全色盲眼里没有色彩，只有明暗。色觉异常患者看色盲测试卡时往往不能正确看出其中图案。

治疗

无法彻底根治，但可佩戴矫正眼镜

如果是后天才出现色盲，要对症治疗眼部疾病。如果是先天性的，目前没有治疗方法，但是有一种色盲眼镜，可以帮佩戴者"看到"真实的色彩。不过这只是辅助手段，不是治疗手段。

中心性浆液性脉络膜视网膜病

中心性浆液性脉络膜视网膜病是常见眼底病，发病后视网膜内会积蓄液体，从而影响视线。治疗后偶尔有复发，如频繁发作会影响视力。病因主要是疲劳过度、精神紧张、睡眠不足造成的。从事脑力劳动的 40 岁左右男性最容易患该病。

主要症状

视线模糊、看不到中央、成像不实

患病后，液体蓄积在视网膜内，眼睛看物体就像透过一层水雾一样模糊，只能看清轮廓，看不清中央，有时只能看清远处、却看不清近处，形成暂时性远视。另外，液体蓄积情况不同，对成像也有影响，有的事物变小，有的直线变得弯曲。

治疗

药物治疗、充分休息

本病是自限性疾病，可在 3~6 个月内自愈。患病后只要注意休息，防止过度疲劳和睡眠不足，另外放松心情即可自愈。此外也可用激光治疗或者照射红外线、服用药物促进蓄积的液体吸收，帮助该病更快痊愈。但需要注意，激光治疗如果使用不当，比疾病本身危害更大，必须慎重选用。

视力下降

排除疾病因素，一般来说，视力下降是因为身体功能衰退了。所以，年龄增大、长期疲劳都会导致视力下降。不过，视力出现下降的时候，不要只认为是疲劳或者年纪大导致的，应该首先考虑是否为疾病引起的，这样才不耽误治疗。

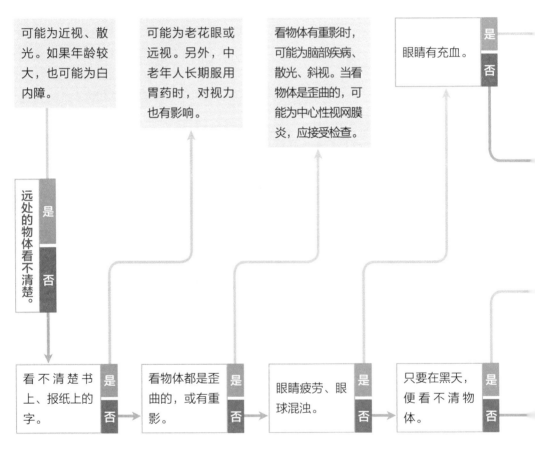

可能为近视、散光。如果年龄较大，也可能为白内障。

可能为老花眼或远视。另外，中老年人长期服用胃药时，对视力也有影响。

看物体有重影时，可能为脑部疾病、散光、斜视。当看物体是歪曲的，可能为中心性视网膜炎，应接受检查。

眼睛有充血。

远处的物体看不清楚。 是 / 否

看不清楚书上、报纸上的字。 是 / 否

看物体都是歪曲的，或有重影。 是 / 否

眼睛疲劳、眼球混浊。 是 / 否

只要在黑天，便看不清物体。 是 / 否

参考页码

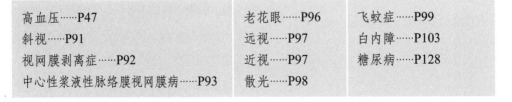

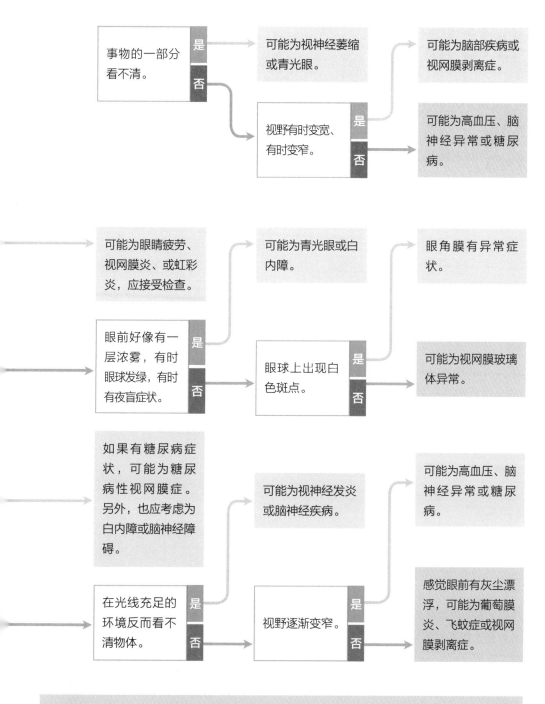

事物的一部分看不清。

是 → 可能为视神经萎缩或青光眼。

否 → 视野有时变宽、有时变窄。

是 → 可能为脑部疾病或视网膜剥离症。

否 → 可能为高血压、脑神经异常或糖尿病。

可能为眼睛疲劳、视网膜炎、或虹彩炎，应接受检查。

眼前好像有一层浓雾，有时眼球发绿，有时有夜盲症状。

是 → 可能为青光眼或白内障。

否 → 眼球上出现白色斑点。

是 → 眼角膜有异常症状。

否 → 可能为视网膜玻璃体异常。

如果有糖尿病症状，可能为糖尿病性视网膜症。另外，也应考虑为白内障或脑神经障碍。

在光线充足的环境反而看不清物体。

是 → 可能为视神经发炎或脑神经疾病。

否 → 视野逐渐变窄。

是 → 可能为高血压、脑神经异常或糖尿病。

否 → 感觉眼前有灰尘漂浮，可能为葡萄膜炎、飞蚊症或视网膜剥离症。

红色警报

在黑暗的环境中看不清事物，可能为糖尿病性视网膜症、白内障或脑神经障碍。如果出现视线模糊，可能为视神经萎缩或青光眼。如果出现视力范围模糊、眼球发绿，可能为青光眼或白内障。如果眼球中除了眼白以外的黑色部分出现白色斑点，可能为角膜病。出现以上情况时，应立即就医。

老花眼

老花眼与年龄增长密切相关，一般出现在 40 岁以上的人群中。年轻时，眼睛晶状体具有良好的弹性，可以随着所视物体的位置调整焦距，使物体清晰成像。但年龄增长后，晶状体和眼周肌肉调节能力都有所下降，变焦能力也跟着降低，老花眼就出现了。

主要症状

看近处的东西困难、调节反应迟钝

老花眼典型症状就是视近困难，针线、书报要拿在远处才能看清楚，所以得老花眼的人都会后仰着看书报或穿针线。而且也不能看太长时间，看书报时间长了就会出现串行、重影等，进而引起头晕、恶心等不适感。另外一个主要症状就是调节反应迟钝，当正在看远处物体时突然看近处细小物体时会出现暂时性的模糊，正在看近处时突然看远处也一样。

治疗

佩戴眼镜

老花眼是一种生理退变现象，只要佩戴老花眼镜就可以。一般老花眼的度数和年纪密切相关，大体上一个年龄段适合一个度数的眼睛，但也不能随便在路边买老花眼镜，还是要到医院检查，佩戴合适度数的眼镜。眼镜如果不适合，视物时间长了也会出现恶心、头晕现象。

自我保健

- 菊花枸杞茶滋肝补肾、清肝明目，很适合老花眼患者饮用。可每天用白菊花、枸杞子各 5 克用开水冲泡，每日 1 杯，坚持饮用 3 个月。

- 冷热敷眼。每天早上用冷毛巾和热毛巾交替敷眼，促进眼部肌肉血液循环，对延缓、改善眼部老化有好处。

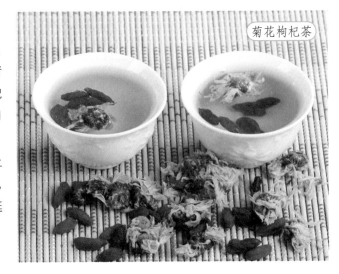

菊花枸杞茶

远视

正常视力下，外界物体会在视网膜上成像，如果是远视，成像就在视网膜后面了，引起看东西模糊。这是晶状体折射率出现变化、折射能力下降导致的。年轻时，远视会因为眼周肌肉有效调节而症状不明显。年龄增大后，眼周肌肉的调节能力下降，远视症状就慢慢出现了。

主要症状

看近处、远处事物都模糊

如果患了远视，看近处事物会感觉很模糊，看远处其实也不清楚。只是看远处时没有看近处那么模糊而已。在这种情况下，如果长时间看书看报，就会出现视力疲劳、视力下降、眼睛充血等问题，眼睛还容易流泪。

治疗

佩戴眼镜

远视只要佩戴远视眼睛，纠正事物在视网膜上的成像位置即可。如果患远视的是儿童，年龄小的可以不用管，随着发育成熟，远视问题就会消失。但如果在5~6周岁患有高度远视，则必须佩戴眼镜。儿童佩戴眼镜可以促进视力好转，预防出现弱视。

近视

与远视基本相反，患近视的时候，远处物体在眼睛里成像是在视网膜前面的。这种情况下，看近处物体比看远处物体要清晰。近视具体的发病机制还不清楚，但与遗传、发育、环境等因素相关。后天形成的近视主要是长时间近距离用眼导致的。如果光线偏暗，就更容易形成了。

主要症状

看不清远处事物

如果患了近视，就只能看清楚近处的事物，看不清远处事物。随着近视加深，能看清楚的距离会越来越短，到高度近视的时候甚至要近距离贴在物体上才能看清。

治疗

佩戴眼镜、手术治疗

近视只要佩戴眼镜就能矫正视力。眼镜的度数要和近视的程度相符，不要刻意降低度数，避免近视程度迅速加深。如果不愿意戴眼镜，也可以进行手术治疗。手术治疗后要特别保护视力，注意合理用眼，否则近视会再次发生。

散光

散光是眼睛角膜各个区域厚度不一致，或者弯曲度不均匀，使得进入眼睛的光线不能聚焦于一个焦点上，事物无法在视网膜上成像，因此而出现的一系列视力问题。散光有先天性的，也有各种眼部疾病带来的，眼睛外伤、眼睑疾病、角膜溃疡、瘢痕或晶状体受压太大都会导致散光。

主要症状

视物模糊、重影

如果患了散光，物体在视网膜上不能正确成像，患者看到的事物就是模糊的、有重影的或者歪曲的图像。如果程度轻微，视力受影响不大；如果程度较重，看物体时间长了就会出现视线模糊、视力疲劳、头痛、经常流泪、眼睛充血等症状。如果发现自己总是不经意地通过偏头、歪头来看清物体，就要注意了，这也是散光引起的。

治疗

佩戴眼镜

大部分散光只要佩戴眼睛就能纠正，但配镜前必须经过专业检测，确定度数。如果是不规则散光，角膜表面凹凸不平，进入光线呈现漫反射的状态，佩戴框架眼镜很难纠正，反而是隐形眼镜更合适。隐形眼镜镜片与角膜之间的空隙被眼泪填满，漫反射可被有效消除，不规则散光就得到有效纠正。另外，成年人如果散光严重，也可以通过角膜屈光手术进行治疗。

自我保健

平时看手机、电脑、平板电脑的时候要注意调整距离，眼睛最好离屏幕 50 厘米以上，且屏幕应略低于视线 10~20 厘米，这样眼球暴露在空气中的面积小，且角度及距离能降低对屈光的要求，可以避免眼球过于疲惫，有利于预防散光。

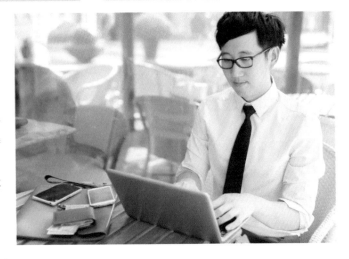

飞蚊症

飞蚊症指的是眼前有黑色影子飘动，像有蚊子在眼前飞一样的症状。飞蚊症有些是生理原因——玻璃体内生成液体或者纤维引起的，这种情况可以不用管。但是也有一部分是因为玻璃体发炎或出血引起的，这种就比较危险，可能会导致视网膜剥离、变形或者葡萄膜炎。

主要症状

眼前有小黑斑飘动

如果患有飞蚊症，眼前就会有小黑斑、黑色的细小线条等飘动，看白色明亮的背景时，比如看白色的墙壁时会更明显。转动眼球的时候也能看到黑色斑点飘来飘去。一般情况下黑斑都不会太多，不影响视物，视线也不模糊。但如果特别多，已经影响到视线了，就要注意了，说明飞蚊症比较严重。

治疗

充分休息、对症治疗

如果查明并非疾病引起的，晶状体、视网膜、玻璃体都没有病变，飞蚊症就是生理原因引起的。生理性的飞蚊症目前没有什么特效疗法，只能多休息，注意避免眼睛疲劳过度。如果长时间不见好转，且已经形成视力障碍，要尽快到医院做检查，及时发现视网膜病变等疾病，对症治疗引起飞蚊症的病变。

自我保健

● 生理性的飞蚊症虽然不是病，但是也会让患者心理敏感，这时候要尽量放轻松，对"飞蚊"做到"视而不见"。不要有心理压力。

● 热水袋装满60℃的热水轮流放在两只眼睛上进行热敷，每边敷15分钟，每天2次，热敷后3分钟再睁开眼睛。促进血液循环，可一定程度上缓解飞蚊症。

热水袋

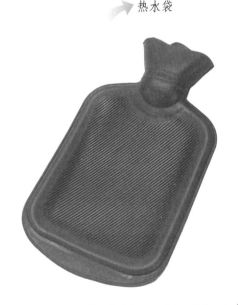

视疲劳

视疲劳可以是单纯用眼过度引起的，也可能是一些眼部疾病引起的。如果通过休息、按摩就能消除眼部疲劳感，就没什么问题。如果不适症状长时间不能改善，就要到医院检查，预防严重眼部疾病。

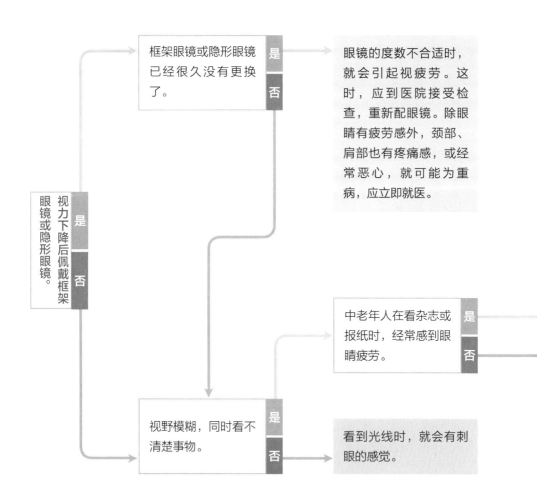

眼镜或隐形眼镜。

视力下降后佩戴框架

是　框架眼镜或隐形眼镜已经很久没有更换了。　**是**　眼镜的度数不合适时，就会引起视疲劳。这时，应到医院接受检查，重新配眼镜。除眼睛有疲劳感外，颈部、肩部也有疼痛感，或经常恶心，就可能为重病，应立即就医。

　否

否

中老年人在看杂志或报纸时，经常感到眼睛疲劳。　**是**

　否

视野模糊，同时看不清楚事物。　**是**

　否　看到光线时，就会有刺眼的感觉。

参考页码

缺乏睡眠会引起眼睛疲劳，在充分休息或补充睡眠后，症状还不见好转的，可能为白内障。

如果视物时感到视野不正常，应接受检查。

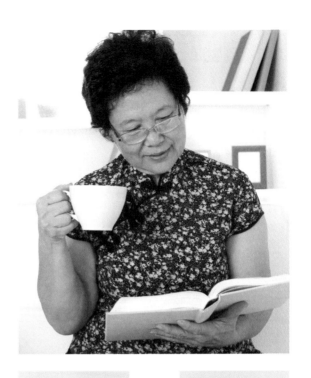

这是老花眼的征兆。

可能为压力、紧张、抑郁等精神因素引起的，在充分休息后，症状不能好转的，可能为眼睛疲劳症或折射异常。如果持续一段时间了，应接受检查。

可能为青光眼，应接受检查。

光线昏暗、身心过度疲劳，都能引起眼睛疲劳。如果不是以上原因引起的，也不见好转，可能患有眼疾，如视网膜疾病或眼部神经痛。

经常有肩部抽筋、头痛等症状。 | 是 / 否

经常有头痛、恶心等症状。 | 是 / 否

红色警报

　　眼部有异常状况，并伴有肩痛、头痛、呕吐等症状，且以上症状较严重的，可能为重病，其中也包括视网膜疾病、眼部神经痛或青光眼，应立即就医。青光眼是因眼内压力上升，使视神经受损而引起的疾病，如果不及时治疗，可能导致失明。

眼睛疲劳

过度使用眼睛是引起眼睛疲劳的主要原因，读写的字迹过小，或者在光线很暗的环境下用眼都容易导致眼睛疲劳。近视、远视或者斜视、老花（老视）的患者更容易出现这种情况。另外精神压力大、用脑过度、缺乏锻炼、营养不良也可导致眼睛疲劳。

主要症状

双眼酸痛、眼皮沉重

如果感觉眼睛酸痛、眼皮沉重，视线也变得模糊，就是眼睛疲劳了。如果不敢直视光线，看某一个物体时间稍长就出现不适症状，甚至感觉全身疲劳、心跳加快、头部疼痛等，就说明情况比较严重，应该尽早调整。

治疗

让眼睛充分休息

眼睛酸痛、干涩的时候最好马上休息，可以闭上眼安静待一会，同时用手指轻轻揉一下眼睛，做做眼保健操，也可以搓热双手蒙在眼睛上，相当于热敷。另外，也可以往远处看，左右活动眼球，达到放松效果。此外就是要注意多放松和补充营养了，动物肝脏、胡萝卜中所含的维生素A对眼睛健康有保驾护航的作用，可常吃。

自我保健

● 近视戴眼镜的患者应该定期去检查视力，调整眼镜度数，合适的眼镜能预防眼睛疲劳。

● 小米有很好的保健功效，用小米泡茶比煮粥方便，保健效果却不差，常喝对眼睛有好处。可以先把小米放入锅中翻炒，炒出香味后加入适量白糖，炒至焦糖色即可。每次取少量泡开水焖一会就可以饮用了。

● 用柿子叶茶、决明子茶敷眼睛，缓解疲劳效果也很好。泡好茶后，略晾一会，然后浸湿毛巾，闭上眼睛，把毛巾敷在眼睛上15分钟左右即可。

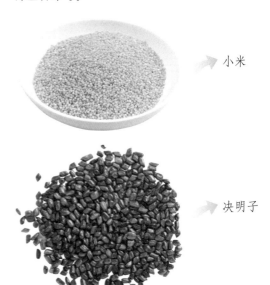

小米

决明子

白内障

当晶状体出现病变、损伤，光线无法正常通过晶状体投射在视网膜上，这就是白内障。患白内障后，视线就会变得模糊。老年人、多年糖尿病患者更容易出现白内障。当然也有遗传因素导致的儿童白内障，但具体的致病原因目前还不清楚。

主要症状

视力下降、视野模糊、重影

如果患了白内障，看到的物体不能在视网膜上形成完整影像，所以看到的东西都是模糊的，感觉眼前好像被浓雾笼罩。有的人则是视物有重影。如果突然被光线照射，瞳孔瞬间收缩，就什么都看不见了。

治疗

手术治疗

白内障要及时治疗，否则容易引起青光眼，最佳的治疗方法是手术。白内障手术目前技术很成熟，成功率很高，视力恢复很快，手术后也不会再复发。白内障手术后，要避免剧烈运动，特别是不能撞击到眼部周围和头部。如果是老年患者手术前应接受检查，预防手术过程中突发高血压或心脏病。

自我保健

● 老年人要多喝水、多吃富含维生素的蔬菜、水果，充足的营养摄入能提高晶状体的营养水平，对预防白内障有利。

● 紫外线对晶状体有一定的损害，是引起白内障的原因之一。所以阳光强烈的时候，外出最好戴太阳镜，特别是夏天正午时或者在海边的时候。

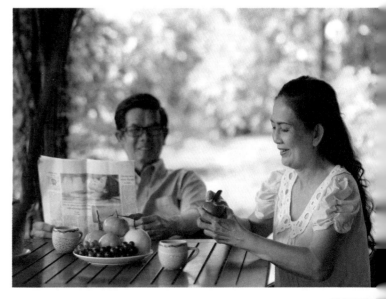

眼部疼痛

眼睛感染、发炎、充血、干燥，以及眼睛进异物、眼外伤都会引起眼部的不适与疼痛，有时这仅是用眼过度、劳累所致，有时则是疾病引起的。

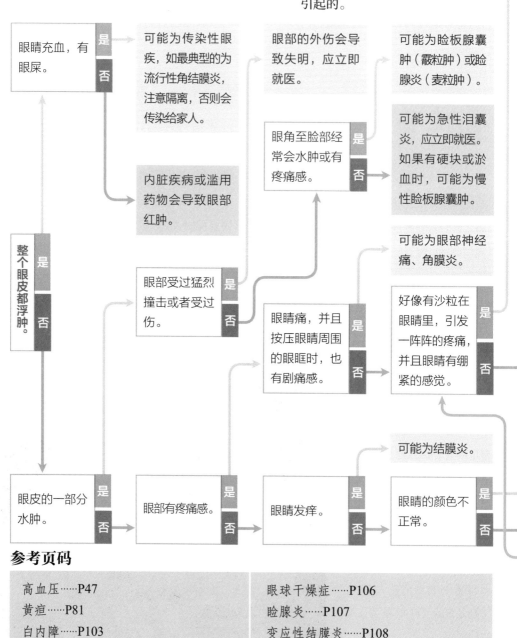

眼睛充血，有眼屎。　是 → 可能为传染性眼疾，如最典型的为流行性角结膜炎，注意隔离，否则会传染给家人。

否 → 内脏疾病或滥用药物会导致眼部红肿。

眼部的外伤会导致失明，应立即就医。

可能为睑板腺囊肿（霰粒肿）或睑腺炎（麦粒肿）。

眼角至脸部经常会水肿或有疼痛感。　是 → 可能为急性泪囊炎，应立即就医。如果有硬块或淤血时，可能为慢性睑板腺囊肿。

否 →

整个眼皮都浮肿。　是

否

眼部受过猛烈撞击或者受过伤。　是

否 →

可能为眼部神经痛、角膜炎。

眼睛痛，并且按压眼睛周围的眼眶时，也有剧痛感。　是

否 →

好像有沙粒在眼睛里，引发一阵阵的疼痛，并且眼睛有绷紧的感觉。　是

否 →

可能为结膜炎。

眼皮的一部分水肿。　是

否 → 眼部有疼痛感。　是

否 → 眼睛发痒。　是

否 → 眼睛的颜色不正常。　是

否

参考页码

可能为眼球干燥症。有时受辣味、烟等刺激时会突然流泪，应及时治疗，否则会发展成角膜炎。

有头痛、呕吐症状时，可能为青光眼。如果看光线时，有刺痛感，可能为虹彩炎。应立即就医，否则可能出现失明。

慢性疲劳和过度疲劳都能引起眼睛痛，如果已经持续很长时间了，应接受检查。

| 感觉眼睛里面痛。 | 是 |
| | 否 |

眼球中除了眼白以外的黑色部分看起来发红。

| | 是 |
| | 否 |

可能为角膜炎。

如果眼白的部位从眼皮内部开始充血，可能为结膜炎。另外，高血压也会引起导致眼白部位出现出血症状，应接受检查。

如果视力模糊，可能为白内障；如果眼睛的黑色部位出现混浊的绿色，可能为青光眼，应立即就医。

如果眼白的部位发黄，可能为黄疸病。

| 眼球中除了眼白以外的黑色部分模糊，或者呈现混浊的绿色。 | 是 |
| | 否 |

| 眼白部位严重充血。 | 是 |
| | 否 |

缺乏睡眠、经常熬夜，都容易引发白内障。如果这个症状反复出现，应接受检查。

可能为过敏性结膜炎。

| 经常流泪或有眼屎。 | 是 |
| | 否 |

| 眼睛疼痛，并且眼睛会流出混浊的液体或脓水。 | 是 |
| | 否 |

| 稍微看到一点光线时，就会感觉很刺眼。 | 是 |
| | 否 |

可能为慢性泪囊炎。

红色警报

如果眼睛有眼屎、充血、眼皮水肿等症状，可能为流行性结膜炎。如果眼部受过外伤或严重的撞击，可能会失明。只看到一点光线，眼睛就有刺痛感，可能为虹彩炎。如果眼睛内部痛，或伴有头痛、呕吐等症状，可能为青光眼。有以上几种情况时，都应立即就医。

眼球干燥症

眼泪有滋润眼球、保持湿度的功效，当眼泪分泌量太少、排出通道不畅，或者分泌的眼泪大量被排出眼睛外，都可能让眼球得不到滋润而无法保持湿度。泪囊萎缩就会引起这种疾病，中年女性和老年人容易患这种病。双眼皮手术、长期服用高血压药物也可导致这种状况。

主要症状

眼睛有异物感、灼痛、干涩

眼球干燥症患者，下午症状一般更加明显。眼球会感觉干涩，眨眼时有灼痛、异物感，好像里面进了东西一样。如果处在大风、烟雾或者空调环境下，症状就会更严重。另外，长时间用电脑或者做其他需要用眼的活动，会感觉到更加不适。

治疗

人工泪液、封闭泪点、增加湿度

人工泪液可滋润眼球，对眼球干燥症既有预防作用也有缓解作用。不过最好先去医院看医生，预防有别的疾病。如果仅仅是眼泪缺乏导致，还可以用泪点封闭的方式来治疗。泪点封闭可以避免太多眼泪外流，减少眼泪损失，缓解眼球干燥症。另外要保持空气湿润，可在室内放个加湿器，同时增加水的摄取量。

自我保健

● 调低电脑显示器等电子产品的屏幕亮度，这样有助于眼球放松，减少眼球裸露面积，预防干眼。

● 用眼时，建议每1小时放松1次眼睛，把头后仰不停眨眼睛，这样可以保持血液畅通，还能让眼球及时得到眼泪滋润。

● 眼睛干涩难受的时候，用枸杞或者菊花泡一杯茶，眼睛睁大放在水杯上方眨动，能有效缓解不适。

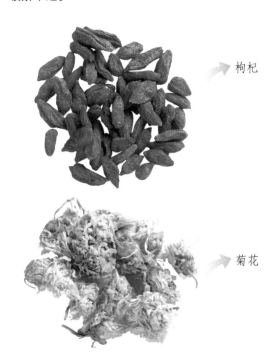

枸杞

菊花

睑腺炎

睑腺炎俗称针眼、麦粒肿，是细菌感染睫毛根部引起的急性化脓性炎症，眼睛接触不干净的物品是引起麦粒肿的主要原因，如经常用脏手揉眼睛或用被感染的化妆品、化妆工具化妆，都特别容易导致麦粒肿。

主要症状

眼睑局部红肿、化脓、痒痛

如果患了睑腺炎，刚开始眼睑上会有一处明显的突起，像小红豆一样。眼睛感觉肿胀、痒痛，还有异物感和烧灼感。过几天睑腺炎可自行消退，但也有可能会化脓。不过化脓后，只要脓水排出就痊愈了，所以化脓阶段离痊愈就不远了。如果病情较重，会出现全身性症状，如畏寒、发热、淋巴结肿大等。

治疗

抗生素治疗、敷眼睛

睑腺炎初起时，不要用手触碰，更不要挤压，以免炎症加重或者向内扩散。可先观察几天，同时用2%硼酸水擦拭发炎部位，或者用湿毛巾先冷敷眼睛，然后再热敷，看是否有自愈的可能。如果化脓了，最好去医院切开排脓，不要自己挤脓，以免引起感染。如果出现了全身性症状，需要使用抗生素。

自我保健

● 女性用的眼妆产品、化妆工具以及卸妆产品，质量都必须过关，不要使用粗制滥造的产品。患病痊愈之前不能化眼妆，以免引起严重感染。

● 车前草的叶子放在火上烤软，敷在患处，用绷带或者创可贴固定，可促进脓液排出。

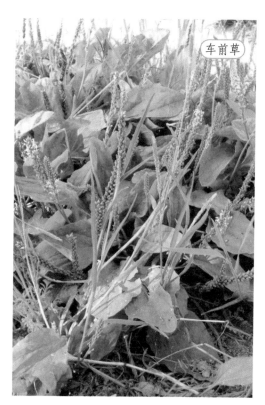

车前草

变应性结膜炎

能引起其他过敏症状的物质都能引起变应性结膜炎，如花粉、枯草、真菌、染色剂、化妆品、螨虫、动物皮屑等都是变应原。治疗后会有好转，但只要变应原存在就会再次复发。一般来说，青年女性更容易患该病。

主要症状

眼睛痒、干涩、充血

如果患有变应性结膜炎，最常见的症状就是眼睛发痒，几乎所有患者都有此症状。另外还有流泪、灼热感、畏光，还可能出现大量黏性分泌物，较严重的变应性结膜炎甚至会影响视力。因为痒、涩等不适感，患者会忍不住揉眼睛，眼角、眼睑、眼球会因为揉搓而变得充血、红肿、疼痛。

治疗

避免接触变应原、药物治疗

患变应性结膜炎后可用抗组胺药物或者类固醇药物等消除症状，必须在医生指导下使用药物。同时建议做个变应原的测试，找出变应原，避免接触就能避免再复发。

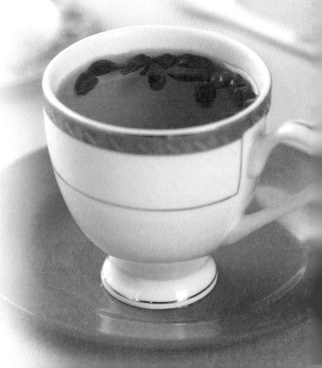

枸杞决明子菊花茶

自我保健

● 外出时建议戴墨镜，可阻挡部分致敏物侵袭眼睛，预防加重病情。

● 经常用冷水泡毛巾湿敷眼睛，能缓解痒、涩等不适，还可缓解充血。

● 枸杞、决明子有促进变应性结膜炎痊愈的功效，可以用枸杞、决明子配合菊花泡茶喝。先把决明子小火炒热，再中火炒至外表焦黑并散发出咖啡味为止，冷却后保存于密封罐中。饮用时取出一勺，再加5朵干菊花、10颗枸杞，用热水冲泡即可。

护眼生活小细节

保护视力很简单，只要平常注意用眼卫生，不过度用眼，特别是 10~15 岁年龄段的孩子，平时注意以下细节。

■ 环境明亮，光线舒适

看书、用手机、玩电脑时环境要明亮。特别要注意不要在关灯后玩手机，手机强光和周围黑暗环境的对比非常伤眼睛。但是也不能太明亮，刺眼的光线也会伤害视力，如果手机、电脑、电视屏幕太亮了，应该调低些，以眼睛感到舒适为好。

■ 用眼时间不能太长

一次性用眼时间不能太长，如果已经感觉眼睛干涩、视线模糊了，就说明用眼时间太长了，需要马上休息。

■ 用眼姿势要正确

用眼时要保证身体直立，不要躺卧、趴着看书、看手机。

■ 用眼距离控制好

眼睛与所看的书要距离 30 厘米以上，与电脑尽量保持 50 厘米左右距离。

■ 不要揉搓眼睛

手上细菌比较多，不要用手去揉眼睛，以免引起感染。更不要大力揉搓，以免晶状体受压过度。

■ 电子产品尽量减少使用

孩子使用电子产品的时间建议一天不要超过 1 小时，成人休闲时光尽量不要用电子产品打发。

■ 主动放松眼睛

长时间用眼时要不定时地向远处眺望，转动眼球，缓解眼睛疲劳。还要隔段时间就快速眨动眼睛几十下，增加眼球湿度。另外要多做眼保健操或者用热毛巾敷眼睛，促进眼部血液循环。

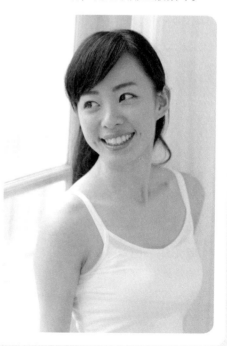

耳痛

耳痛有可能是耳部疾病引起的，也有可能是邻近部位如咽鼓管、鼻、口腔、喉咙等处的疾病引起的。感冒、鼻窦感染或者过敏、蛀牙都可加重耳痛。

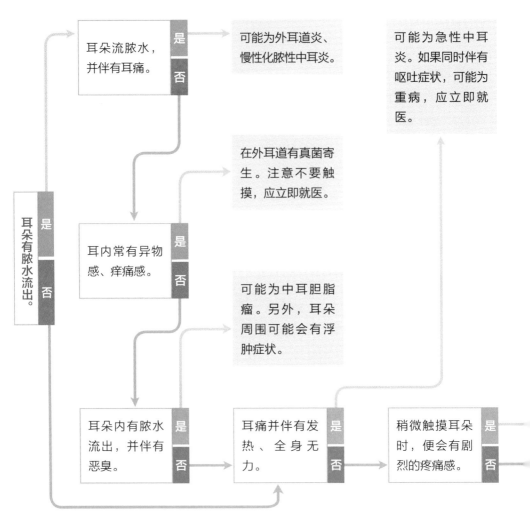

耳朵流脓水，并伴有耳痛。

是 → 可能为外耳道炎、慢性化脓性中耳炎。

否

可能为急性中耳炎。如果同时伴有呕吐症状，可能为重病，应立即就医。

耳朵有脓水流出。

是

否

耳内常有异物感、痒痛感。

是 → 在外耳道有真菌寄生。注意不要触摸，应立即就医。

否

可能为中耳胆脂瘤。另外，耳朵周围可能会有浮肿症状。

耳朵内有脓水流出，并伴有恶臭。

是

否

耳痛并伴有发热、全身无力。

是

否

稍微触摸耳朵时，便会有剧烈的疼痛感。

是

否

参考页码

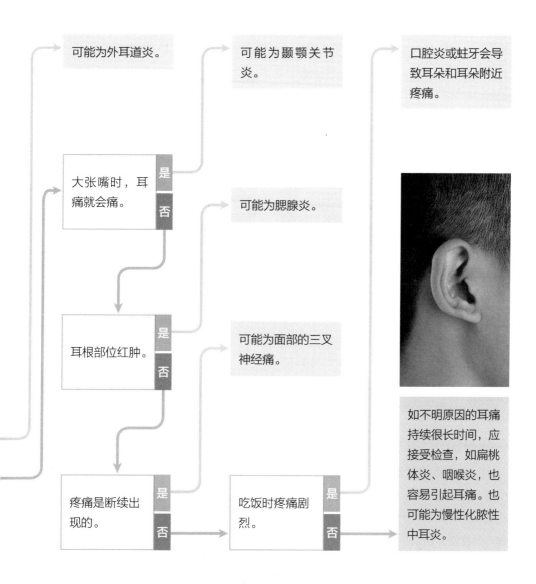

可能为外耳道炎。

可能为颞颚关节炎。

口腔炎或蛀牙会导致耳朵和耳朵附近疼痛。

大张嘴时，耳痛就会痛。　是／否

可能为腮腺炎。

耳根部位红肿。　是／否

可能为面部的三叉神经痛。

如不明原因的耳痛持续很长时间，应接受检查，如扁桃体炎、咽喉炎，也容易引起耳痛。也可能为慢性化脓性中耳炎。

疼痛是断续出现的。　是／否

吃饭时疼痛剧烈。　是／否

红色警报　耳痛的同时并伴有高热、全身发软等症状，可能为耳朵发炎。外耳道真菌症也属于慢性中耳炎，能引起脑膜炎或内耳炎。耳朵周围有水肿症状，或耳朵里流出的脓水带恶臭，可能为慢性化脓性中耳炎。耳痛并伴有呕吐时，可能为重病。以上几种情况都应立即就医。

腮腺炎

腮腺位于两侧面颊近耳垂处，腮腺炎大多是被病毒感染导致的。腮腺炎病毒可通过唾液传染，传染性很强，而且可引起多种并发症如脑膜脑炎、睾丸炎、胰腺炎、卵巢炎等，会侵犯各种腺组织及神经系统、内脏器官等。该病患过一次后就获得终身免疫，不会再患。在儿童5~10岁最易受感染。

主要症状

耳根周围肿胀、发热

腮腺炎多单侧发病。疾病初起时，症状不明显，腮腺区仅有轻微疼痛，无肿胀，同时出现低热、头痛、疲倦等症状，一两天后耳根开始肿胀，肿胀表面红亮、发热，略微触摸就可感觉剧痛，吞咽时也会疼痛。同时开始发高热。

治疗

隔离、热敷

腮腺炎是被腮腺炎病毒感染引起的，没有什么特效药，一般情况下发病后三四天就会自然好转。如果超过1周没有痊愈，并且化脓了，一般是细菌感染了，需要去医院切开排脓，并使用抗生素治疗。在患病期间要将患者隔离起来，预防疾病大面积传播。疼痛严重时可以用毛巾热敷患处或者使用镇静剂、解热剂镇痛。

自我保健

● 一定要给孩子接种腮腺炎疫苗，一般在孩子出生后8个月之后接种一次，在18~24个月再接种一次就能有效预防了。

● 患腮腺炎时，可取一块仙人掌，去掉皮和刺，捣成烂泥，用鸡蛋清调匀，敷在患处，每天一次，连用两三天。清热解毒，可促进腮腺炎痊愈。

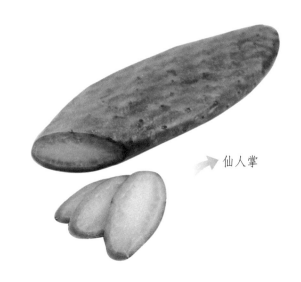

仙人掌

腮腺炎的家庭疗法

鲜蒲公英等敷贴

鲜蒲公英、鲜马齿苋、鲜败酱草、鲜生地黄、鲜芙蓉花叶任选一种，也可选两种合用，捣烂后敷贴在患处，可以缓解腮部肿痛。每日 1~2 次。

六神丸、跌打丸敷贴

取 2 粒跌打丸、10 粒六神丸一同研成细末，再用醋调成糊状，涂抹在黑膏药上，贴敷患处，每日换 1 次，3~5 天肿块便可消退。

大蒜醋疗

将等量的陈醋和去皮的大蒜一起捣成糊状，敷贴在患处，现捣现敷，每日 1~3 次，有消炎的功效。

鲜蒲公英醋疗

选一把鲜蒲公英，整颗清洗干净，捣烂，加 20 毫升醋调匀，外敷患处，药物干后，换药再敷。

吸入治疗

用防风、蒲公英、鸭跖草、金银花、桂枝各 12 克，炙甘草、薄荷各 5 克。将上述各药放砂锅中用水煎沸，离火，用嘴吸入雾气，每日 5 次。

清火泻毒药茶

将 30 克板蓝根、10 克金银花、5 克薄荷一同研成粗末，放入砂锅内，加 1 升水煎沸 20 分钟，取汁，分 3 次服用。每日一剂。有清火泻毒的功效。

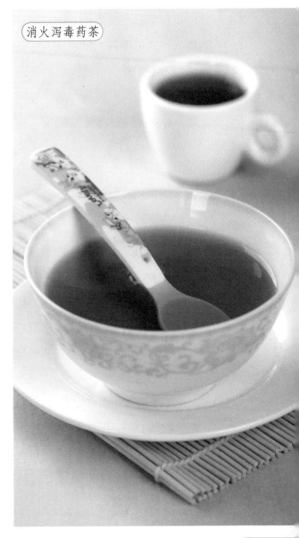

消火泻毒药茶

外耳道炎

外耳道炎多是外耳道皮肤损伤，之后被细菌感染引起的。掏挖耳朵不当、洗澡、游泳进水导致的外耳道积水，都会引起外耳道皮肤损伤。另外，中耳炎、糖尿病也可引起外耳道炎。

主要症状

耳痛、听力减退

患了外耳道炎，牵拉耳朵、按压耳屏或者咀嚼时耳朵都会感觉疼痛。刚开始疼痛轻微，随着病情加重疼痛相继加重，甚至轻摸耳朵也可引发剧烈疼痛。几天后外耳道破溃流出脓液。耳道肿胀严重的时候，外耳道被阻塞，听力会发生暂时减退。

治疗

镇痛剂、局部清洗

患外耳道炎后，如果特别疼痛，可以服用镇痛剂止痛，还可以用天南星的根磨粉，然后拌入醋，用棉棒蘸着拌好的天南星粉擦拭患处。如果患处有波动感，就是化脓了，需要切开排脓。如果自觉流出脓水，直接清洁患处并消毒就可以。平时可以将浸了消炎药的棉栓塞到外耳道内。另外也可以用毛巾热敷。期间不要掏挖耳朵，也不要反复、粗暴地擦拭耳内脓水。洗澡、游泳要塞住耳孔，不要让耳朵进水。

患病中睡眠时，病耳应在下侧，但是不能受压迫，身体与床面成 45° 角的半侧卧姿最适合。

自我保健

● 灰菜清热利湿，可在患外耳道炎时用一些灰菜煮汤，餐前 30 分钟饮用，每天 3 次，有促进痊愈作用。

● 有些食物会使炎症恶化，患外耳道炎的时候不要吃这些食物，包括海鲜、鱼虾、奶酪、白糖、巧克力等。

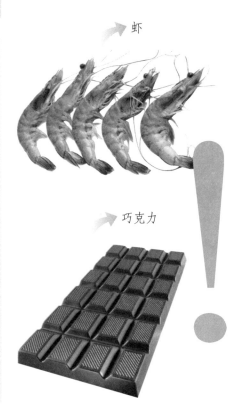

虾

巧克力

真菌性外耳道炎

当外耳道潮湿时，比如洗澡、游泳进水后或者发炎流出脓液时，黏在外耳道内的真菌特别是曲霉菌等就会在此大肆繁殖，由此形成真菌性外耳道炎。如果身体抵抗力差，外耳道更容易被真菌感染，患上真菌性外耳道炎。

主要症状

耳朵痒、痛、闷胀感、异物感

如果患有真菌性外耳道炎，耳朵会非常痒，奇痒难耐，外耳道及耳朵周围也会又痒又痛。另外，耳朵内会生成大量耳屎，这些耳屎使得耳朵有严重的异物感和闷胀感。有的患者耳内还会分泌少许水样物质。

治疗

清除异物、局部清洗

感觉耳朵痒痛时一定要看医生。患了真菌性外耳道炎，需要医生清除耳内异物，并用酒精擦洗外耳道，清除真菌。另外，医生会开一些含有杀菌剂的滴耳剂或者软膏，每天滴两三次滴耳剂或者往外耳道涂抹软膏，病情很快就会好转。滴入滴耳剂的时候，要把耳屏向上向后拉起，滴入之后按住耳屏压一下，这样滴入的药液分布会更均匀，药效发挥会更好。

耳内异物感强烈也不要用力抠耳朵，以免导致耳朵出现新的损伤或者抠破鼓膜，真菌繁殖会更快，让病情更严重。

自我保健

● 洗澡后要马上用棉棒擦拭外耳道，保持外耳道干燥。游泳时最好用耳塞塞住耳朵，不要让污水进入耳朵。

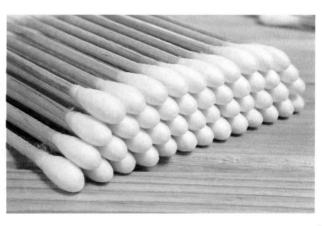

颞颚关节炎

颞颚关节就是我们张口闭口时会活动到的关节。20岁左右的年轻女性比较容易患颞颚关节炎，主要是由上下牙齿咬合不正或者经常磨牙、单侧咀嚼食物引起的。如果患有风湿性关节炎或者该关节受了外伤，都会导致颞颚关节炎。此外，精神压力大也会诱发和加重该病。

主要症状

耳痛、张嘴时关节有响声、张嘴困难

如果患了颞颚关节炎，张嘴的时候关节会出现响声，下颌很难打开，张嘴受限。发炎初期，只要不张嘴就不会疼痛。随着病情加重就会出现关节酸痛感，还会伴有耳痛、耳鸣、眩晕、额头疼痛、口干舌燥等症状。病情加重后关节或者关节周围还会出现水肿，伴有轻重不等的压痛。

治疗

矫正牙齿、纠正不良习惯

颞颚关节炎没有什么有效的治疗方法，治疗上主要以缓解疼痛为主。先确定引起颞颚关节炎的原因，对症处理。如果是牙齿咬合不正常引起的，可以通过矫正牙齿咬合。如果是因为磨牙引起的，睡觉的时候可以戴牙齿保护套。同时要养成两侧轮流咀嚼食物的习惯，避免过度张口，打哈欠时要控制张口幅度。持续耐心地治疗一段时间病情就会好转。同时还要注意缓解精神压力。

自我保健

● 从中医角度讲，体有内热者更容易患颞颚关节炎，所以应少吃热性食物，滋补类的红参、鹿茸不宜食用，刺激性的大蒜、葱、韭菜、辣椒都要少吃。患病期间吃这些东西不利疾病恢复。

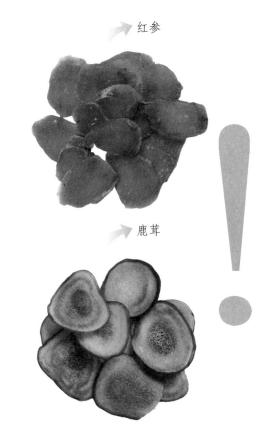

红参

鹿茸

护耳生活小细节

听力其实很脆弱，除了疾病会损伤听力，一些习以为常的习惯和行为也会对听力造成影响，平时应该注意保护自己的耳朵以及听力。

不过度掏挖耳屎

耳屎有保护作用，过度掏挖耳屎，不但会损害这种保护功能，还可能损害耳内皮肤黏膜。耳内环境被破坏，很容易引起感染，有可能会损害听力。平时掏耳屎只要将“洞口”清理干净即可，不要往里深挖。

远离噪音

长时间处在嘈杂环境中，听力会逐渐下降，突然出现的巨大声音如爆炸声会让人瞬间丧失听力。如果居住环境嘈杂，尽量做隔音处理，不得不长时间处于嘈杂环境时最好佩戴降噪耳塞。让孩子远离鞭炮、气球等的爆炸声。

正确使用耳机

用耳机听音乐，音量要调低，必须要能听到耳机以外的声音才行。耳机尽量选头戴式，少用入耳式。使用耳机时间不要太长，建议 1 小时左右要休息一会。

不用力拍打耳朵

耳朵受到打击、严重磕碰，耳鼓可能会破裂，因此要避免。家长千万不能打孩子耳光。

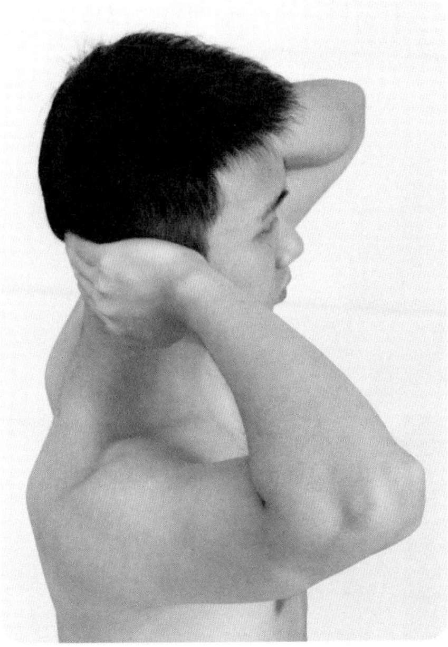

按摩耳朵，保护听力

有时间的时候就从上下左右各个方向拉拉耳屏，可促进内耳血液循环，有助于保护内耳环境。另外，经常做捂耳朵的动作，捂紧耳朵后再松开，通过改变耳内压力增加耳鼓弹性，都有利于保护听力。

不滥用药物

有些药物特别是有些抗生素会影响听力，孩子用后伤害更大，如果需要用药一定要咨询医生，不要自行决定。

舌头疼痛

　　舌头非常敏感，只要有不适，就会让人非常不安。而舌头肌肉、神经、黏膜、血管，无论哪部分被损伤都会引起舌头痛。导致舌头疼痛的原因和疾病也有很多，有时候过重的心理压力也可引起舌头疼痛。

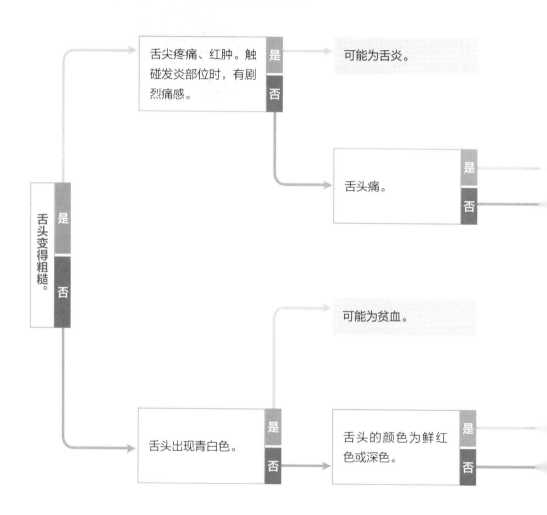

参考页码

吃东西困难，说话时带尾音。同时伴有舌头剧烈疼痛时，可能为舌部溃疡。如果同时伴有舌部的毛细血管红肿、充血、溃烂时，可能为口腔炎。

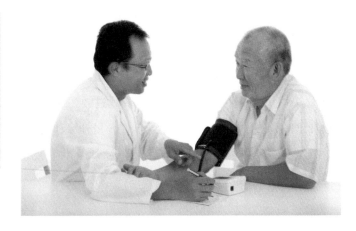

在脸颊内侧黏膜或舌头表面出现白斑，可能为鹅口疮。

可能为补铁剂、药物、铝中毒症状。

可能为地图舌，如果同时伴随疼痛，应接受检查。

舌头上有褐色舌苔时，可能是胃部有异常状况。当中老年人舌头变厚时，可能为严重疾病，应及时就医。

可能为恶性贫血症的早期症状。也应考虑为慢性肝炎、胃肠障碍或维生素B_2摄入不足。

误服过药物，或者服用过含铝成分的药物或补铁剂。

	是
	否

舌头的表面和边缘都布满有白边的红斑。

	是
	否

在舌头的表面有大块白斑。

	是
	否

可能为激素或抗生素引发的症状。

红色警报

舌尖红肿，同时吃东西很困难时，可能是舌部溃疡。当舌头出现青白色时，可能为贫血。舌头痛并伴有口干时，可能患有糖尿病。中老年人舌头变厚，出现白斑时，可能为重病。有以上情况时，应立即就医。

舌部溃疡

　　舌部溃疡是口腔溃疡的一种，是复发性阿弗他溃疡的轻症表现。具体发病机制不明确，一般认为是由更年期、贫血、药物过敏、维生素 B_{12} 缺乏、精神压力大等所致，也与自身免疫相关，还有一定的遗传性。另外锋利的牙齿摩擦损伤舌部，也会引发压疮性溃疡，并反复发作。该病具有周期性、自限性特点，一般 7~10 天即可自愈。不过复发率很高，给患者造成较大痛苦。

主要症状

舌部疼痛

　　如果患了舌部溃疡，可能看到明显的溃疡伤口。伤口可在嘴唇内侧、脸颊内侧、软腭、齿龈等任何地方，可单个也可多个，呈圆形或者椭圆形，表面覆盖灰白或者黄色膜，中央凹陷，周围红肿。也可能看不见伤口，不过舌尖会有明显的红肿、发麻，进食可引发剧烈疼痛。另外说话的时候会带有尾音。

治疗

对症处理、补充营养

　　如果反复发生舌部溃疡，就要到医院详细检查，明确致病原因，确定是否是因为牙齿不光滑、药物过敏或者是精神压力大、营养缺乏等原因导致的，并对症处理。另外，缺乏水分也可引起舌部溃疡，平时要多喝水。还要补充 B 族维生素，多食用粗粮食物，不要只吃精米精面。

自我保健

　　● 平时多用淡盐水漱口，可减少舌部溃疡的发作。溃疡发作时改做蜂蜜漱口，含一口蜂蜜，过两三分钟咽下，两三天后溃疡即可痊愈。

　　● 中医理论认为舌部溃疡是"上火"所致，莲子、甘草清热降火，对促进舌部溃疡痊愈很有好处。可以把莲子 15 克、甘草 2 克、绿茶 5 克一起放入杯中泡水喝。

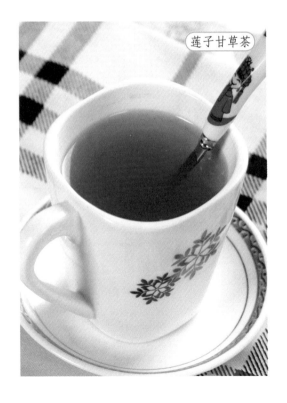

莲子甘草茶

舌炎

　　舌炎一般发病于舌部前半部分，特别是舌尖。营养不良、过度疲劳或者大量摄取刺激性食品都可引起舌炎。另外如果舌头有外伤也容易被细菌感染而发炎，这种情况容易发生在牙齿排列不整齐或者有蛀牙的时候，烫伤后、咬伤后也可能出现。其中，大量摄取刺激性食品如辛辣、烟酒是最直接和主要的原因。

主要症状

舌尖发红、疼痛

　　如果患有舌炎，舌尖或者舌缘就会发红，而且伴有疼痛、麻木感，特别是进食的时候，一接触到食物就会剧烈疼痛。舌头碰到发炎部位时也会引起疼痛。病情加重后舌头上会出现水疱、裂缝、白色舌苔等，而且会有严重口臭。有时候也伴有唾液减少问题，因而有口干症状。

治疗

抗生素治疗、增加 B 族维生素摄入

　　患了舌炎，需要用抗生素，用法、用量要遵医嘱。此外要注意摄入 B 族维生素，多吃 B 族维生素含量丰富的食物，如牛奶、鸡蛋、坚果、糙米、小米、大豆、香菇、胡萝卜等。疼痛严重的时候可以含冰块镇痛。

自我保健

　　● 容易患舌炎的人平时要避免吃刺激性食物，太辣的、太酸的、太烫的都要少吃，以免造成外伤，引起舌炎。

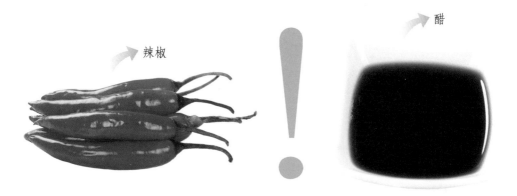

辣椒

醋

口腔疼痛

口腔疼痛可能是很单纯的问题，如维生素缺乏、病毒感染、黏膜损伤、肌肉劳累、蛀牙等，但也有可能是严重疾病引起的，心脏病、血液病、三叉神经痛、颅内肿瘤、口腔肿瘤都可引起口腔疼痛。所以口腔疼痛时也要注意。

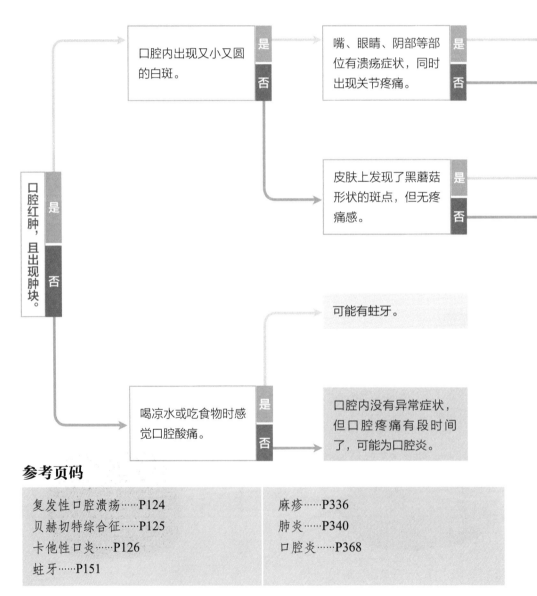

可能为贝赫切特综合
征。

可能为复发性口腔溃
疡。

可能为肾上腺皮质功
能亢进症。

可能为复发性口腔溃
疡或卡他性口炎。

舌头表面或脸部
内侧黏膜上有溃
疡症状。当用硬
物触摸溃疡面时，
就感觉到剧烈疼
痛。

是

否

不明原因的口干症状
持续很长时间，应就
医检查。如果同时患
有白血病、荨麻疹、
肺炎等疾病，可能为
口腔炎。

红色警报

口腔疼痛并伴有视力异常时，应立即就医检查。如果口腔内有斑点、水肿，并
伴有眼睛混浊、关节痛、发热、皮肤斑等症状，可能为贝赫切特综合征。有以上情
况时，应立即就医。如果溃疡在口腔内扩散并融合，并且溃疡也出现在性器官周围，
就会引起剧烈的疼痛。当病情严重时，眼睛周围也会有剧痛感，甚至会引发虹彩炎，
导致失明。

复发性口腔溃疡

复发性口腔溃疡又称作复发性阿弗他溃疡，可在 1~3 个月内反复出现，1 年四季均可发生。发病时口腔黏膜上会出现圆形溃疡。普通感冒、消化不良、过度疲劳、精神压力都可引起该病，但是最主要的原因，可能还是免疫系统紊乱造成的。

主要症状

牙龈、口腔黏膜内出现溃疡

疾病初起时，脸颊内侧黏膜、舌头表面或者嘴唇上、牙龈上一小块地方发红、充血，很快变成圆形或者椭圆形溃疡，轻症时直径几毫米，反复发作后可以达到一两厘米。轻型可有两三处，溃疡上覆盖白色或黄色膜，边缘发红。严重时一般只有一处溃疡，呈暗红色或紫红色。发红或溃疡的地方疼痛感较重。发作次数越多，疼痛会越加重。轻症时过 7~10 天自然好转，不留瘢痕，反复发作后恢复比较难，病程可达 1 月余，痊愈后留下瘢痕。重症会伴随疲劳、发热、恶心、烦躁、淋巴结肿大等全身症状。

治疗

药物治疗、口腔清洁

患病后，治疗主要以消炎、促进恢复、止痛为主，严重的需要遵医嘱服用抗生素。另外如果是女性患者，可能与生理周期有关，可在医生指导下服用雌激素治疗。除了药物治疗，保持口腔清洁对治疗也很重要。口腔不清洁会加重病情。如果牙齿不光洁，应该治疗牙齿。

自我保健

● 将茄子烤熟、烤干，磨成粉，用蜂蜜搅拌成泥，把茄子蜂蜜泥涂在发炎部位，可减轻疼痛。

● 用莲藕、决明子或者甘草煮汤，然后用汤来漱口，能促进痊愈。

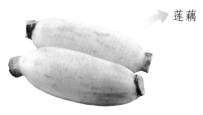

莲藕

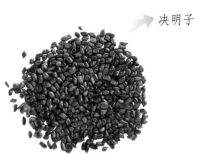

决明子

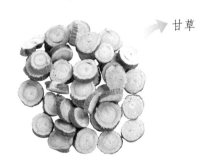

甘草

贝赫切特综合征

患贝赫切特综合征时，全身血管及黏膜组织都可出现发炎症状。疾病初期表现为口、眼、皮肤病变；后期时，关节、神经、心血管系统都会受影响。贝赫切特综合征目前还没发现确切的病因，但与免疫系统功能紊乱密切相关，另外与感染也有关，而且贝赫切特综合征遗传性很强。

主要症状

口腔、眼睛、外阴发炎、溃疡

如果患了贝赫切特综合征，口腔溃疡会反复出现，一年可达3次以上。除此之外，眼睛和外阴部也会经常发炎并溃疡。皮肤上则会出现麻疹。贝赫切特综合征有一种是肠道性的，溃烂发生在肠道，严重时会发生穿孔、出血等，所以除了口腔溃疡还可出现腹痛、腹泻、便血等症状。当贝赫切特综合征发展到后期，会并发关节炎，出现关节疼痛、僵硬等症状。

治疗

涂抹类固醇软膏、清洁口腔

贝赫切特综合征症状出现在口腔内、皮肤、眼睛、外阴部位时，可以在溃疡面或者发炎部位涂抹类固醇软膏减轻疼痛，加快恢复。另外一定要认真清洁口腔，早晚刷牙，饭后漱口，也可以用漱口水，必须保持口腔内的清洁，否则会减缓恢复速度。如果溃疡发生在肠道，目前有新型的生物制剂可以稳定病情，具体用药应咨询医生。

自我保健

● 虎耳草祛风清热，凉血解毒，对口腔溃疡有良好疗效。准备一些虎耳草，挤出汁，加入少量盐，含入口中，含一会吐掉或者咽下去都可以。

● 柿子含有丹宁，有消炎、止血的作用，用柿子叶泡水做漱口水，能促进溃疡痊愈。

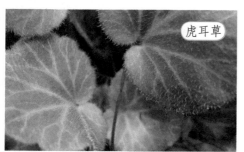
虎耳草

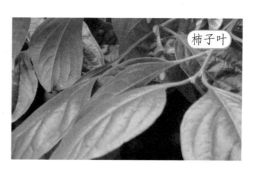
柿子叶

卡他性口炎

卡他性口炎是口腔黏膜比较轻的炎症反应，但可引起严重的炎症病变。该病是由细菌感染引起，身体抵抗力下降或营养不良时容易患病，口腔不洁则起到推波助澜的作用。另外研究结果显示，如果缺乏维生素B，也容易引起卡他性口炎。一般婴幼儿更容易患该病。

主要症状

口腔红肿、疼痛、大量流口水

患了卡他性口炎的时候，口腔里面包括舌头、脸颊内侧、牙床、颚及唇部几乎都会红肿，而且有烧灼感、疼痛感，无法进食，还经常流口水。如果症状加重还会出现发热。婴幼儿如果不停流口水，同时不停哭闹，无法进食，可能就是患卡他性口炎了。

治疗

抗生素治疗、保持口腔清洁

卡他性口炎如果不是很严重，平时要多喝水，并注意保持口腔清洁，同时用无刺激性的淡盐水、0.05%高锰酸钾溶液等漱口水漱口，预防感染即可。但如果严重了必须用药，需要在医生指导下口服抗生素或者涂抹药膏。卡他性口炎严重影响进食，影响身体营养状况。进食不佳、营养不良反过来又会加重口炎症状，因此要设法多吃一些。饮食要尽量减少对口腔黏膜的刺激，食物要加工成容易吞咽的性状，应温凉、软，不要太热、太硬。如果患病的是婴幼儿，要多喂水并勤给奶瓶、奶嘴消毒，同时遵医嘱用药。

自我保健

● 可可能提高黏膜再生能力，用一些蜂蜜拌可可粉弄成糊状，涂抹在发炎、溃疡部位，可促进口炎恢复。

● 决明子泡茶，一天数次漱口可促进痊愈。

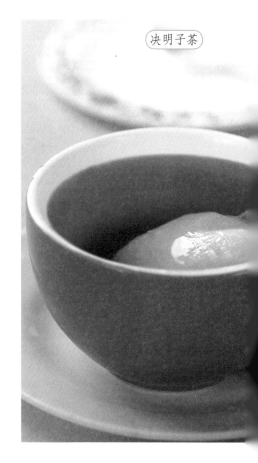

决明子茶

口腔干燥

通常情况下，在短时间内大量出汗、长时间不喝水、精神忧虑或服用某些药物如利尿药物等，都会导致口腔干燥。另外，有些口腔干燥则是疾病的征兆，应该引起重视，要到医院检查。

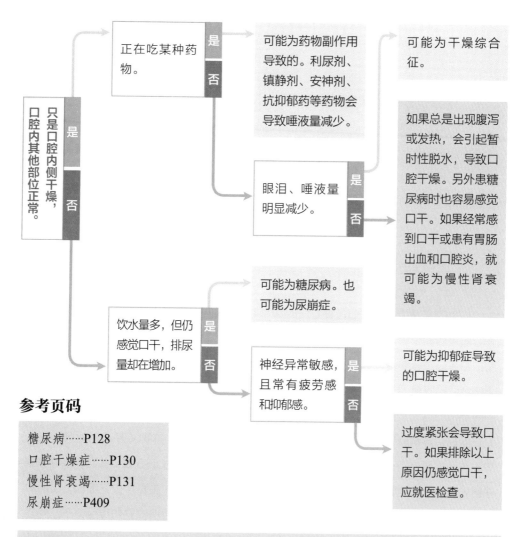

只是口腔内侧干燥，口腔内其他部位正常。

是 → 正在吃某种药物。
- **是** → 可能为药物副作用导致的。利尿剂、镇静剂、安神剂、抗抑郁药等药物会导致唾液量减少。
- **否** → 眼泪、唾液量明显减少。
  - **是** → 可能为干燥综合征。
  - **否** → 如果总是出现腹泻或发热，会引起暂时性脱水，导致口腔干燥。另外患糖尿病时也容易感觉口干。如果经常感到口干或患有胃肠出血和口腔炎，就可能为慢性肾衰竭。

否 → 饮水量多，但仍感觉口干，排尿量却在增加。
- **是** → 可能为糖尿病。也可能为尿崩症。
- **否** → 神经异常敏感，且常有疲劳感和抑郁感。
  - **是** → 可能为抑郁症导致的口腔干燥。
  - **否** → 过度紧张会导致口干。如果排除以上原因仍感觉口干，应就医检查。

参考页码

糖尿病……P128
口腔干燥症……P130
慢性肾衰竭……P131
尿崩症……P409

红色警报　在喝水量大且尿液增多的情况下，仍然感觉口干，可能为尿崩症、糖尿病。如果感觉口干，且唾液和眼泪的分泌也减少了，可能为干燥综合征。以上情况发生时，应立即就医检查。另外，神经症状或抑郁也会引起口干，也应就医检查。

糖尿病

糖尿病与遗传有很大关系，如果父母都患有糖尿病，子女出现糖尿病的概率为60%。另外进食过多、运动量不足、精神压力大等也可导致糖尿病。不仅如此，甲状腺功能亢进、妊娠、腮腺炎、胰腺疾病也可引起糖尿病。该病的可恶之处在于会引起很多组织、器官包括眼、肾、心脏、血管等的慢性损害。

主要症状

口干、尿频、多食、体重异常

糖尿病患者喝水很多，但是因为尿频，水分都随尿液排出了，所以还是会经常口干。如果夜里要起来两次上厕所，每次排尿后都要喝水，就要警惕糖尿病。另外，有些糖尿病患者吃得很多，但是仍然会不断消瘦，有些糖尿病患者则是过度肥胖。

治疗

药物疗法、控制饮食

控制饮食是治疗糖尿病各种方法的基础，如果病情较轻，单靠饮食调节就可控制。糖尿病患者要咨询医生，算出自己一天的合适摄取量，严格遵循医嘱安排饮食。同时要适当运动、减轻压力。压力大、疲劳过度也会影响糖代谢。糖尿病比较严重的时候就需要使用药物，最有效的方式是注射胰岛素，一定要在医生指导下用药。

饮食控制是糖尿病治疗的一部分，应控制淀粉类食物摄入，因为淀粉类食物进入人体后消化转化成糖，升糖指数比较高。少吃油腻食物和甜食，多吃蔬菜、海藻类和蘑菇类食物。

糖尿病患者因为不能很好利用糖，糖从尿中排出，所以容易饿，一定要注意控制饮食，不能饿了就吃，否则容易进入恶性循环。越饿越吃，血糖越高。建议少吃多餐，将一天饮食分为 4~5 餐，并且多以纤维素含量大的食物为主食，少吃细粮。饿的时候可以吃一些粗粮食物如绿豆饼干、荞麦挂面等作为加餐。

自我保健

● 糖尿病患者应购置一台小型家用血糖监测仪，方便经常自行监测血糖，根据监测结果在医生指示下调节用药量。

● 常喝霜桑叶茶，清热生津止咳，可缓解糖尿病引起的口干症状。去中药店购买冬桑叶也称霜桑叶，每天去 10~20 克，用 90℃的开水冲泡，当茶饮用。

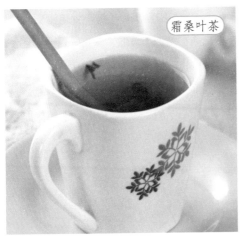

霜桑叶茶

● 山楂麦芽饮有软化血管、消除积滞的作用，常喝可促进消化，起到保健作用。准备 10 克干山楂、10 克麦芽，一起放到锅中炒至微黄，放入杯中，开水冲泡，静置 30 分钟后再煮 15 分钟，当茶饮用。

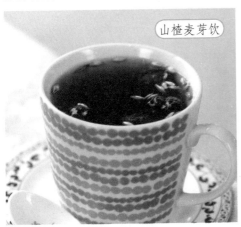

山楂麦芽饮

● 艾灸控制血糖。糖尿病的病变在脏腑，主要在肺、胃、脾和肾，尤以肾为关键。艾灸可补充人体的元阳，调节脏腑功能，对控制血糖有良好效果。用艾条温和灸，或者用艾灸盒灸关元穴 10~15 分钟，隔天 1 次。艾灸应由他人操作，以皮肤微红就应停止，注意烫伤。如果已经出现了糖尿病足或其他皮肤破损，则不宜艾灸。

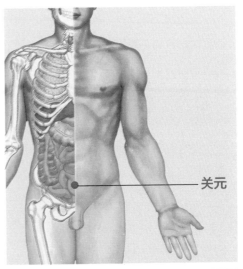

关元

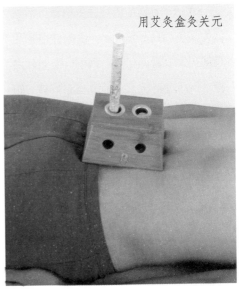

用艾灸盒灸关元

口腔干燥症

患口腔干燥症的，多为老年人，特别是老年女性，这是因为老年人身体功能下降，唾液分泌量减少导致的。另外，贫血和维生素不足也是引起此病的常见原因。某些药物如高血压药物、抗抑郁药物，服用时间长了，也可引起该病症。

主要症状

口干、舌头活动不灵活、龋齿

如果患了口腔干燥症，口干是很明显的，舌头活动自然也不灵活。而且因为唾液分泌太少，牙齿得不到水分冲刷，很容易出现龋齿。龋齿的状况会非常严重。另外，患该病后，容易丧失味觉，吃什么都味同嚼蜡，使生活质量严重下降。

治疗

对症治疗、刺激唾液分泌

患口干症时应该找医生检查，不要认为是小问题而忽视了，否则会给生活造成很大影响。如果是疾病原因，对症治疗。疾病控制好，口干症状就会好转。如果单纯是因为唾液分泌减少，可多喝水，并常喝一些酸性饮品、吃一些酸性食物，增加唾液分泌。另外嚼口香糖效果也不错，建议选无糖口香糖。如果以上方法刺激唾液分泌的效果不佳，也可在医生指导下使用人工唾液，以缓解口腔干燥或者采用刺激疗法，增加唾液分泌。

自我保健

● 口腔干燥症患者适合食用滋阴食物，包括蛙肉、蚌肉、蜂胶、蜂蜜、百合、莲子、青鱼、鲫鱼、胡萝卜、芥菜、荸荠、黄瓜等。

● 常喝枸杞粥可预防口腔干燥症。平时用大米煮粥时加一小把枸杞就好。

枸杞粥

慢性肾衰竭

患了慢性肾衰竭，肾脏的活动会逐渐变得缓慢，呈现衰竭状态。各种肾病可以引起慢性肾衰竭，如肾小球肾炎、慢性肾盂肾炎、高血压肾小动脉硬化等，还有糖尿病、痛风也可引起慢性肾衰竭。慢性肾衰竭治疗不当，最终可导致尿毒症。

主要症状

口腔干燥、食欲缺乏、抵抗力衰退

患了慢性肾衰竭，口腔会干燥，这只是症状之一。还有很多症状，多数为全身性症状，比如食欲缺乏、容易困倦，另外恶心、呕吐、腹泻等症状也很常见。而且抵抗力衰退严重，特别容易患上支气管炎、肺炎、口腔炎等。此外视力、听力都会下降。脸色很不好，如发黑、脸部水肿。还会出现贫血、排尿困难、骨质疏松等症状。

治疗

药物治疗、透析治疗、肾脏移植

患了慢性肾衰竭，服药只是为了缓解症状、减轻痛苦、减少并发症。康复还需要进行肾脏移植。肾脏移植成功后，患者可以完全康复。在移植之前需要透析治疗一段时间，待病情稳定后进行肾脏移植。平时生活要尽量减少活动，即使病情好转也不能增加活动量。

自我保健

● 生活中应避免劳累，需要耗费较大力气做的事，应请人代劳，如洗澡可让人帮忙擦一下。

● 积极预防感冒和皮肤感染，平时少与外人接触，室内最好每天消毒，比较方便的消毒方法是食醋熏蒸，食醋熏蒸可以用酒精炉与小锅。

● 口渴要马上喝水，但不能喝太多，预防水中毒。

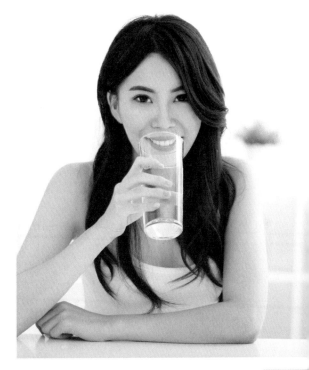

喉咙疼痛

在日常生活中，喉咙疼痛很常见，疾病或炎症引起的如感冒、扁桃体炎、鼻窦炎、咽喉炎等，还有一些危重症如心肌梗死也会引发咽喉痛。所以，喉咙痛时，如不明原因，最好就医检查。

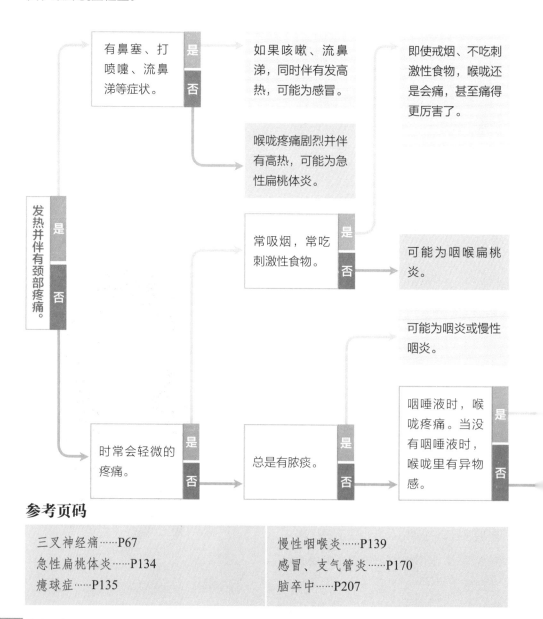

有鼻塞、打喷嚏、流鼻涕等症状。 是 否

如果咳嗽、流鼻涕，同时伴有发高热，可能为感冒。

即使戒烟、不吃刺激性食物，喉咙还是会痛，甚至痛得更厉害了。

喉咙疼痛剧烈并伴有高热，可能为急性扁桃体炎。

常吸烟，常吃刺激性食物。 是 否

可能为咽喉扁桃炎。

可能为咽炎或慢性咽炎。

发热并伴有颈部疼痛。 是 否

时常会轻微的疼痛。 是 否

总是有脓痰。 是 否

咽唾液时，喉咙疼痛。当没有咽唾液时，喉咙里有异物感。 是 否

参考页码

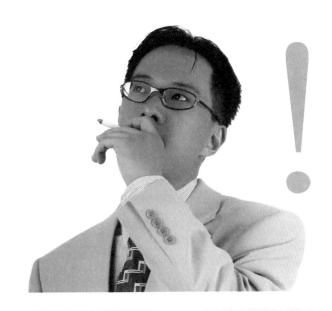

吃坚硬的食物或鲜鱼后，感觉喉咙痛。

是 → 可能喉咙内有伤口，或是卡了鱼刺。

否

如检查结果正常，喉咙痛症状依然出现，可能为癔球症。如果为癔球症，只是喉咙有异物感，没有其他症状时，不必过多担心。如果持续一定时间了，应接受检查。

如有不明原因的疼痛，应就医检查。另外，脑卒中等脑神经系统疾病，也有吞咽困难的症状。反流性食管炎或急性扁桃体炎，都会有喉咙痛、吞咽困难等症状。

如脸部时常疼痛，可能为三叉神经痛。

吞咽食物时，有异物卡住喉咙的感觉。

是

否

![红色警报] 如果近期反复出现喉咙痛、低热和脓痰，可能为咽炎或咽喉扁桃体炎。有以上症状时，应立即就医。当反复出现急性疾病时，就会引起慢性疾病，一旦形成慢性疾病，治疗起来就很困难。

急性扁桃体炎

扁桃体本具有防御细菌深入呼吸道的功能，因此当有细菌侵入呼吸道时，它就成了首先被细菌侵犯的部位。当身体疲劳过度、抵抗力下降或者气温突然降低时，扁桃体就容易被细菌感染而发炎。另外，感冒也可引起急性扁桃体发炎。急性扁桃体炎要积极治疗，治疗不及时可引起鼻窦炎、中耳炎等疾病或者转为慢性。

主要症状

吞咽食物、唾液时喉咙痛、高热

如果患了急性扁桃体炎，喉咙会剧烈疼痛，特别是在吞咽食物时很痛，吞咽唾液也痛。开始是一侧疼痛，逐渐双侧都疼痛。疼痛还可累及耳部。严重时，张开嘴对着镜子，自己可以看到扁桃体红肿，扁桃体表面则会出现白色斑点。另外还会发高热，可能还会有手臂和腿部酸痛的症状。

治疗

抗生素治疗、镇痛药

应在医生指导下用抗生素治疗，这是主要的治疗方法。另外最好用些镇痛剂，减轻疼痛感。同时，可以用漱口水，也可用 1% 食盐水或者硼酸水清洗喉咙，每天 3~4 次，有利于病情好转。如果过了很多天病情没有好转，需要再次去医院接受治疗。如果已经出现脓肿，需要切开排脓。

自我保健

● 患急性扁桃体炎的时候要多喝水，水流可冲刷患处，促进痊愈。但是不能喝过热的水，最好是温开水。

● 去中药店买些金菊或者桔梗、甘草等煮水，加些冰糖饮用，缓解喉咙疼痛的同时能帮助消炎。

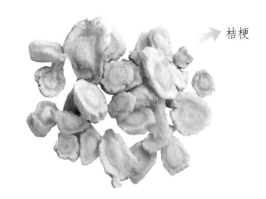

桔梗

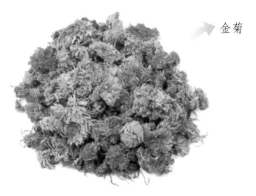

金菊

癔球症

癔球症表现为主观上感觉咽喉部有异物，感觉这个东西就在咽底部，并引起胀满、受压或者阻塞等不适感，中医称为梅核气。这是因过重的精神压力、恐惧心理造成的，总是担心自己身体健康的人特别是更年期女性，因为心思敏感，容易出现这种不适感。另外，患了咽炎、扁桃体炎、慢性鼻炎等的人也容易有这种感觉。

主要症状

喉咙异物感、胀满感、胸闷

如果患了癔球症，喉部异物感是主要症状，甚至是唯一症状，有时候也会出现灼烧或者轻微疼痛的感觉。还有些患者会出现胸闷感觉。另外，该病还有一个主要特点，就是吞咽唾液时很困难，有阻塞感，但吞咽食物几乎没有任何阻塞。

自我保健

● 多吃水果、蔬菜，特别是菠菜，对改善咽喉异物感效果明显。菠菜可以捣碎再加些醋，经常饮用可缓解不适。

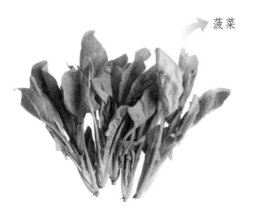

菠菜

治疗

心理治疗、药物治疗

癔球症的患者必须有意识地减轻自己的压力，自己的心态在这时候非常重要。如果担忧身体健康就去做检查，排除疾病。如果女性正在更年期，可以服用雌激素进行药物治疗。另外要保持规律的生活，如果症状严重要进行心理治疗，并配合药物。

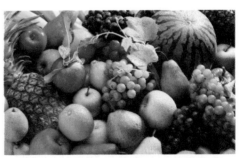

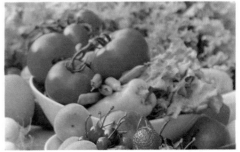

声嘶和失声

声带震动让人能发声，喉咙感染、肿胀、声带疲劳、受伤，都会让声带受损，导致声嘶，甚至失声。大多数情况下，当炎症消除了、声带休息好了，就会恢复。但如果持续时间很长，就应该到医院就诊。

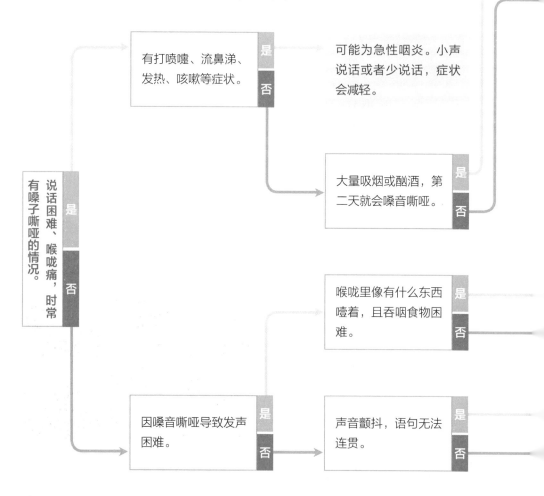

说话困难、喉咙痛，时常有嗓子嘶哑的情况。

是 / 否

有打喷嚏、流鼻涕、发热、咳嗽等症状。
是 / 否

可能为急性咽炎。小声说话或者少说话，症状会减轻。

大量吸烟或酗酒，第二天就会嗓音嘶哑。
是 / 否

喉咙里像有什么东西噎着，且吞咽食物困难。
是 / 否

因嗓音嘶哑导致发声困难。
是 / 否

声音颤抖，语句无法连贯。
是 / 否

参考页码

可能为吸烟、酗酒导致的咽炎。如果排除这个原因后症状不见好转，应就医检查。

可吸入蒸汽，或者含水清洗喉咙，同时要少说话。如果这种症状有很长时间了，应就医检查。

可能为复发性神经麻痹，应立即就医。

| 说话过多，或唱歌过多。 | 是 |
| | 否 |

如果嗓音嘶哑症状持续1个多月了，并伴有呼吸困难，可能为喉癌，应立即就医。

这是咽喉部有异常状况。如果已经有1个多星期了，应就医检查。

因发声太多导致声带小结。

| 总是用颈部工作。 | 是 |
| | 否 |

可能为过度使用喉咙或环境因素引起的。也可能为慢性咽炎。

如果只是暂时症状，不用担心。如果有持续的腿脚发抖情况，可能为帕金森病。

可能为脑血管障碍、脑动脉硬化、失语症。

过度紧张和休克都会导致这种情况出现，如果已经出现一段时间了，应就医检查。

| 说话吃力，并伴有判断力和注意力下降。 | 是 |
| | 否 |

| 嗓子不痛，但嗓音突然嘶哑。 | 是 |
| | 否 |

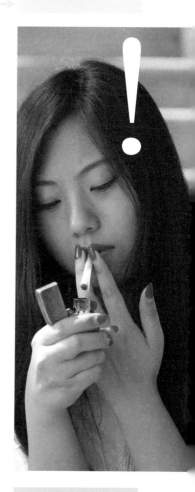

红色警报　　有嗓子嘶哑和失声时，应考虑可能患有肿瘤等重病。如果判断能力和理解能力都下降，有时会出现语无伦次的现象，可能为脑血管障碍、脑动脉硬化或失语症。如果出现腿脚和声音都发抖的症状，并持续一定时间了，可能为帕金森病。如果喉咙不痛，却突然无法说话，可能为复发性神经麻痹。另外，平时吸烟、喝酒的人，如果连续1个月以上有发生嗓音嘶哑，可能为喉癌。有以上情况时，都应立即就医。

声带小结

声带是发声器官，在两侧声带的中央如果长了息肉，就是声带小结，这是由慢性炎症引起的。如声带使用过于频繁、过度就会发炎，教师、歌手的声带就容易长声带小结，儿童过度喊叫也会长。另外上呼吸道感染也对声带小结起到推波助澜的作用，在患上呼吸道感染的同时，过度使用声带最容易患声带小结。

主要症状

声音沙哑、喉咙易疲劳

患病初期，声音只是稍微粗糙些，也有可能基本正常，主要是喉咙容易疲劳，用一会嗓子后，就出现嗓音沙哑或回音等症状，且多数在发高音时出现改变。只要休息充分，情况就可改善。但病情严重时，休息也不能改变，发低音时也出现嘶哑。如果不及时治疗，当声带小结严重时，可导致呼吸困难。

治疗

让声带休息、手术治疗

患病初期，结节小，只要让声带充分休息 6~8 周就能恢复。这期间要保持绝对的沉默，不说话、不唱歌、不喊叫，结节就能消失。期间要服用药物并吸入蒸汽给予保护。如果结节已经比较大了，沉默疗法无法让它消失就需要用手术方法消除。

自我保健

● 生病时特别是患感冒、咽喉炎等疾病时，应该少说话。不要用咳嗽来清嗓子，对声带损伤比较大，可以在需要时喝口水慢慢咽下去。

● 外出时应围围巾、戴口罩，保护喉咙，避免突然受到外界冷空气刺激。

● 学着改变用嗓的部位，像唱歌时，假声和真声交替着进行，能让声带得到保护。

● 如果喉咙疼痛，可以用无花果煮汤喝，也可以喝酸梅汤、蜂蜜水或者石榴汁。

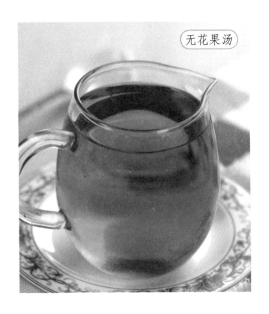

无花果汤

喉癌

喉癌多是原发性的，就是原发部位就在喉部，从其他部位恶性肿瘤转移过来的属于少数。原发性的喉癌绝大多数与烟有关，患喉癌的人90%有较长吸烟史，男性患者数量大大高于女性患者，比例为10：1。此外，饮烈性酒、空气污染、化学毒物等不良刺激也是致病原因。

主要症状

声音嘶哑、吞咽疼痛

如果患了喉癌，初期主要是异物感，能感觉到喉咙里有东西，吞咽食物时会疼痛。另外会出现声音嘶哑，这是喉癌的典型症状。如果声音嘶哑超过4周就应该警惕喉癌，尽快到医院检查。有时肿瘤破裂吐痰时会混有血液。

治疗

抗癌治疗、手术治疗

喉癌治疗比较容易，转移的可能性也较低，手术后效果比较理想，而且有可能保留发声功能。早发现、早治疗对提高生存率价值很大。如果是早期，放疗就可以治愈90%以上的喉癌，放疗效果不佳可以做喉头切除手术。

慢性咽喉炎

急性咽喉炎反复发作或者治疗不彻底是导致慢性咽喉炎的主要原因。另外鼻窦炎、扁桃体炎、支气管炎等也可引起慢性咽喉炎。烟酒过度、粉尘、有害气体刺激等也是常见病因。

主要症状

嗓子嘶哑、异物感

如果患有慢性咽喉炎，发声功能容易出现障碍，所以声音嘶哑也是慢性咽喉炎的典型症状。长时间声音嘶哑就可能是患了慢性咽喉炎了。除了声音嘶哑，患了慢性咽喉炎还有明显的异物感，喉咙会发痒，因此也会咳嗽，有时为了清嗓子会主动轻咳。还有的人会出现恶心症状。

治疗

药物治疗、缓解不适

慢性咽喉炎治疗起来很困难，病程很长。可以服药，比如含服喉片，但是很难将所有症状消除。没有特效药，所以不要抱着很快就能治好的期望，要耐心对待。平时注意多锻炼身体，多呼吸新鲜空气，戒烟戒酒，尽量不要大喊大叫，此外认真清洁口腔，少吃热、冷、辛辣等刺激食物。

口唇干裂

皮肤失水、干燥，口唇就容易干裂。秋冬季风沙大、空气干燥或者身体发热时，口唇干裂就比较多见。除了这些因素外，化妆品的刺激、疾病、过敏、营养不良也可引起这类问题。当口唇干裂时，千万不要频繁舔嘴唇，舔嘴唇后水分蒸发会让嘴唇更干、更容易开裂。

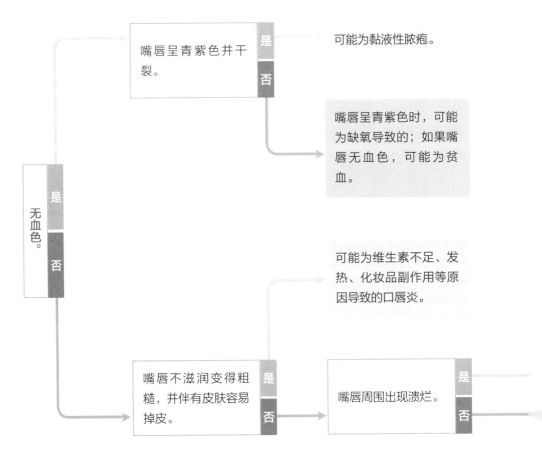

嘴唇呈青紫色并干裂。 是／否

可能为黏液性脓疱。

嘴唇呈青紫色时，可能为缺氧导致的；如果嘴唇无血色，可能为贫血。

无血色。 是／否

可能为维生素不足、发热、化妆品副作用等原因导致的口唇炎。

嘴唇不滋润变得粗糙，并伴有皮肤容易掉皮。 是／否

嘴唇周围出现溃烂。 是／否

参考页码

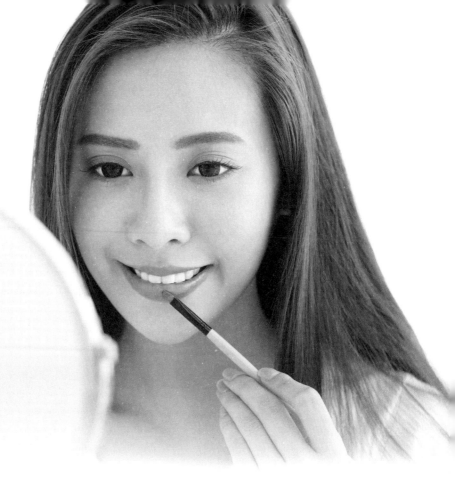

可能为口角唇炎。

可能为唇部疱疹。

用错化妆品或吃错食物都可导致嘴唇发痒。如果持续的时间长，应就医检查。

嘴唇水肿，并出现水疱。 | 是 / 否

嘴唇发痒。 | 是 / 否

嘴唇有伤口或用错化妆品时，可出现嘴唇干裂症状。症状严重时，应就医检查。

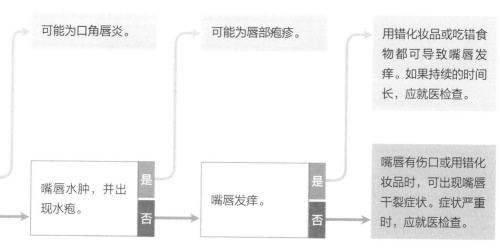

红色警报　　嘴唇呈青紫色且水肿，可能为黏液性脓疱。嘴唇没有血色，可能为内科疾病。嘴唇发紫可能为缺氧。嘴唇不红润，可能为贫血。以上几种情况都应立即就医检查。如果在下嘴唇的内侧有半球状脓疱，且脓疱反复破裂或水肿，应接受手术治疗。

口角唇炎

口角唇炎是指口角两侧皮肤及邻近黏膜的炎症。好发于儿童和青少年。该病与营养缺乏，特别是维生素 B_2 的缺乏和细菌感染有关。另外，机械刺激也可引起口角唇炎。

主要症状

口角发红、溃烂、撕裂

如果患上口角唇炎，自己能感觉到干燥、烧灼感。口角则会出现红肿，进而撕裂、溃烂，甚至出血，之后结痂。张嘴会引起疼痛，而且张嘴会导致结痂再度开裂。大多数是双侧一起发病，少数为单侧。如果发炎严重，还会累及口腔内部，并引起扁桃体、咽喉发炎，并伴有舌苔增厚等症状。

治疗

局部药物治疗、补充维生素 B_2

患了口角炎，最好去医院治疗，根据不同的情况，医生会开不同的外用药物，遵医嘱涂擦就可以。涂抹的药物一般是乳状或者溶液的，不是油性药物。不要自己涂抹凡士林，那样会加重病情。可以涂抹蜂蜜、可可粉、蜂胶等在口角，病情不重时，有助于口角唇炎痊愈。同时注意不要用手抠痂皮，以防引起感染。如果是缺乏维生素 B_2 导致的，需要遵医嘱口服维生素 B_2。

自我保健

●多摄入含有维生素 B_2 的食物，包括燕麦、番茄、鸡蛋、牛奶、香菇、黄豆、菠菜、胡萝卜等，有助于保持唇部皮肤健康，预防口角唇炎。

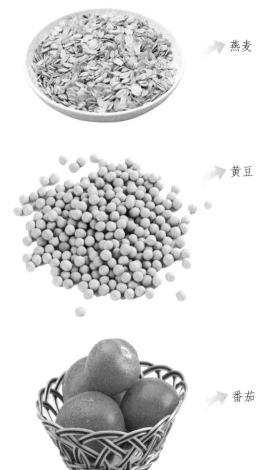

燕麦

黄豆

番茄

口唇炎

口唇炎指的是嘴唇表皮脱落的现象，有的是因为药物或者唇膏过敏，或者是经常用嘴呼吸，使得嘴唇皮肤受到过多刺激引起的。还有的是由上呼吸道、扁桃体发炎引起的。儿童如果患了口唇炎，多数是因为总是吮吸、舔嘴唇导致的。

主要症状

嘴唇脱皮、周围水疱

如果患了口唇炎，嘴唇及周围皮肤都会特别干燥，之后就经常脱皮，脱皮会引起出血和疼痛感。周围皮肤则会出现水疱。

治疗

局部药物治疗、对症治疗

患了口唇炎不要擅自涂抹药膏，应该到医院合理治疗。如果是由上呼吸道、扁桃体发炎引起的，先要把这些疾病治好。如果是用嘴呼吸或者经常吮吸嘴唇引起的，要努力改掉这些习惯。如果口唇炎并发睫毛、阴部和肛门相似症状时，可能为药物过敏引起的，需要找出过敏原，停止接触或者接受抗敏治疗。单纯是口唇炎，涂抹凡士林和甘油都能缓解症状。

口唇疱疹

口唇疱疹是由疱疹病毒感染导致的。疱疹病毒可潜伏于体内而不发作，但是在感冒、发热、疲劳、睡眠不足、心情抑郁、紧张等情况下，身体的抵抗力下降时，潜伏于体内的疱疹病毒就会大量繁殖，借机发作。如果是比较少的几个，或只有一小簇，就是单纯性疱疹，如果呈带状，就是带状疱疹。

主要症状

嘴巴周围小水泡、疼痛

小水疱可出现在口腔、鼻子底下、下巴等处。小水疱爆发之前可感觉到皮肤瘙痒、灼热感，看上去有些发红，紧接着爆发水疱，继而水疱糜烂、结痂，最后脱落，疾病痊愈。一般 1 周左右就可痊愈。

治疗

口服或外涂药物

如果患了口唇疱疹，可以在患处涂抹药物，在小水疱还没大量爆发前就应该涂，能减轻水疱的严重程度，也可以服用抗病毒药物配合外用药膏涂搽。应在医生指导下用药，不要盲目涂抹药膏，以免加重病情。

牙龈出血

在刷牙、吮吸、咀嚼时牙龈出血，这是牙龈炎、牙周炎引起的，也与刷牙习惯不好、口腔不卫生有关。因此，防治牙龈出血，养成良好的口腔卫生习惯很重要。

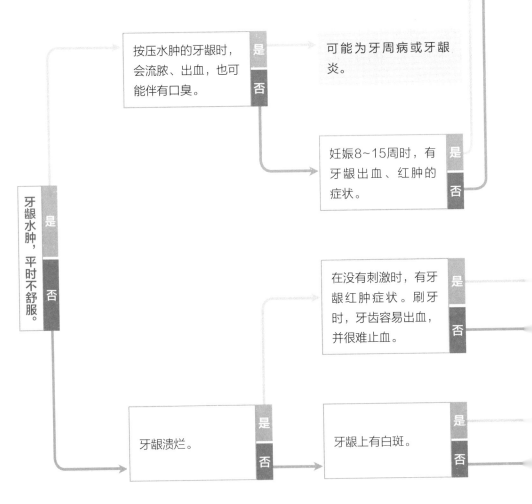

可能为妊娠性牙龈炎。

智齿周围红肿严重。
是
否

牙龈出血、红肿，可能为牙龈炎或牙周病。如果症状持续一段时间了，应接受检查。

如果牙龈出血，可能为牙周病或牙龈炎。如果牙龈、子宫和鼻子出血，可能为血小板减少症，也有可能为严重的疾病，应立即就诊。

可能为口腔炎。

如果发热，牙齿就会痛得很厉害。
是
否

可能为智齿牙周病。

吃甜食或热的食品，牙龈有酸痛感。
是
否

牙龈出血或有严重的口臭，可能为溃疡性牙龈炎。

可能有牙周病或牙龈炎，也可能为严重的疾病。

可能有牙髓炎或蛀牙。应尽快看牙医，防止牙痛得更厉害。

牙龈出现浮肿且坚硬，可能为牙龈增生症。另外，贫血、白血球减少、药物中毒等因素也会引起牙龈酸痛。

红色警报

如果牙龈出血，或全身出现紫色皮下出血斑，可能为血小板减少或其他严重的疾病所致，请马上到内科就诊。如果伴有发热、牙痛、口臭、出血等症状，可能患有溃疡性牙龈炎。患有牙龈或牙根发炎时，也会伴有疼痛和出血症状。如果发高热，就必须马上到医院就诊。

牙龈炎

包围在牙齿周围的软组织就是牙龈，如果牙齿不干净，牙齿上食物残渣会形成牙垢，牙垢会变成牙结石。牙垢和牙结石都会刺激牙龈引起牙龈炎。另外，如果使用牙签时不小心弄伤了牙龈，或者戴的义齿不合适，擦刮牙龈，引起细菌感染、体内激素水平变化等，都可导致牙龈炎。

主要症状

牙龈红肿、出血

如果患了牙龈炎，牙龈会变得红肿，本来薄薄地紧贴在牙齿上的软组织会变厚，并且与牙齿分离。肉粉色的牙龈，也会因发炎变成血红或者暗红。而且患病后，牙龈很容易出血，咬硬物时、刷牙时都会出血，甚至吮吸也可导致出血。

治疗

清洁牙齿、局部用药

牙龈炎若治疗不及时，会引起牙龈萎缩，牙龈萎缩后是不可再生的。另外，治疗不及时，牙龈炎症会扩展到牙周，如果牙周患病就会直接威胁牙齿健康。治疗牙龈炎时，首先要清洁牙齿，将附着在牙齿上的牙菌斑、牙结石都清除掉。如果炎症较严重，可以局部用药，在牙龈上涂抹 1% 过氧化氢液、碘制剂等。急性炎症还可配合抗生素治疗。

自我保健

● 多吃生蔬菜，生菜、黄瓜、芹菜心、白菜心，生吃味道都不错。吃生蔬菜可以帮助清洁牙齿、按摩牙龈，有很好的预防牙龈炎效果。

● 如果容易患牙龈炎，日常刷牙要用软毛牙刷。

● 用蔬菜水刷牙或者漱口。牛蒡煮水当刷牙水或者用萝卜汁、姜汁漱口，都能治疗牙龈炎。

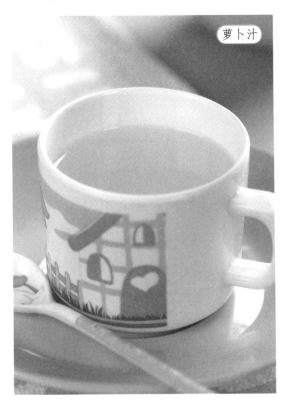

萝卜汁

牙髓炎

牙髓位于牙齿内部的牙髓腔内，是牙齿最中心的部位。牙髓发炎主要是因为蛀牙。蛀牙导致牙本质变薄，当蛀牙较深时，导致牙髓暴露，这时一旦细菌进入就会引起牙髓炎。另外，牙齿断裂也可导致牙髓暴露。还有牙周炎严重时，细菌也可进入牙髓腔引起牙髓炎。

主要症状

剧烈疼痛、疼痛会导致脸部痛

如果患了牙髓炎，牙齿会有痛感。如果是慢性牙髓炎，只有在吃冷食、热食时会出现刺激痛，也可在咀嚼食物时感觉疼痛，平时没感觉。如果在急性期，疼痛会很剧烈，连带脸部、临近牙齿都会很疼，这时，患者常常无法准确指出是哪颗牙疼。疼的时候无法咀嚼，进食非常困难。有蛀牙、痛感强烈的，都是因为蛀牙比较深，已经发展到牙髓导致的。浅的蛀牙是不会有强烈痛感的。

治疗

尽量保留牙齿、镇痛剂、手术治疗

患了牙髓炎要及时治疗。如果治疗及时，一般情况下，牙齿可以保留。治疗时，首先要清理掉龋坏的部分，然后在龋洞内放入止痛、消炎的药物，同时服用消炎药物。疼痛缓解后，确定能否保住牙髓、牙齿，然后进行手术治疗。

自我保健

● 及时治疗龋齿。如果有龋齿，及时治疗，避免牙本质进一步变薄，还可预防牙髓被侵蚀、感染。

● 用牙线清理牙齿。饭后、睡前最好都用牙线清理一次。牙刷有刷不到的地方，用牙签对牙齿伤害较大，牙线能更彻底清理还不伤牙齿。

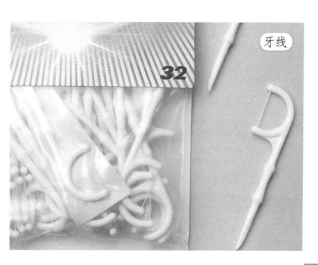
牙线
32

智齿冠周炎

智齿在所有牙齿的最后面，也是最后萌出的。因为萌出位置不足，所以牙冠通常只有部分露出牙龈，部分埋在牙龈里面。牙龈和牙冠之间形成一个盲袋，这个盲袋很容易积存食物残渣，刷牙也无法清洁到这里。另外，在咀嚼时，附着在牙冠上的牙龈会被摩擦到，容易被食物磨破而发生溃疡。因此，多种原因都会导致智齿被细菌感染而发炎。

主要症状

牙龈红肿、疼痛、发热

如果患有智齿冠周炎，牙龈就会红肿并伴有剧烈疼痛。由于肿胀、疼痛，张嘴都会受限，进食也困难，甚至无法进食。有的甚至可引起头痛、发热、食欲减退等症状。另外治疗不及时可出现严重的口臭。

治疗

拔掉智齿、镇痛剂

人类对智齿的咀嚼功能没什么依赖性，所以患了智齿冠周炎，只要拔掉智齿，一切问题就都解决了。牙齿正发炎时，不能拔牙。在拔牙之前要先消肿、消炎，需要服用消炎药物，同时服用镇痛剂镇痛。炎症消除之后拔掉智齿即可。不过如果不愿意拔牙，而且牙位也正，也有对颌的牙齿可咀嚼用，只要做手术切掉一部分牙龈，把牙冠全部露出来就可以了，可以不拔牙。

自我保健

● 多用漱口水。智齿比较靠里，牙刷有时刷不到，可以常用漱口水，每次刷牙后含漱口水 30 秒，能比较有效地降低智齿发炎概率。

➤ 漱口水

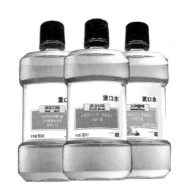

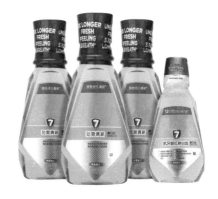

牙周炎

牙齿清洁不到位导致的牙结石和牙垢是引起牙周炎的主要原因。牙龈炎治疗不及时，病情扩展也会引起牙周炎。另外，咀嚼食物的方式不对造成牙周受力过大，口呼吸，营养不良如缺乏维生素 C、蛋白质，全身性疾病如糖尿病、性激素缺乏等都可导致牙周炎。

主要症状

牙齿晃动、疼痛

如果患了牙周炎，刚开始症状与牙龈炎相似，有牙龈出血、肿胀等症状，病情加重后，牙龈与牙根之间形成牙周囊袋，就会出现脓性分泌物，轻按牙龈或者刷牙时会有脓液排出。急性发作时，牙龈呈卵圆形突起，发红肿胀，有严重痛感，还可能伴有体温升高。牙周炎症状严重后，口臭会加重。另外，因为牙龈肿胀与牙周囊袋的存在，牙龈和牙齿会分开。之后，牙齿缺乏支撑，逐渐开始晃动。

自我保健

● 常按摩牙龈。刷牙的时候手指上沾点盐或牙膏轻轻打圈按摩牙周，可有效预防牙周炎。

● 定期做牙齿检查。一般情况下，每隔半年应该看一次牙医，如果有牙结石、牙菌斑就要洗牙处理掉。

治疗

洗牙、局部治疗

治疗牙周炎先要清除牙结石，不过刷牙无法清除，必须找专业医生先洗牙。之后再处理牙周袋的问题，如果有脓肿需要切开排脓；牙齿松动的，需要做牙周夹板，无法保留的需要拔除。如果全身症状严重，还需要在医生指导下服用抗生素。

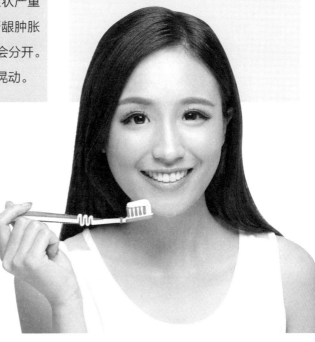

紫癜症

紫癜是自身免疫系统紊乱所致。机体产生了不正常的抗体，抗体攻击自身血小板，最终使得血小板大量减少，血液无法凝集，致使皮下毛细血管出血，这就出现了紫斑。另外过敏性血管炎、皮下组织和血管壁脆弱、药物等，也会引起紫癜症。

主要症状

牙龈出血、皮肤紫斑

如果患了紫癜症，身体很多部位都会出血，皮肤、牙龈、鼻子、眼睛、子宫都会出现红斑并出血。尿道、肠道也都可能会出血，必须及时治疗。如果出血扩展到了脑部，可能致命。视力会因为眼底出血而有所下降。除此之外，紫癜症还会伴有高热、食欲缺乏、头痛等症状。也可能伴有关节痛、腹痛等症状。

治疗

激素治疗、输入血小板

患了紫癜症，首先要控制出血，必须输入血小板提升凝血功能，同时遵医嘱服用类固醇。有效治疗下，紫色斑点会在两周内变成褐色，三四周后恢复正常。但有些患者紫癜症比较顽固，很难消除，就需要长时间治疗，必须耐心遵医嘱长期用药。

要避免把紫斑误认淤青而耽误治疗，紫癜症是点状分布，而淤青是一整块的皮肤变色。

自我保健

● 牙龈出血时，可以准备一些鱼肠草粉，用来按摩牙龈，止血效果良好。

● 把生莲藕洗净，榨成汁，经常饮用，能预防紫癜症引起的牙龈出血。

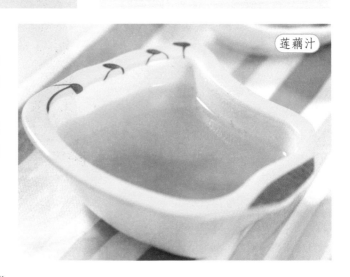

莲藕汁

蛀牙

正常牙齿最外面有一层牙釉质，这层牙釉质起到保护牙本质及更里面的牙髓的作用。当口腔卫生差，食物残渣，最主要的是糖和淀粉类食物经常大量附着在牙齿上，细菌等在此繁殖，这些附着物就会不断产酸，腐蚀牙釉质，经过一段时间后（1~2 年），就会形成牙菌斑、龋洞、蛀牙。不过，是否会形成蛀牙与牙齿本身的质地也相关。

主要症状

牙齿敏感、疼痛

蛀牙程度有轻有重，轻的仅在牙齿表面看到发白、发黄或者发黑色，没有任何不适，如果再发展下去，只要受冷热酸甜刺激就会出现疼痛，但仍然没有龋洞，继续发展就会出现龋洞了，对刺激反应很大。单纯龋洞只在有刺激时疼痛，无刺激时疼痛就会消失。但是龋洞会导致牙齿周围炎症，使得局部肿胀、疼痛、无法咀嚼等，严重时可累及脸颊，引起头痛等。

治疗

补牙或者拔牙

蛀牙发展比较慢，如果能在出现发白、发黄、发黑时就处理，蛀牙就能被及时阻止，不会再发展。即使已经发展到有龋洞了，只要及时清理被腐蚀的部分然后进行修补就可以。如果已经侵犯牙髓了，则需要清除牙髓，再补牙。如果补牙也无济于事了，就需要拔牙，装上义齿即可。

自我保健

● 每天早晚刷牙，饭后漱口。饭后清理口腔很重要，应该随身携带牙线，牙线清理完后用漱口水漱口就更好了。

● 尽量每半年看一次牙医。

● 少吃糖，少喝饮料，特别是碳酸饮料更要少喝。糖更容易被细菌分解成酸，而酸性物质直接腐蚀牙釉质。

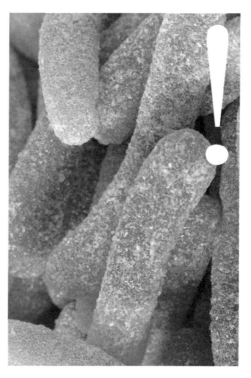

鼻塞或流涕

　　鼻腔受到刺激，进入异物、冷空气或者吃热食的时候，都会流鼻涕或者打喷嚏，空气干燥，就会感到鼻塞或者有鼻屎，都是自然现象。但是如果长期流鼻涕、频繁打喷嚏、鼻塞就要警惕了，应该是病态。如果不及时治疗可能会造成一些慢性疾病。

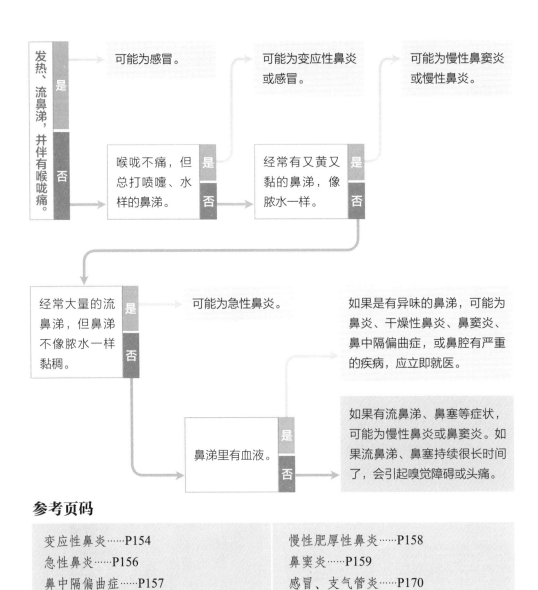

参考页码

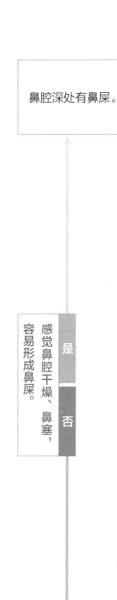

鼻腔深处有鼻屎。 是 → 身处干燥的环境中有鼻屎是正常的，但如果鼻塞严重，并伴有疼痛，可能为鼻窦炎。如果鼻腔有恶臭，可能为萎缩性鼻炎。

否

感觉鼻腔干燥、鼻塞，容易形成鼻屎。 是 → 患有感冒时，或者长时间身处干燥的环境，就会出现鼻塞、流鼻涕。如果鼻塞、流鼻涕持续很长时间了，且鼻涕中还带有血丝，应接受检查。

否

可能为鼻中隔偏曲症或肥厚性鼻炎。也可能为鼻腔内有肿瘤，应立即就医。

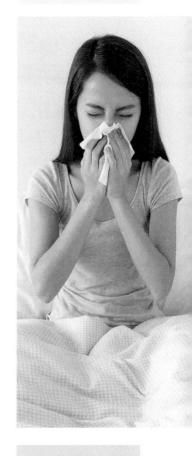

经常饮酒、服用药物、房间干燥都可引起鼻塞。如果鼻塞并伴有疼痛，可能鼻腔内有伤口，应接受检查。

总感觉鼻塞，且鼻塞的部位有变化。 是

否 →

只感觉一侧有鼻塞。 是 → 一般长期身处干燥的环境中，就会有鼻塞症状。如果不明原因的鼻塞持续很长时间了，应接受检查。

否 →

红色警报　　如果鼻涕中带有血丝，可能为重病。如果鼻涕有异味并有血丝，可能为鼻炎、鼻窦炎、严重的干燥性鼻炎、鼻中隔偏曲症，也可能鼻窦或鼻腔内有肿瘤，或有其他严重的疾病，以上这几种情况都应立即就医。如果感觉鼻腔深处有鼻塞，并伴有异味，可能为严重的鼻窦炎或萎缩性鼻炎，也应就医检查。

变应性鼻炎

变应性鼻炎是人体对特定物质的一种变应反应，不同的人对不同的物质有不同的反应。引起变应反应的物质主要集中在尘螨、花粉、动物皮毛、空气变化等，有些食物也可引起某些人变应反应，容易引起变应的食物包括花生、坚果、牛奶等。

主要症状

水样鼻涕、鼻塞、频繁打喷嚏

如果患了变应性鼻炎，一般都会有鼻塞和鼻涕多的症状，鼻涕像水一样不停地流出，有时还会不自觉从鼻孔滴下。同时还会频繁打喷嚏，每次打喷嚏都是连续三五个。大多数患者在春秋或者换季的时候症状更严重。另外，很多变应性鼻炎患者会伴有眼睛痒、结膜充血等症状。

治疗

找出变应原、抗组胺药物治疗

变应性鼻炎理论上只要远离致敏物质即可，但是确切找出致敏原很困难，而且即使找到变应原而实现完全回避，也有难度。比较好的方法是做皮肤反应检查，在皮肤上开个小伤口，涂抹各种可能变应的物质，找出变应原，然后向体内注入少量变应物质，这样可逐渐提高免疫力。但是有些患者无法做这样的检查，就需要服用抗组胺药物，或者滴入鼻炎药物对抗过敏。严重者还可服用激素药物，不过这些药物只能缓解症状，不能根治。

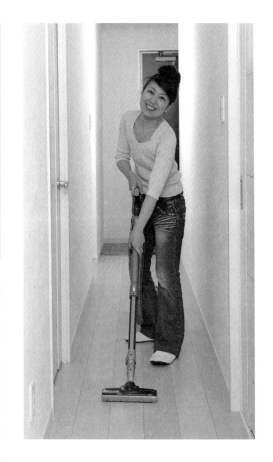

自我保健

● 勤打扫房间，窗帘、床单、沙发套要勤洗，经常用湿布擦拭家具，这是减少尘螨的有效方法。

● 如果对动物皮毛过敏，家里最好不要养小动物。对花粉过敏的，室内最好不要摆放会开花的盆景。

鼻腔保健生活小细节

坚持做好鼻腔的日常保健，不仅能预防鼻子本身的疾病，还有利于预防感冒。首先生活中需要避免伤害鼻腔的行为：平时不要频繁挖鼻孔。频繁挖鼻孔容易损伤鼻黏膜，有可能引起鼻出血，手上的细菌还可能感染黏膜。也不要剪鼻毛。鼻毛如果长出鼻子外面了，只要剪去外面的就行，不要剪里面的，更不要用镊子拔鼻毛，以免伤害鼻黏膜。而且鼻毛有阻挡灰尘、病菌侵入呼吸道内部的作用。另外，最好做鼻腔的保健、保养，可预防相关疾病。

■ 按摩鼻子

每天按摩鼻子，可促进鼻部血液循环。内部、外部都可按摩。做内部按摩时，用拇指和食指捏住鼻中隔软骨轻轻向下拉几次。做外部按摩时，拇指和食指夹住鼻根两侧用力上下拉几次，也可以上下滑动，让鼻子两侧发热。

■ 多戴口罩

戴口罩可以减少病菌、灰尘、冷空气等进入鼻腔，刺激鼻腔黏膜，雾霾天、风沙大的天气都应戴口罩。

■ 冷水洗鼻子

早上洗脸时用冷水拍拍鼻子，可改善鼻部血液循环，促进鼻腔健康。

■ 保持室内湿度

干燥的空气会增大鼻腔的不适感，易损伤鼻腔黏膜，所以，在干燥的季节，每天适当开一会加湿器，或者在室内放置水盆、湿毛巾等增加湿度。

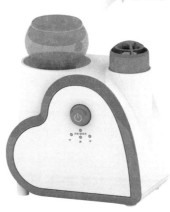
加湿器

口罩

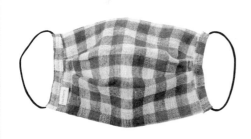

急性鼻炎

急性鼻炎为常见病，感冒等上呼吸道感染都可引发急性鼻炎，任何人都可能患上，而且不止一次。另外，流感病毒、荨麻疹及刺激性气体、药物等都可导致急性鼻炎。

主要症状

鼻腔发痒、流涕

如果患了急性鼻炎，一般最早会出现打喷嚏现象，会连续不停地打喷嚏。同时，会感觉鼻腔又干又痒，之后开始流鼻涕。开始时，鼻涕稀薄、量大，慢慢变成脓性鼻涕，鼻涕量有所减少，最后消失。病程会迁延 7~10 天。

治疗

感冒药治疗、鼻炎药治疗

急性鼻炎要及时治疗，治疗不及时很容易转成慢性鼻炎。慢性鼻炎很难根治，还会带来一系列不适症状。疾病初起时，只服用感冒药即可，大部分急性鼻炎随着感冒好转逐渐好转，不需要特别用药。如果病情较重、鼻塞严重、大量流鼻涕，或者感冒早已经痊愈了，鼻炎还比较严重，需要在医生指导下使用鼻炎药或者抗生素。需要注意，鼻炎药不要刚患病就用，那样不利于炎症恢复，反而会加重鼻炎。

自我保健

● 在绿茶中加入少量盐，把盐茶水滴入鼻腔或者把胡萝卜汁少量滴入鼻腔，都能缓解鼻塞。

● 把干的西瓜藤炒熟，磨成粉用温水冲泡饮用或者把新鲜的西瓜藤加水煮汤饮用，都可以减少鼻涕。

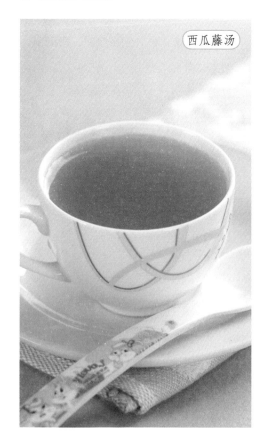
西瓜藤汤

鼻中隔偏曲症

鼻中隔指的是分隔左右鼻腔的软骨和其上的薄膜。鼻中隔偏曲可能是外伤引起的，当外部撞击引起软骨脱位、骨折，没有及时修复，就可引起鼻中隔偏曲症；也可能是发育异常，虽然大多数人的鼻中隔都不是笔直的，都有一定程度的偏曲，只是没有任何生理影响，如果出现了功能障碍，就是鼻中隔偏曲症了。另外，鼻内肿瘤也可压迫鼻中隔导致偏曲。

主要症状

鼻塞、鼻出血、流脓涕

如果患有鼻中隔偏曲症，鼻功能受影响，会交替性出现或者持续出现鼻塞、流脓涕症状，其中一侧总是很容易流鼻血。另外，因为呼吸受阻，鼻中隔偏曲症可能还伴有头痛、注意力下降、记忆力衰退、偏头痛等症状。

治疗

手术矫正

大多数人的鼻子都有一定程度的偏曲，只要不影响功能就不用理会。如果出现明显症状如连续性鼻塞、经常鼻出血，应该先检查，确定引起鼻中隔偏曲的原因。单纯的鼻中隔偏曲症治疗很简单，方法也唯一，只要手术矫正即可。如果鼻内有肿瘤或者患了鼻窦炎了，要先治疗相关疾病再考虑矫正。

自我保健

●患有鼻中隔偏曲症，会经常流鼻血，要正确处理。流鼻血时，不要向后仰脖子，以免血液流入气管，引起呛咳。正确的做法是低下头，用手压住出血一侧鼻翼，压迫止血。效果不佳时，可以用冷水拍击额头，很快就会止血。

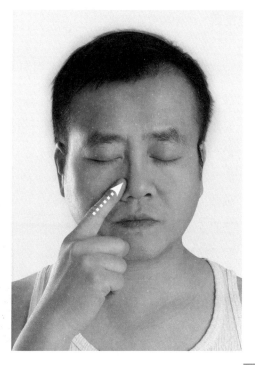

慢性肥厚性鼻炎

急性鼻炎治疗不彻底，或者反复发作就容易引起慢性肥厚性鼻炎。这时，鼻黏膜会严重水肿并堵塞鼻腔，导致患者不停流鼻涕。另外，感冒、鼻窦炎、扁桃体炎、鼻中隔偏曲症、糖尿病、癫痫、心脏病、血液病等疾病，甚至外界刺激，包括物理、化学刺激，都可引起慢性肥厚性鼻炎。

主要症状

鼻塞、流鼻涕

如果患了慢性肥厚性鼻炎，几乎经常性地出现鼻塞、流鼻涕，但鼻涕不多，多为黏液性或者黏脓性。患该病后，患者常常需要张口呼吸，并感觉咽部有异物。另外，多数伴有嗅觉减退，说话带鼻音。病情严重者还会出现头痛、头晕、失眠、精神萎靡等症状。

治疗

手术治疗

药物治疗慢性肥厚性鼻炎，疗效不佳。另外还有激光治疗、冷冻治疗、电凝治疗法等。不同的病人、病情，效果不一。比较彻底的方法还是手术。不过手术前必须找到引起该病的病因，并对症治疗引起该病的疾病，如糖尿病、心脏病、鼻中隔偏曲症、扁桃体炎等，然后再手术治疗肥厚性鼻炎。

自我保健

● 做好鼻腔卫生。每天早晚用洗鼻器装满温热的淡盐水或者清水冲洗鼻腔，帮助鼻纤毛摆动，可缓解病情。

● 饮食要清淡，戒烟戒酒。

● 注意保暖，体温下降会加重病情。天冷要多穿衣服，另外可以多吃能让身体发暖的食物，如大葱、生姜、羊肉、红薯、胡萝卜等。

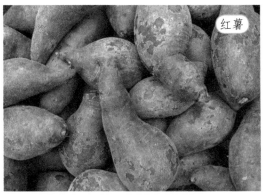

红薯

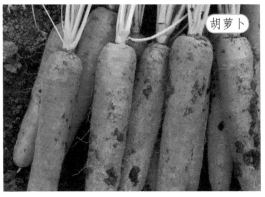

胡萝卜

鼻窦炎

鼻窦是鼻腔周围含气的骨质腔，共有四个部分，即上颌窦、额窦、筛窦、蝶窦。鼻窦炎就是这些鼻窦中的一个部分或者多个部分发炎了。鼻窦炎分为急性和慢性，一般来说患慢性鼻窦炎的较多。长期感冒或者反复感冒是引起鼻窦炎的主要原因。猛烈擤鼻涕或者有异物、污水深入鼻腔也会引起鼻窦炎。鼻窦炎中的脓液进入喉咙可向肺部运动，引起肺炎。

主要症状

鼻塞、头痛、流脓鼻涕

如果患有鼻窦炎，鼻窦里会蓄积大量脓液，不断产生的脓水大多从鼻腔排出，所以会出现流脓鼻涕、鼻塞的症状。另外，患鼻窦炎会引发头痛。如果是急性的，头痛和鼻子痛都比较剧烈，如果是慢性的，头痛一般是钝痛，不太剧烈。除此之外，还会打呼噜，并有注意力下降的问题。有时候脓水会进入喉咙引起咳嗽。

治疗

抗生素治疗、局部清洗、手术治疗

患了鼻窦炎，必须由医生进行专业治疗。需要服用抗生素或消炎药，同时配合局部清洗。局部清洗前需要用针扎破鼻窦抽出脓水，然后用药物清洗。之后服用抗生素或消炎药。如果长期治疗无效需要考虑手术。另外如果同时患有慢性扁桃体炎或者甲状腺功能减退，鼻窦炎也很难痊愈，这时候就需要先治疗这些疾病。

自我保健

● 准备一些蜗牛粉，炒熟，饭前食用，能预防脓水蓄积。另外也可以饮用车前草汤，有同样的功效。

● 鼻塞难受的时候，用单手拇指、食指按摩鼻孔两侧，从上往下滑动，多按摩一会，让热气进入鼻窦内部，能缓解症状。

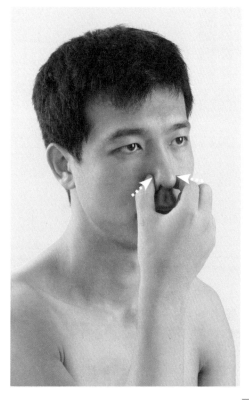

脱发

头发脱落再生是正常的生理过程，不过如果头发脱落过多，脱落远多于新生头发就是病态了。不良生活习惯、精神压力太大、营养不良或者护理方法不当、遗传等因素都可引起脱发。也有部分脱发是疾病导致的。脱发时应该认真调整生活习惯、饮食习惯，另外最好去看医生。

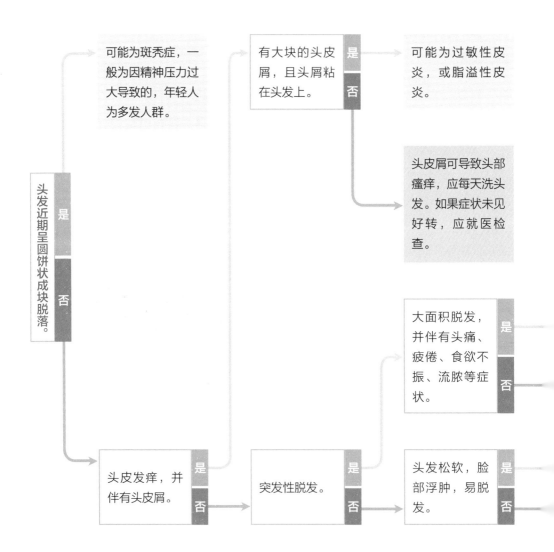

头发近期呈圆饼状成块脱落。
- 是 → 可能为斑秃症，一般为因精神压力过大导致的，年轻人为多发人群。
- 否 → 头皮发痒，并伴有头皮屑。

有大块的头皮屑，且头屑粘在头发上。
- 是 → 可能为过敏性皮炎，或脂溢性皮炎。
- 否 → 头皮屑可导致头部瘙痒，应每天洗头发。如果症状未见好转，应就医检查。

头皮发痒，并伴有头皮屑。
- 是 →
- 否 → 突发性脱发。

突发性脱发。
- 是 → 大面积脱发，并伴有头痛、疲倦、食欲不振、流脓等症状。
- 否 → 头发松软，脸部浮肿，易脱发。

大面积脱发，并伴有头痛、疲倦、食欲不振、流脓等症状。
- 是 →
- 否 →

头发松软，脸部浮肿，易脱发。
- 是 →
- 否 →

参考页码

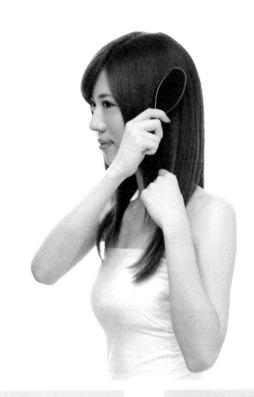

可能有全身疾病，这
只是症状的一部分，
应就医检查。

如果正在服用药物，
可能为药物副作用引
起的。

可能为胶原病。

可能是年龄大引起
的。如果年轻人脱
发，应考虑是激素或
遗传因素异常引起
的。

可能为黏液性水肿，
应就医检查。

可能为慢性肝病、甲
状腺功能减退症、营
养不良或缺铁性贫
血，应就医检查。若
为女性，也应考虑是
头发扎得太紧导致的
脱发现象。

| 手或者脸部有红色斑点，但斑点处不痛也不痒。 | 是 |
| | 否 |

| 男性。 | 是 |
| | 否 |

红色警报

如果大面积脱发，并伴有食欲缺乏、全身无力、头痛、流脓，应立即就医检查。
另外，脱发也可能为全身疾病引起的部分症状表现，也应予以重视，去医院接受检
查。如果不明原因的脱发，可能为缺铁性贫血、慢性肝病、营养不良、甲状腺功能
减退症等疾病。

斑秃

斑秃就是平常说的"鬼剃头"，目前没有找到确切的发病原因，主要与精神压力大、营养不良、妊娠等因素有关。过敏、局部感染、炎症等也可能是造成斑秃的原因。另外，患甲状腺疾病、糖尿病、白斑症也都可引起斑秃。

主要症状

成片脱发

如果患了斑秃，某个部位的头发会毫无征兆地突然一整片全部脱落，露出光滑、柔软、洁白的头皮。虽然斑秃不疼、不痒，但特别影响美观，也会给患者造成很大的心理压力。

治疗

局部用药、服用维生素

患了斑秃，大多数可自行恢复。若反复发生，需要看医生。医生会找出致病原因，在治疗斑秃的同时治疗引起该症状的疾病。治疗斑秃局部用药效果比较明显，可以在脱发部位涂抹药物或者注射药物，很快就能生出头发。也可以进行全面治疗，服用稳定剂或者维生素。

自我保健

● 保证充足睡眠，缓解精神压力，有助于预防疾病加重，也为头发再生提供支持。

● 多吃牛奶、鸡蛋、海藻类和蔬菜类食品，为头发提供明胶和蛋白质。明胶和蛋白质是头发的主要构成成分。

● 勤洗头，减少头皮油脂和头皮屑堆积。但不要太频繁地梳头，频繁梳头也可引起脱发。

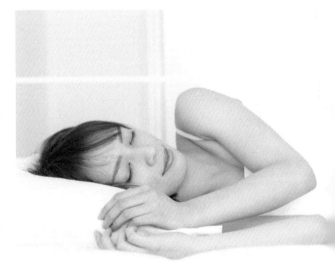

脂溢性皮炎

　　脂溢性皮炎是因为皮肤过度分泌皮脂导致的。皮脂腺分泌过于旺盛，容易出现脂溢性皮炎。因为头皮聚集皮脂多，所以，容易沾染、聚集大量细菌，从而导致发炎。同时厚厚的皮脂还会阻塞毛孔、皮脂腺，进而影响皮肤血液循环，引起脱发。

主要症状

脱发、头皮痒、头皮皮疹

　　如果患了脂溢性皮炎，有的患者头皮上先会出现红斑，红斑上面覆盖白色皮屑，伴有瘙痒。用手抓的时候头皮屑纷纷落下。脱落的头皮屑很难清除，都黏腻地粘在头发上。有的患者则是头皮上出现皮疹、水疱，抓挠后会糜烂、渗液，之后结成黄色的痂皮。脂溢性皮炎长时间不治疗，久了就会出现严重的脱发，脱发主要集中在头顶部位。

治疗

补充维生素、正确洗头

　　皮脂分泌过度与消化和代谢都有关系，改善营养状况对改善病症有好处，每天服用 2 片复合 B 族维生素片可有效预防脱发。同时要控制糖摄入量，少吃甜食。糖摄入过多会增加皮脂分泌。另外建议用硫化硒香皂或硫黄软皂洗头，每周一两次，去脂、杀菌、消炎效果良好。如果不适感很严重，应该看医生，使用一些外用涂抹的药物。

自我保健

● 侧柏叶、桑树皮有治疗脱发的功效。选一些新鲜侧柏叶，浸泡在 60% 酒精中，7 天后取汁，1 天 3 次涂擦脱发部位。桑树皮则可以用水煎，然后用来洗头。

● 尽量避免阳光过度直射头发，阳光强烈的时候避免外出，外出时要打伞，避免刺激皮脂分泌。

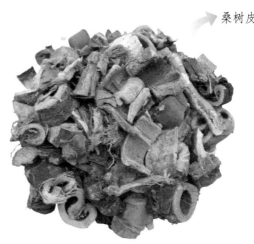

桑树皮

护发生活小细节

一头乌黑的头发与好身体是分不开的，要想头发好不能单单在头发上用心思，营养和生活规律也要注意。

首先是营养要均衡、充足。人体的营养系统非常微妙，组成身体的任何部分需要的营养都非常多，所以保养头发不是只吃一些黑芝麻、黑豆等就可以的，而是要更加全面和充分的营养，不挑食、不节食。其次是生活要规律，特别是不要熬夜。不熬夜对身体功能的维护和提升作用很大，也包括头发。另外，在对待头发上也要关注各种细节。

■ 勤洗头

头发、头皮平时会沾染很多灰尘，头皮也会分泌很多油脂，长时间不清洁会影响头发、头皮的正常代谢。

■ 正确梳头发

梳头不要太用力，也不要太频繁，都会损伤发质。另外头发湿的时候不要梳，这时候头发毛鳞片都是张开的，梳头很伤发质。

■ 洗发水、吹风机温度不要太高

都以温热为宜，不要太烫。

■ 勤用护发素、发膜等

护发素、发膜能给头发集中的营养和护理，尽量每次洗发都用护发素，一两周用一次发膜，能起到很好的顺滑和防干燥效果。

■ 经常按摩头皮

空闲的时候五指成梳，反复按摩头皮可促进头皮血液循环，维护毛囊健康。

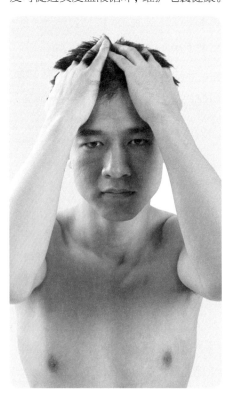

胶原病

胶原病就是结缔组织病。结缔组织存在于身体各种组织中，骨骼、软骨、肌腱、肌肉、神经中都有，其中充满胶原纤维，这些胶原纤维有损伤、发生变性，会引起各种证候，脱发也是其中证候之一。胶原病的具体发病机制、发病原因目前还不明确，自身免疫紊乱可能是主要原因。

主要症状

皮肤僵硬、关节水肿、脱发

如果患有胶原病，皮肤会变得粗糙、僵硬，表现在头皮上，就是头皮变得非常光滑，从而引起头发脱落。脱落的头发无法再生。脱发只是胶原病的表现之一，该病还有很多症状，包括不明原因的发热以及四肢及脸部、胸部出现红色斑点、身体僵硬、体重减轻、疲倦等。

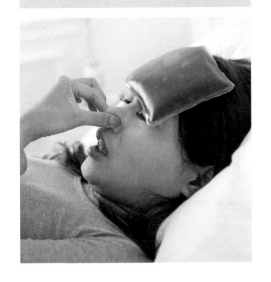

治疗

移植毛囊、日常保养

胶原病因为没有发现确切病因，所以也没有有效的治疗办法。如果脱发了，发根就受伤了，不能自愈，不能再生新发，如果特别介意可以移植别处皮肤毛囊。移植毛囊也就是平常所说的植发。一般是移植后枕骨部位的毛囊。移植存活下来的毛囊就会长出新的头发。新的头发一般不会再脱落。

结缔组织病很难彻底根治，日常保养很重要，平时要注意观察皮肤弹性及颜色的变化，避免皮肤出现破损，一旦出现要积极预防感染。另外要注意防寒保暖，保护肢端血液运行通畅，这样可以减轻症状。

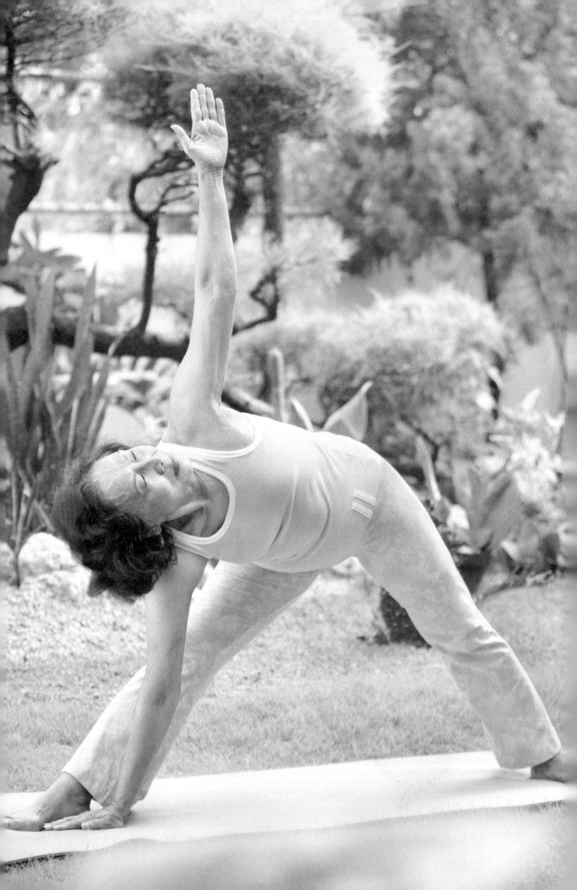

第三章

胸腹部不适与症状

人体所有内脏器官都集中在胸腹部，胸腹部是除了头颈部之外最要害的部位。因为胸腹部组织、器官多种多样，构造复杂，所以发生在胸腹部的疾病也多种多样，不过相对来说这些疾病很少疑难杂症，一般都比较容易发现，也方便对症治疗。

咳嗽

咳嗽是身体为了排除异物的一种自然反应。当异物进入鼻腔、喉咙、支气管或者肺部就会引发咳嗽。一般咳嗽也被视为身体的自我保护机制，不用特别处理。如果持续、剧烈咳嗽或者伴有胸口痛、呼吸困难时，就要重视，最好去医院检查，确定引起咳嗽的原因并进行治疗。

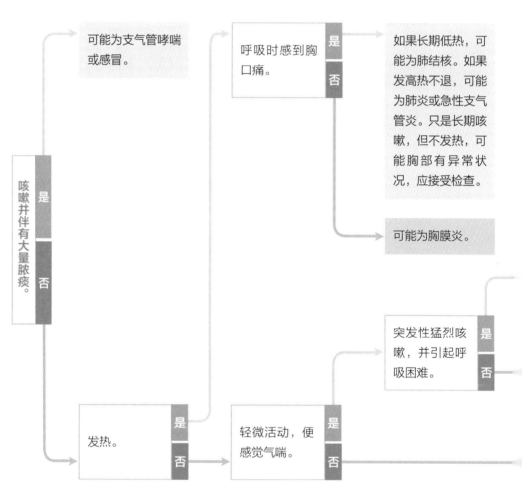

参考页码

支气管哮喘……P36
感冒、支气管炎……P170
哮喘……P171
肺炎……P172

急性支气管炎……P176
肺结核……P179
胸膜炎……P184

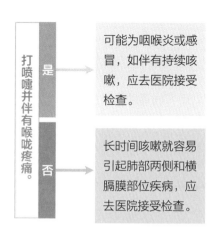

打喷嚏并伴有喉咙疼痛。

是 → 可能为咽喉炎或感冒，如伴有持续咳嗽，应去医院接受检查。

否 → 长时间咳嗽就容易引起肺部两侧和横膈膜部位疾病，应去医院接受检查。

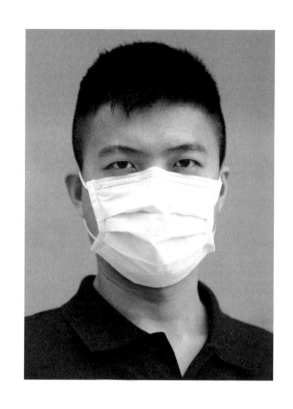

可能喉咙受到刺激性气体影响，或喉咙内有异物。

可能有严重的肺部疾病。

可能为咽喉疾病或支气管炎，应去医院接受检查。如果检查结果正常时，应考虑为神经性症状引起的。

咳嗽的同时胸口痛。

是

否

咳嗽声音异常。

是

否

如果已经咳嗽一段时间了，可能为哮喘、支气管或肺部疾病，应去医院接受检查。

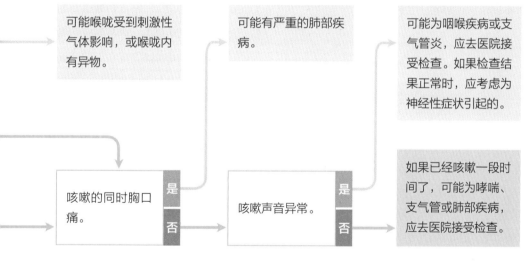

红色警报　　呼吸或咳嗽时伴随胸口痛，应考虑为肺部疾病，必须立即就医。咳嗽很严重，甚至导致呼吸困难，可能是吸入了刺激性气体，或者喉咙内有异物，也应立即就医。一般情况下，只要咳嗽时伴有疼痛，就应立即就医。

感冒、支气管炎

感冒多是由病毒感染导致的，并常伴有支气管炎。感冒病毒通常经由喷嚏、咳嗽在人群间传播。温差较大时，抵抗力降低时，便容易被病毒侵犯而患感冒。而身体健康、抵抗力强的人，就能对抗感冒病毒，很少感冒，即使患了感冒，症状也较轻微。所以，平常应多锻炼身体，同时远离感冒患者。

主要症状

咳嗽、流鼻涕、打喷嚏

患感冒时，症状较轻的，仅会流鼻涕、打喷嚏，也会出现喉咙疼痛以及轻微的咳嗽，如果感冒比较严重，就会出现发热、头痛、咳嗽，甚至四肢无力、胃口不佳等症状。另外还会有鼻塞、鼻腔溃烂等不适症状，嘴唇还会长水疱。

治疗

充分休息、多喝水

理论上说，感冒在1周左右会自愈，但是如果自身抵抗力太差，感冒可迁延不愈，并牵连到其他器官，引起支气管炎、中耳炎、脑膜炎、肺炎等严重疾病。同时因为引起感冒的病毒太多，所以没有一种药能做到药到病除。患感冒后最重要的是要充分休息，维持体力，提高对抗病毒的能力。另外就是多喝水，喝水可促使病毒尽快排出，促进感冒痊愈。

自我保健

感冒引起的咳嗽，轻微时候可在开水里加些白糖，喝糖开水。白糖可以稳定受刺激黏膜，缓解咳嗽。

咳嗽可以食疗，橘子皮泡茶、大葱、生姜、大蒜熬汤、核桃粥、石榴汁、萝卜汁、梨汁都有很好的缓解咳嗽效果。

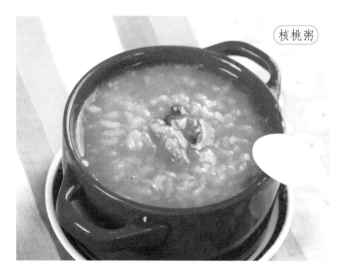

核桃粥

哮喘

哮喘是气管的一种慢性炎症，是因为支气管过于敏感导致的，只要有刺激性物质进入气管就会引起咳嗽。过敏性哮喘者是对灰尘、尘螨、花粉、动物皮毛等特定物质有反应，非过敏哮喘者对刺激性气味、冷空气、运动、部分食品或药品等有反应。

主要症状

咳嗽、喘息、气促

如果患上哮喘，就会出现咳嗽、喘息症状，多数在夜间和凌晨发生。严重的时候，引起哮喘的物质会引起支气管平滑肌收缩，致使气管变窄，会出现气促、呼吸困难。另外发病时，呼吸时声音比较大，伴有鼻塞声音。

治疗

避免刺激、支气管扩张剂

哮喘一旦患上基本上会伴随一生，不过只要细心一点就能跟它和谐相处。最主要的一点就是要远离刺激物质。如果是过敏性哮喘，要勤洗床单、被罩，勤用湿布擦拭家具、床垫，不养小动物，不养花草，外出尽量在早晨、傍晚。同时要随身携带一支支气管扩张剂，急性发作时只要喷入口腔就能缓解症状。如果有痰，还可在医生指导下配合祛痰剂治疗。

自我保健

● 有些易致敏食物会加重哮喘，生活中应该避免食用，牛奶、虾、鸡蛋、巧克力、花生、坚果、芒果等，这都属于这类食物。

● 苏子淫羊藿饮可治疗哮喘：将6克苏子和12克淫羊藿放入砂锅中，加3碗水。大火烧开，然后转成小火，煎至1碗即可。每天1剂，分2~3次服。

苏子淫羊藿饮

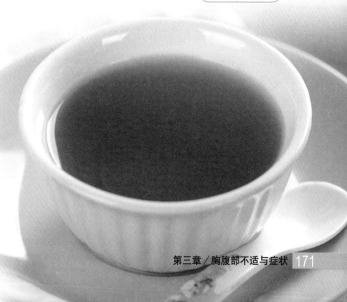

肺炎

支气管末梢、肺泡、肺介质上发生炎症，就是肺炎。肺炎多数是由细菌感染引起的，少数为病毒引起。另外寄生虫也可引起肺炎。有的患者是在感冒之后患上肺炎，有的患者直接就是肺炎。肺炎发展很快，因此患病后要尽快采取正确措施治疗，预防引起其他致命的并发症。

主要症状

咳嗽、脓痰、发热

如果患有肺炎，一般会咳嗽并伴有脓痰，而且会发高热。与其他原因引起的咳嗽明显区别为：肺炎会伴有胸口疼痛和呼吸困难。如果呼吸困难严重时，脸部和指甲会因为缺氧而发绀。小婴儿患肺炎比较特殊，可以不咳嗽、不发热而出现其他全身症状比如精神萎靡、食欲下降等，需要观察呼吸及其他全身表现而发现疾病。

治疗

住院治疗、抗生素疗法、卧床休息

患肺炎后，一般都需要住院治疗。先要确定病因，如果是病毒引起的，主要是对症治疗，减少不适感，降温、止痛、清痰、多休息，给予充足水分、营养，并密切观察有无并发细菌感染。一旦并发细菌感染，需要用抗生素治疗。

如果是细菌感染引起的，要马上给予抗生素进行治疗。如果呼吸困难严重，需要吸氧。咳嗽时，应该帮助患者拍背，有助于痰液咳出，缓解咳嗽。

自我保健

● 体质较差的人包括老人、幼儿、儿童或者久病的成人，建议每年接种肺炎疫苗、流感疫苗，虽然不能完全杜绝肺炎，但还是能起到一定的预防作用。

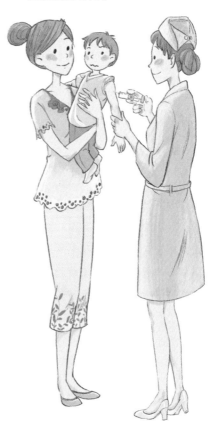

肺炎家庭疗法

肺炎在中医为"肺闭"病证，一般因操劳过度、寒温失调、饮食不节而致邪毒内侵于肺部导致的。虽然发病的部位在肺，但病机为邪侵人体的卫气。拔罐可以行卫气祛表邪，对肺炎有很好的疗效。

取穴方法

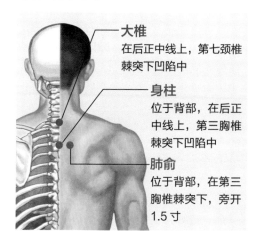

大椎
在后正中线上，第七颈椎棘突下凹陷中

身柱
位于背部，在后正中线上，第三胸椎棘突下凹陷中

肺俞
位于背部，在第三胸椎棘突下，旁开1.5寸

拔罐方法

1. 按摩时，让患者取俯卧位，对大椎、身柱、肺俞周围皮肤进行消毒，在此过程中要缓解患者紧张情绪，以免影响治疗。

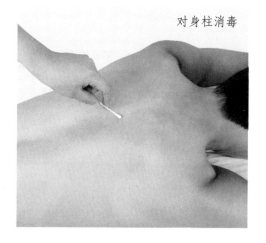

对身柱消毒

2. 消毒后，用三棱针点刺步骤1中穴位周围的皮肤，以微微出血为度。此步操作要求施罐者有一定医学知识，否则易产生不安全因素。

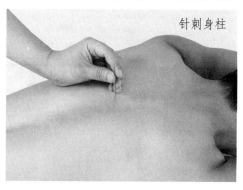

针刺身柱

3. 将罐拔在点刺过的穴位上，留罐10~15分钟，以拔出血1毫升左右为度。起罐后要擦去血渍，对穴位皮肤进行消毒，每日1次。

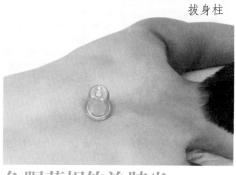

拔身柱

鱼腥草根饮治肺炎

将200克新鲜鱼腥草根洗净，水浓煎去渣。加入200克白糖，搅拌均匀。分2次服用。患病期内可常服。适用于咯血鲜红、小便黄赤者。

脓痰

大多数脓痰都是疾病引起的，如支气管炎、肺炎、支气管扩张症等，也有单纯受刺激而出现的咳嗽。现代生活大气污染重，没病而天天多次吐出脓痰的人也不少。但是脓痰伴有咳嗽，一般都是患病了。

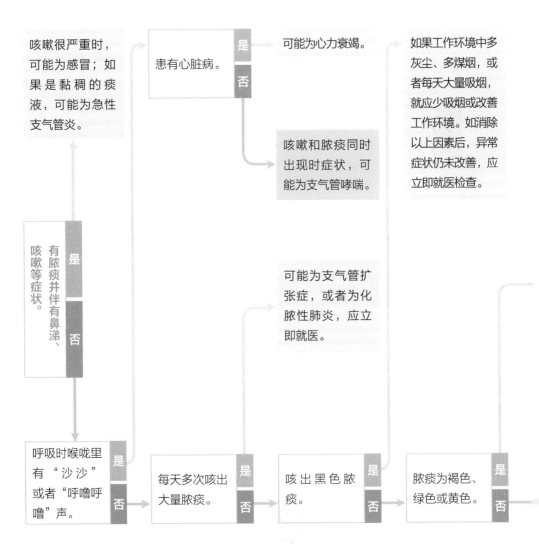

咳嗽很严重时，可能为感冒；如果是黏稠的痰液，可能为急性支气管炎。

患有心脏病。
是 → 可能为心力衰竭。
否

咳嗽和脓痰同时出现时症状，可能为支气管哮喘。

如果工作环境中多灰尘、多煤烟，或者每天大量吸烟，就应少吸烟或改善工作环境。如消除以上因素后，异常症状仍未改善，应立即就医检查。

可能为支气管扩张症，或者为化脓性肺炎，应立即就医。

有脓痰并伴有鼻涕、咳嗽等症状。
是
否

呼吸时喉咙里有"沙沙"或者"呼噜呼噜"声。
是
否

每天多次咳出大量脓痰。
是
否

咳出黑色脓痰。
是
否

脓痰为褐色、绿色或黄色。
是
否

参考页码

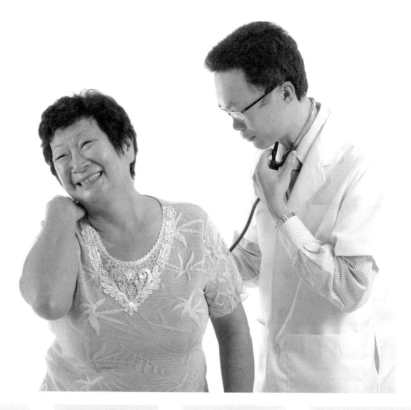

可能为心脏瓣膜病或肺炎。

可能为肺炎、肺结核或鼻窦炎。如果伴有胸口疼痛，就是危险征兆，应立即就医。

可能为支气管炎、肺炎或鼻窦炎。

经常发现痰里含有大量泡沫，可能为肺水肿。如果为心脏病患者发现肺功能异常，应立即就医。

| 暗红色或红色脓痰。 | 是否 | | 经常咳出脓水一样的黏痰。 | 是否 | | 脓痰里有大量的泡沫。 | 是否 | | 如果痰里只有唾液就不必担心，如果总是咳出脓痰，应立即就医。 |

红色警报

　　如果脓痰里带血液，就为重病。如果已经患有肺炎、支气管扩张症、肺化脓症等疾病，再出现砖红色或暗红色的脓痰，就应立即就医。肺水肿时，会有带血液的脓痰，还会伴有呼吸困难症状。出现以上各种情况，会有生命危险，应立即就医检查。

急性支气管炎

感冒是引起急性支气管炎的主要原因。引起感冒的细菌、病毒进入支气管就可能引起支气管炎。除此之外，着凉、吸烟、各种化学物质、大气污染也会引起急性支气管炎。

主要症状

咳嗽、脓痰

急性支气管炎发病时，往往先有感冒症状，如打喷嚏、流涕等。起病初期，咳嗽不严重，受到刺激才咳嗽，无痰。一两天后，咳嗽逐渐严重，同时伴有黏稠的脓痰，一般在早上起床时咳嗽最严重。有时候睡觉改变体位或者受到冷空气刺激，也会剧烈咳嗽。咳嗽剧烈时可伴恶心呕吐。

治疗

支气管扩张、抗生素治疗

咳嗽剧烈有脓痰的时候，应该尽快看医生，不要自行服用止咳药。止咳药会妨碍支气管内有害物质排出，加重病情。这时应该遵医嘱，使用支气管扩张剂，促进支气管内痰液排出。同时检查是否细菌引起，如果存在细菌感染情况就需要使用抗生素治疗。急性支气管炎要尽快治疗，并彻底治好，避免反复发作引起慢性支气管炎。

自我保健

● 吸烟对支气管的危害较大，如果戒烟就能减少急性支气管炎发作。同时也要拒绝二手烟。要注意环境卫生。如果空气污染严重，在家里要开空气净化器，出门要戴口罩。

● 将银杏果加香油炒熟，每次吃 5~10 颗对治疗急性支气管炎有效。

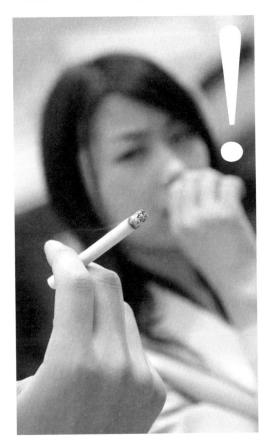

肺水肿

肺内存在一些组织液，正常情况下，这些组织液会被肺内的组织吸收。但有些时候因为某种原因，这些组织液不能被吸收，并从毛细血管外渗，然后积聚在肺泡、肺间质和细小支气管内，这就形成了肺水肿。这时，肺部会急速水肿，呼吸功能会严重受阻。引起肺水肿的一般都是比较严重的疾病，比如动脉硬化、心脏瓣膜病、高血压等。

主要症状

呼吸困难、白色或粉红色泡沫脓痰、发绀、大汗

患了肺水肿后，呼吸会非常困难，而且必须坐着呼吸才容易一点。因为吸入氧气不够，皮肤会发绀。咳嗽在刚开始的时候不严重，只是干咳，之后逐渐出现脓痰，痰中有大量泡沫，且泡沫越来越多，痰液中因含有血液而变成粉红色。同时患病者会全身大汗淋漓。

治疗

吸氧、减少静脉回流

急性肺水肿是急症、危症、重症，心脏疾病引起的肺水肿是最多见的。如果是心脏疾病引起的，必须治疗心脏病。在治疗心脏疾病的同时减轻肺水肿症状，轮流用止血带紧缚四肢，减少静脉回流向心脏的血液，或者抽出一部分静脉血，可减轻肺部压力，减少肺内淤血。同时要吸氧。

患肺水肿时，患者必须坐着或者站着，要让上半身直立，避免躺卧，这样呼吸会更容易一些，感觉会比较舒服。另外可以把双腿在床边下垂，可减少静脉回流，减少肺部血液蓄积。

自我保健

● 芡实、山药、茯苓、薏苡仁、莲蓬等有排除水肿的功效，常吃对预防水肿有一定的功效。

→ 山药

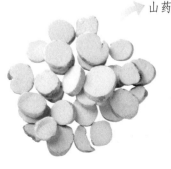

→ 薏苡仁

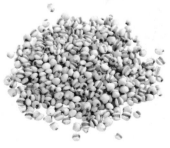

心脏瓣膜病

心脏有四个瓣膜，是血流入、流出心脏的阀门，控制着血流的方向。如果心脏瓣膜出现问题，变僵硬或者变狭窄，血流就不能正常运行，身体就会出现一系列症状。心脏瓣膜病有先天的，也有后天的。后天的心脏瓣膜病大部分是风湿性的。另外，梅毒、动脉硬化等都可引起该病。

主要症状

脓痰带血丝、呼吸困难、容易疲劳

心脏瓣膜刚出问题的时候，患者一般是感觉不到的，这时候还没有什么症状。但时间长了，症状就会明显并越来越严重，很容易呼吸困难、心跳加快，而且很容易疲劳。另外伴有咳嗽和头晕的症状。咳嗽会非常猛烈，夜间一般更重，还伴有大量脓痰，脓痰中带着血丝。心脏瓣膜病很容易引起心室肥大、心力衰竭等问题。

治疗

药物治疗、手术治疗

现代先进的检查手段很容易诊断心脏瓣膜病，X线、心电图、超声心动图都是有效手段。特别是超声心动图，可以判断心脏瓣膜病的病变部位、严重程度甚至病变性质，可直接指导接下来的治疗。如果不是很严重，可以用药物缓解各种不适症状，并适当限制钠水摄入，同时注意预防感染，预防出现心力衰竭。如果已经出现心力衰竭，应该积极考虑手术治疗。

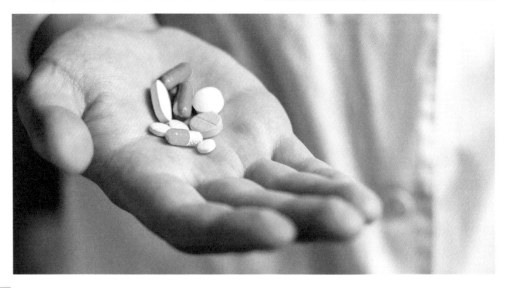

肺结核

肺结核是由结核杆菌感染导致的，该病有传染性，患病后，患者就成了传染源。刚开始被感染的时候，不会出现什么症状。但当身体抵抗力下降，细菌就在身体内大量繁殖，引起炎症反应，出现症状。

主要症状

贫血、带血脓痰、发热

患了肺结核后，全身症状比较明显，会出现乏力、盗汗、食欲下降、消瘦、贫血等症状，另外，会发低热，多数在午后发热。此外还有呼吸道症状如咳嗽、带血脓痰、胸痛、胸闷、呼吸困难等。痰中带血是肺结核一个很典型的症状，有这样的症状就应该去医院。

治疗

服用抗结核药

结核菌抗药性较高，所以患了结核病，需要联合用药，要同时服用两种以上的抗结核药物，并且还需持续服用半年以上。这样结核菌才能被彻底杀死，不容易再复发。一般来说，服用抗结核药物两周，结核菌就不活跃了，不具有传染性了，但是还没有彻底杀死，不应该停药。如果停药，病情很容易反复，而且很容易形成抗药性，要彻底治愈难度就更大了。

另外，患了结核病，要自动隔离，以免大面积传染。确保不会再传染了才能正常活动。患病期间室内要经常通风。

自我保健

将水芹菜榨成汁，混合温水喝，有止咳功效，还能辅助治疗肺结核。另外可常吃酸梅、大蒜等具有强烈杀菌作用的食物，对治愈肺结核也有利。

黑豆雪梨饮：将 1 个雪梨洗净切片，入锅内，加清水适量。锅中加入洗净的 30 克黑豆，一同炖至烂熟。每天 2 次，15 天为 1 个疗程。

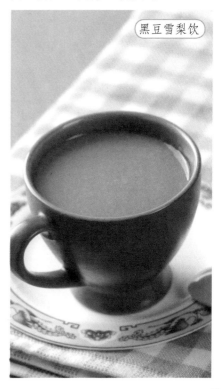

黑豆雪梨饮

胸口疼痛

有些胸口疼痛是因剧烈运动与呛咳引起的，在稍事休息后症状就会缓解。但有些是因疾病引起的如心肌梗死、胆囊炎、气胸等，休息后症状不能缓解，应就医检查。

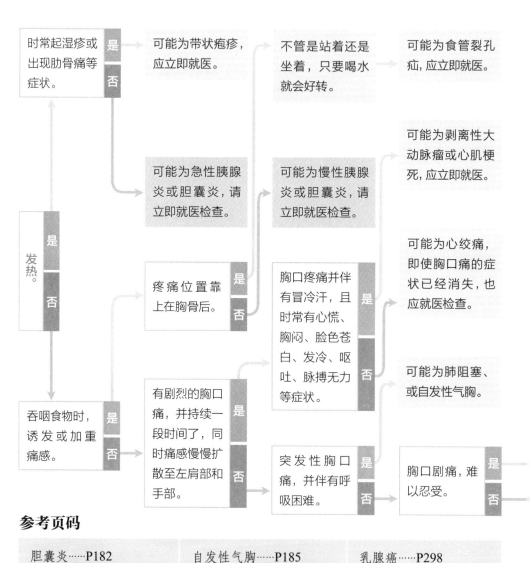

时常起湿疹或出现肋骨痛等症状。 — 是 → 可能为带状疱疹，应立即就医。

不管是站着还是坐着，只要喝水就会好转。 — → 可能为食管裂孔疝，应立即就医。

可能为急性胰腺炎或胆囊炎，请立即就医检查。 → 可能为慢性胰腺炎或胆囊炎，请立即就医检查。

可能为剥离性大动脉瘤或心肌梗死，应立即就医。

发热。 — 是 / 否

疼痛位置靠上在胸骨后。 — 是 / 否

胸口疼痛并伴有冒冷汗，且时常有心慌、胸闷、脸色苍白、发冷、呕吐、脉搏无力等症状。 — 是 / 否

可能为心绞痛，即使胸口痛的症状已经消失，也应就医检查。

可能为肺阻塞、或自发性气胸。

吞咽食物时，诱发或加重痛感。 — 是 / 否

有剧烈的胸口痛，并持续一段时间了，同时痛感慢慢扩散至左肩部和手部。 — 是 / 否

突发性胸口痛，并伴有呼吸困难。 — 是 / 否

胸口剧痛，难以忍受。 — 是 / 否

参考页码

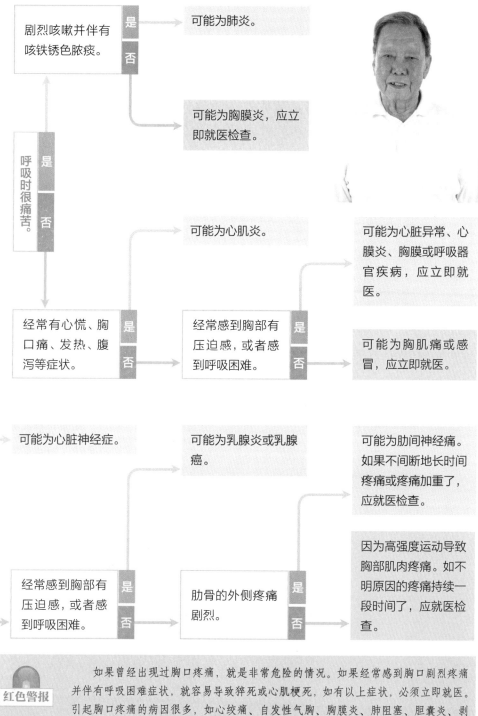

剧烈咳嗽并伴有咳铁锈色脓痰。 **是** → 可能为肺炎。

否 → 可能为胸膜炎，应立即就医检查。

呼吸时很痛苦。 **是** / **否**

经常有心慌、胸口痛、发热、腹泻等症状。 **是** → 可能为心肌炎。

否 → 经常感到胸部有压迫感，或者感到呼吸困难。 **是** → 可能为心脏异常、心膜炎、胸膜或呼吸器官疾病，应立即就医。

否 → 可能为胸肌痛或感冒，应立即就医。

可能为心脏神经症。

可能为乳腺炎或乳腺癌。

可能为肋间神经痛。如果不间断地长时间疼痛或疼痛加重了，应就医检查。

经常感到胸部有压迫感，或者感到呼吸困难。 **是** / **否** → 肋骨的外侧疼痛剧烈。 **是** → 因为高强度运动导致胸部肌肉疼痛。如不明原因的疼痛持续一段时间了，应就医检查。

否

红色警报　　如果曾经出现过胸口疼痛，就是非常危险的情况。如果经常感到胸口剧烈疼痛并伴有呼吸困难症状，就容易导致猝死或心肌梗死，如有以上症状，必须立即就医。引起胸口疼痛的病因很多，如心绞痛、自发性气胸、胸膜炎、肺阻塞、胆囊炎、剥离性大动脉瘤等，都是危急病症，因此，只要感到胸口痛，就应去医院接受检查找出病因，并及时治疗。

胆囊炎

　　胆囊内结石堵塞了胆汁留出的通道，使胆汁无法流出胆囊，就会导致细菌感染，引起胆囊炎。胆囊炎有急性的，也有慢性的，急性发作的时候症状非常明显，右上腹疼痛很强烈。慢性的胆囊炎一般症状轻微或者根本感觉不到。

主要症状

右上腹疼痛、恶心、呕吐、发热

　　如果患有急性胆囊炎，右上腹部会出现剧烈的疼痛，或者绞痛，不能触碰。疼痛多发生在多吃了油腻食物之后，且多在夜间发病。疼痛可向右肩部、右肩胛骨下角扩散，呈现放射性，而且疼痛可持续很长时间，并伴有呕吐、发热。如果是慢性胆囊炎，疼痛虽然持续，但不剧烈，有的时候甚至不出现症状。

治疗

手术治疗

　　胆囊炎恶化后可引起腹膜炎，应尽早治疗。一般性治疗就是注意饮食卫生、起居劳逸有节、少食多脂食物。药物治疗必须在医生的指导下用药，多用清利肝胆湿热的药物。对急性胆囊炎，会施行胆囊切除手术。在切除胆囊前要做内科治疗，而且要禁食，同时服用抗生素、镇痛剂，然后选择合适时机，以防手术出现太大风险。如果心、肺、肝部等有严重疾病不能手术的，需要坚持内科治疗。

自我保健

　　摄入过多脂肪会使胆汁分泌增加，加重胆囊负担，所以，少吃含油脂高的食物，可预防、减轻胆囊炎症状。

　　平时应注意饮食卫生，饭前洗手，蔬菜要彻底清洗，能煮熟的尽量煮熟吃，避免引起胆道寄生虫病。胆道寄生虫也可引起胆囊炎。

　　不吃早餐，分泌的胆汁没有用武之地，也可聚集在胆囊内形成结石，导致胆囊炎。所以，胆囊保健很重要的一点是一定要吃早餐。10 点前最好吃点。

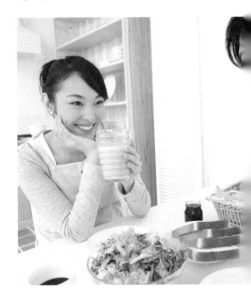

心肌梗死

心肌梗死是发生在冠状动脉粥样硬化的基础上，当冠状动脉粥样硬化的斑块破裂，形成血栓，阻塞冠状动脉腔，心脏得不到血液供应，心肌梗死就会发生。过劳、激动、便秘、暴饮暴食、寒冷刺激、吸烟、大量饮酒等都可诱发动脉粥样斑块破裂。心肌梗死是严重疾病，救治不及时可致死亡。

主要症状

剧烈疼痛、呼吸困难

心肌梗死发生前大部分有前兆，在发病前一两周或者一两天出现。之前没有心绞痛的出现心绞痛或者之前有心绞痛，但现在持续时间变长，疼痛程度变剧烈了，可能还伴有恶心、呕吐、大汗、气促等，含服硝酸甘油也不能起到缓解疼痛的作用，此时就要警惕心肌梗死。患了心肌梗死，心肌会缺血、损伤，甚至坏死，伴有剧烈疼痛。疼痛先出现在胸骨后或者心前区，之后左肩和手臂也会出现。同时血压会下降，脉搏也变得微弱，因为疼痛剧烈，患者会冒冷汗并且脸色苍白，甚至休克。患者自己会有濒死感。如果得不到及时救治就会出现心衰，有时还会引起脑梗死，造成死亡或者瘫痪。

治疗

综合治疗

如果出现胸口剧烈疼痛，应该马上就医，特别是冠心病、心绞痛患者，应该有这样的意识。医生会给予综合治疗，吸氧、溶栓、介入等，努力减小梗死面积，并尽早使冠状动脉再通。同时也会用药物缓解疼痛、升高血压等。只要治疗及时，两三周后即能基本恢复生活自理。

自我保健

● 心肌梗死发病后，两三天内只能食用流质食品。平时的饮食应低盐、低脂、少量多餐。

● 保持排便通畅，便秘时不要用力过大。太用力排便可引发心肌梗死。

● 很多心肌梗死发生在洗澡时，洗澡要特别注意，不要在饱餐或饥饿情况下洗澡，洗澡时间不能太长，水温不能太冷或太热，建议要跟体温相当。如果病情较严重，应在别人帮助下进行。

● 过度劳累、精神过度激动都可引发心肌梗死，患有心绞痛或者冠心病的患者要注意休息并且控制好自己的情绪。

胸膜炎

胸膜是覆盖在肺部上、胸廓内的一层浆膜，如果被细菌、病毒感染会出现炎症。出现炎症后，胸腔内可能有液体积聚，这是渗出性胸膜炎。也可能没有液体积聚，这是干性胸膜炎。肺炎最容易引起胸膜炎，此外外伤、肺肿瘤、结核、肝肿瘤等疾病都可引起该病。一般男性青年更容易患该病。

主要症状

高热、咳嗽、胸痛、呼吸困难

如果患了胸膜炎，会长时间地持续发高热，还会咳嗽、气喘甚至呼吸困难。另外还会出现乏力、食欲不振等全身症状。不同的人有不同的胸口疼痛感，有的不明显，有的只有呼吸和咳嗽时会有疼痛感，有的则会是剧痛，但也有的只是感觉轻微不适，没有疼痛感。

治疗

抗生素治疗、缓解症状

有一类胸膜炎是因为结核菌感染引起的，治疗时必须使用抗结核药物。除此之外要对症解决不适，用镇痛剂、解热剂、止咳剂等缓解咳嗽、疼痛、气喘等症状，用激素可促进胸腔内积液吸收。如果积液太多，严重影响呼吸，需要在胸腔内插入导管，抽出胸腔内的积液。

心绞痛

心绞痛是因为冠状动脉粥样硬化，使冠状动脉腔变狭窄，心脏供氧量减少了，使心肌出现暂时性的痉挛，进而导致胸口疼痛，心绞痛常因情绪激动、劳累、饱餐、炎热或寒冷诱发。

主要症状

胸口痛、胸口闷

如果患有心绞痛，胸口会出现阵发性疼痛，并伴有闷胀感觉，胸口像被压了一块石头，或绑紧了一根带子。疼痛时间较短，根据病情轻重，每次发作会持续2~10分钟，不过可能一天发作数次，也有可能几天才发作一次。疼痛可向左肩、左臂扩散，甚至直达无名指、小指，严重的还会出汗。

治疗

药物治疗、常备硝酸酯、手术治疗

患了心绞痛，症状较轻的需要服药治疗，扩张动脉的制剂、减少心肌耗氧的药物以及阻止冠状动脉粥样硬化恶化的药物都有效，应该在医生指导下用药。必要时还可以吸氧。另外应随身携带硝酸酯制剂，这属于急救药物，可迅速缓解心绞痛。如果病情较重，需要手术治疗。

自发性气胸

自发性气胸指的是肺部和支气管内的空气进入胸膜腔的情况，是因肺组织和脏层胸膜破裂、肺大泡等自行破裂而引起的。肺气肿、肺结核患者容易出现这种情况，胸部或周围外伤也可引起该病。

主要症状

胸口剧痛、呼吸困难

气胸发生时，不管病情轻重胸口都会出现刀割样、尖锐性刺痛感。也会伴有呼吸困难，但在不同人群表现不同，年轻人患慢性自发性气胸时，可能感觉不明显，急性的、老年人患病呼吸困难比较明显。另外，有时候会伴有刺激性咳嗽。急性气胸可能出现血压下降、心悸、四肢发凉等症状，得不到及时救治则可能会休克甚至死亡。

治疗

抽出空气、手术治疗

如果积气量比较少，可等待其自行吸收，如果积气量大必须进行引流，用气胸针将积气抽出，同时服用抗生素预防感染。如果气胸反复发作、不易痊愈，需要进行手术。

自我保健

● 气胸容易发生在瘦高型的人身上，所以平时要注意饮食营养，避免身体过于消瘦。

● 要控制上肢用力。上肢活动力量过大时可引起肺部组织扩张过度而引起气胸。

● 胡萝卜、陈皮、番茄、梨、菠菜、菜花、山药、蓝莓、莲子、杏仁、大枣、枇杷等都有增强肺部功能的作用，应该常吃。

● 多练习腹式呼吸，吸气时腹部鼓起，胸部凹陷，呼气时胸部鼓起，腹部凹陷，这样可以让更多空气进入体内，有助于增强肺功能。

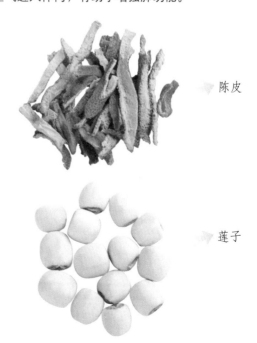

陈皮

莲子

胃胀

胃功能正常的情况下，只要不是吃得太多就不会感到胃胀。如果在进食 4 个小时以后，胃部还是有胀满的感觉，应该就是有问题了。胃部疾病如发炎、蠕动异常或者胃液分泌异常都可引起这种症状。

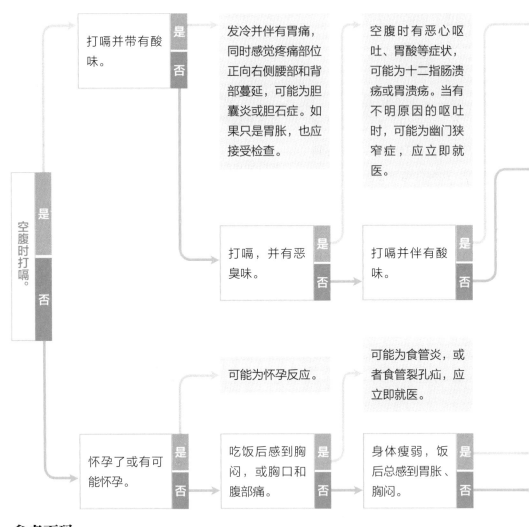

参考页码

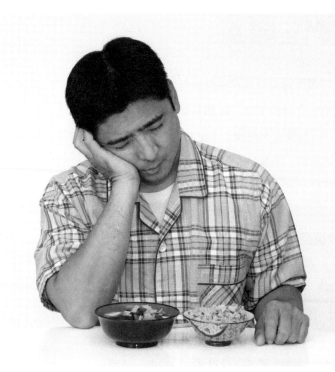

胃酸过多、胃炎都会导致打嗝带有酸味。

饱食后打嗝为正常现象，但空腹打嗝，就应接受检查。

可能为胃无力症或胃下垂症，应立即接受检查。

可能为反流性食管炎、胃炎或者其他胃肠疾病，应就医检查。

可能为心肌梗死或心绞痛。

可能为神经性胃炎，如果症状不能通过自我调整而改善或消失，应接受检查。

胃病与生活习惯息息相关。吸烟的人在戒烟后，病情没有好转，就应接受检查。

饭后胃部有饱胀感，且胸口下方直到腹部都感到疼痛。　是／否

中老年人常有恶心、胸闷症状。　是／否

过度疲劳，压力大，并伴有失眠、抑郁、焦虑等症状。　是／否

红色警报　　如果恶心并伴有胃胀，可能为反流性食管炎或胃炎。打嗝并有恶臭，同时胸口痛，可能为十二指肠溃疡或胃溃疡。身体很瘦弱，却经常感到胃胀，可能为胃下垂。饱食后胸口痛或胸闷，可能为食管裂孔疝。另外，不明原因的反复呕吐，可能为幽门狭窄症。有以上情况时，都应立即就医。

慢性胃炎

慢性胃炎是各种原因引起的慢性胃黏膜炎症病变，可能与幽门螺杆菌感染有关。有的是饮食习惯不良，比如长期大量食用辛辣刺激、过冷、过热食物，或者生活习惯不良，比如饮食无规律、不定时，暴饮暴食等不良习惯长期刺激导致的。另外压力大、内分泌异常、动脉硬化等疾病也可引起慢性胃炎。

主要症状

饭后胃胀、胃疼、眩晕

如果患有慢性胃炎，饭后常常会有胃部饱胀、疼痛的感觉，还会出现打嗝、恶心等现象。饭后三四小时后，胃排空了就会出现严重的胃疼现象。另外，如果慢性胃炎严重，还可能出现头晕、头痛、全身无力、贫血、消瘦、呕血等症状。

治疗

调整饮食习惯、药物治疗

慢性胃炎可逆转，即使比较严重也能好转，一定要坚持治疗。慢性胃炎服用药物就可以，但是必须咨询医生，不同程度的胃炎需要用不同的胃药。治疗同时很重要一点就是调整饮食习惯，戒烟酒，并定时定量吃饭，不要饥一顿饱一顿，不要暴饮暴食，不要吃太多甜食和脂肪含量大的食品，还要少吃辛辣、寒凉等刺激性食品。食物应以松软为主，多吃半流质食物，硬的、韧性大的食物都要少吃，比较难消化。睡前两三小时内尽量不吃东西，以免加重胃压力。

自我保健

注意胃部保暖，特别是夏天，建议穿小背心，最好不要穿露出胃部或者腰部的衣服。寒冷会刺激胃收缩，增加胃酸，不利于胃炎好转。

艾蒿、海带、芦荟可缓解慢性胃炎引起的胃疼。艾蒿可以选嫩叶，与面粉和匀烙饼，每天早晚空腹食用。海带打成粉冲水喝。芦荟可以买干芦荟泡茶喝。

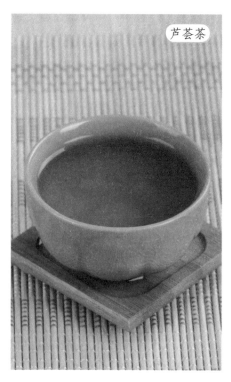

芦荟茶

慢性胃炎食谱

砂仁黄芪猪肚

材料 砂仁6克、黄芪20克、猪肚1个,盐适量。

做法 1.将猪肚洗净,将黄芪、砂仁装入猪肚。2.将猪肚放入锅中,加水盖过猪肚,煮至猪肚熟透,加入盐调味即可。

黄芪内金粥

材料 薏苡仁10克、赤小豆10克、黄芪12克、鸡内金粉7克、糯米80克。

做法 1.将黄芪放入水中煮20分钟,捞出黄芪。2.将薏苡仁、赤小豆、糯米淘洗干净,放入黄芪水中煮成粥。3.将鸡内金粉加入粥中即可。

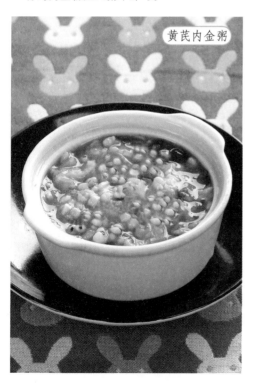
黄芪内金粥

淮山蜂蜜煎

材料 淮山30克、鸡内金9克、蜂蜜15克。

做法 1.将淮山去皮、洗净,放入锅中,加水,加入鸡内金粉,煮至淮山熟,水烧干即可。2.调入蜂蜜即可。

木瓜鲩鱼尾汤

材料 木瓜1个、鲩鱼尾100克,姜、植物油各适量。

做法 1.木瓜削皮、切块。姜洗净切片。鲩鱼尾清洗干净。2.锅中放油烧热,放入鲩鱼尾煎片刻,倒入适量清水。3.将木瓜、生姜片放入锅中,煮1小时左右即可。

参芪猴头炖鸡

材料 母鸡1只、猴头菇100克、黄芪10克、党参10克、大枣10克,葱、姜、料酒各适量。

做法 1.母鸡去头、去脚,剁成块,猴头菇洗净、去蒂,将水挤出,切成片。葱洗净切段,姜洗净切片。2.将猴头菇、鸡块放入锅中,将黄芪、党参、大枣、葱段、姜片、料酒等加入,加适量水,煮至鸡肉熟烂,加入盐调味即可。

胃十二指肠溃疡

正常情况下，胃液中的胃酸只够消化吃进去的食物，不会刺激胃黏膜和十二指肠，但是有些情况会导致胃酸分泌过多，这是胃十二指肠溃疡的主要原因。另外，经常食用刺激性食物或者营养不均衡、精神压力大、遗传因素、自主神经失调等也可引发胃十二指肠溃疡。

主要症状

空腹时胃痛、恶心

胃十二指肠溃疡有的发生在胃部，有的发生在十二指肠部，溃疡的占比比较少。如果发生在胃部，空腹时会经常出现胃痛，在上腹部，多为钝痛、隐痛。如果发生在十二指肠，除了上腹部疼痛外，表现的症状还会有恶心、呕吐、反酸、胸口痛等。另外也可能发生出血，比如吐血、排黑便等。

治疗

药物治疗、饮食调整

患了胃十二指肠溃疡，应该遵医嘱服用中和胃酸的药物，保护胃、十二指肠，减轻症状。但还要注意调整饮食结构，选择容易消化的食品，不吃刺激性食品，少吃多餐。另外，要注意控制情绪，情绪稳定、精神积极对治疗胃十二指肠溃疡很有帮助。如果疼痛严重或者有出血现象时，应该尽快看医生。病情严重时需要手术治疗。

自我保健

- 自制马铃薯蜂蜜膏对胃十二指肠溃疡有较好疗效。先把马铃薯打成泥，放入锅中熬成糊，加入等量的蜂蜜可熬成膏状，每天早晚各 1 勺。

- 常喝包心菜粥对胃十二指肠溃疡有好处。把包心菜放入锅中加水煮，煮半小时后捞出菜，放入米煮成粥，每天 2 碗。

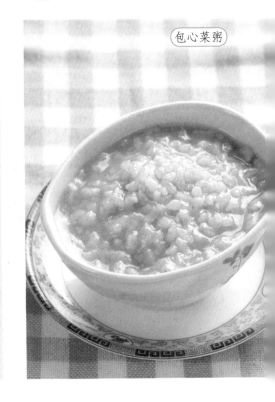

包心菜粥

食管裂孔疝

当胃的一部分通过膈食管裂孔进入了胸腔并压迫胸部后，就会发生食管裂孔疝。先天发育不足、衰老、膈食管裂孔大时，很容易发生这种情况。另外，外伤导致脊柱变形影响到裂孔开口，或者体重增加都可引发食管裂孔疝。如果发生了腹腔积水或者经常便秘，腹腔内压力上高，也会导致食管裂孔疝。

主要症状

上腹饱胀、反酸、嗳气、胸口疼痛

食管裂孔症轻微时，基本没什么症状，当发生食管炎、胃溃疡等消化道疾病的时候，才会发现该病，此时会出现反酸、嗳气、胸口疼痛等症状。

无症状的时候，因为部分胃嵌入食管裂空，影响食管、胃等的功能，所以也可引起食管炎、胃溃疡、贫血等疾病。

治疗

服用制酸剂或阻止胃酸逆流的药物

单纯的食管裂孔疝基本感觉不到症状，也可以不用特别治疗。如果出现了消化道症状如呕吐、消化不良、胸口痛、嗳气、反酸等问题，对症治疗胃炎、反流性食管炎、胃溃疡等疾病就行，可以遵医嘱服用制酸剂和阻止胃酸逆流的药物。但是如果因此而引起食管狭窄，就需要进行手术矫正。

自我保健

● 预防肥胖。少吃甜食、油腻食物，晚上不要吃得太晚、太多，不要吃太多零食，严格控制体重。

● 预防便秘。便秘增加腹压会引起或加重食管裂孔疝。平时多喝水，多吃含纤维丰富的绿叶蔬菜，并养成定时排便的习惯。

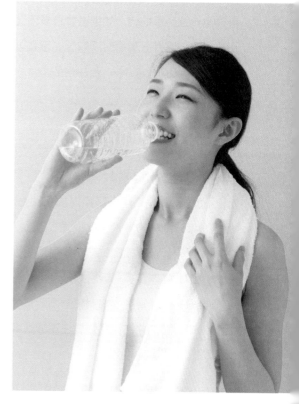

胃下垂症

胃是靠膈肌、韧带、腹内压共同支撑而悬在腹腔左上方的。如果这些组织的支撑力下降，就会发生胃下垂。胃下垂以后，胃会下移到肚脐下方并出现一些功能上的缺陷。经常穿紧身衣、暴饮暴食、过度疲劳、年龄大、胸部狭窄、体格偏瘦、腹部肌肉松弛的人都容易患胃下垂。

主要症状

消化不良、腹胀、上腹部不适、恶心

胃下垂以后，胃壁会变得松弛，胃部活动会减弱，胃液分泌会减少，因此胃下垂患者会出现消化不良并且容易腹胀，饭后还可能会有胃部沉重感、压迫感以及隐隐的腹痛感觉等。这些不良感觉可以在平卧休息一会儿后好转。如果进食过多还会引起恶心、呕吐。患病时间较长，患者可出现头晕、失眠、心悸、乏力等症状。

治疗

药物缓解症状、调整饮食规律

患了胃下垂，可以服用增加胃动力、促进胃液分泌的药物，缓解不适。另外最主要的是调整饮食规律。不要给胃部太大压力，不要吃得过多，饭后最好侧卧休息二三十分钟，让胃内容物消化一下。食物尽量选择容易消化的。另外要注意锻炼身体，增加身体肌肉力量。

自我保健

平时吃完饭特别是吃得很饱的情况下，不要立刻站起来，更不要马上开始剧烈运动，否则胃及支撑胃的膈肌、韧带会承受过大压力。应该安静坐三五分钟再活动。

山楂、马铃薯、芦荟都有健胃、促进消化的功效。平时可以多吃山楂或者用山楂熬汤喝。马铃薯要生吃，可以榨成汁饮用。芦荟泡茶喝。

空闲的时候，按摩一下中脘、足三里、上巨虚、下巨虚、脾俞穴位，可增强胃功能，辅助治疗胃下垂。按摩中脘、足三里、上巨虚、下巨虚、脾俞可以补中益气、健脾和胃，治疗胃下垂。

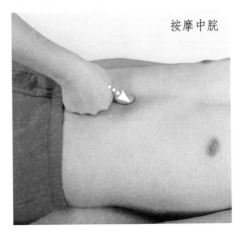

按摩中脘

反流性食管炎

胃酸具有强腐蚀性，反流入食管并刺激食管黏膜，就会引起炎症。正常情况下，胃酸是不会进入食管的，但如果食管下方的括约肌无力、松弛、裂孔或者贲门被切除、贲门肿瘤、幽门梗阻等，就可导致胃酸进入食管，引起反流性食管炎。

主要症状

上腹部剧痛、烧灼感

如果患了反流性食管炎，腹部上方或胸口下方会出现烧灼感，以及剧烈的疼痛，多发生在饱餐后或者深夜平卧睡眠时。疼痛甚至会连带颈部、双臂和肩部也感到疼痛。发炎严重的时候食管会变窄，这时就会出现胸闷现象。

治疗

药物治疗、手术治疗

患了反流性食管炎，可用制酸剂中和胃酸并降低胃蛋白酶的活性，如果是胃排空延长引起的还可以使用增强胃动力的药物。如果药物无效就需要手术治疗。

自我保健

● 饭后不要立刻躺下，睡眠时抬高头部10~15厘米。睡前2小时内不要进食，晚餐不要吃得过饱。

● 避免一切可能引起腹压上升的动作，尽量少弯腰，不提重物，不穿紧身衣。

● 肥胖患者应该积极减肥，肥胖时胃部受到的压力比正常体重时要大，这也增大胃酸反流的机会。

● 多摄取可中和胃酸的食品，薏苡仁茶、牡蛎壳茶可以经常食用。

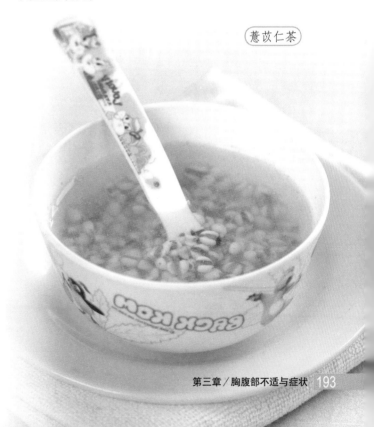

薏苡仁茶

急性腹痛

轻微的食物中毒引起的急性腹痛，腹泻几次症状就会消失。但有些骤然起病、疼痛剧烈的腹痛则属于急症、重症，应立即就医，不能耽搁。

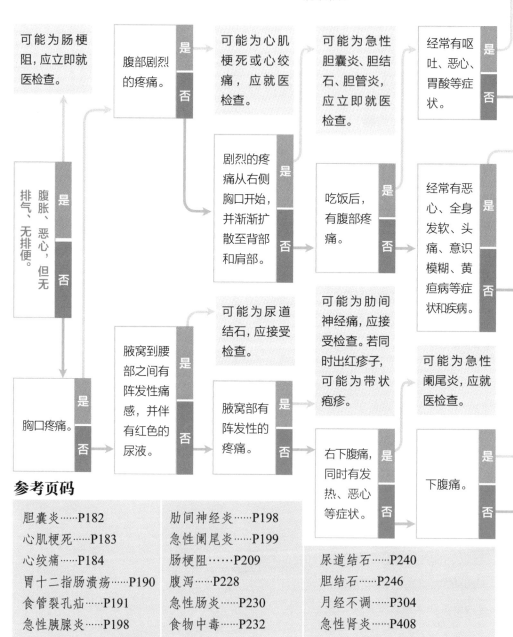

可能为肠梗阻，应立即就医检查。

腹部剧烈的疼痛。　是／否

可能为心肌梗死或心绞痛，应就医检查。

可能为急性胆囊炎、胆结石、胆管炎，应立即就医检查。

经常有呕吐、恶心、胃酸等症状。　是／否

排气、无排便。　腹胀、恶心，但无　是／否

剧烈的疼痛从右侧胸口开始，并渐渐扩散至背部和肩部。　是／否

吃饭后，有腹部疼痛。　是／否

经常有恶心、全身发软、头痛、意识模糊、黄疸病等症状和疾病。　是／否

可能为尿道结石，应接受检查。

可能为肋间神经痛，应接受检查。若同时出红疹子，可能为带状疱疹。

胸口疼痛。　是／否

腋窝到腰部之间有阵发性痛感，并伴有红色的尿液。　是／否

腋窝部有阵发性的疼痛。　是／否

可能为急性阑尾炎，应就医检查。

右下腹痛，同时有发热、恶心等症状。　是／否

下腹痛。　是／否

参考页码

若站着或坐着喝一些水，疼痛症状就减轻或消失。 | 是 → 可能为食管裂孔疝。

否 → 时常腹泻或呕吐。 | 是 → 可能为食物中毒，应就医检查。

否 → 可能为急性胰腺炎、胆结石、胃十二指肠溃疡、急性肾炎，应立即就医检查。

腹胀。 | 是 → 可能为肝脓肿，应立即就医检查。

否 → 必须接受检查。若有痉挛或发高热症状，应立即采取急救措施。

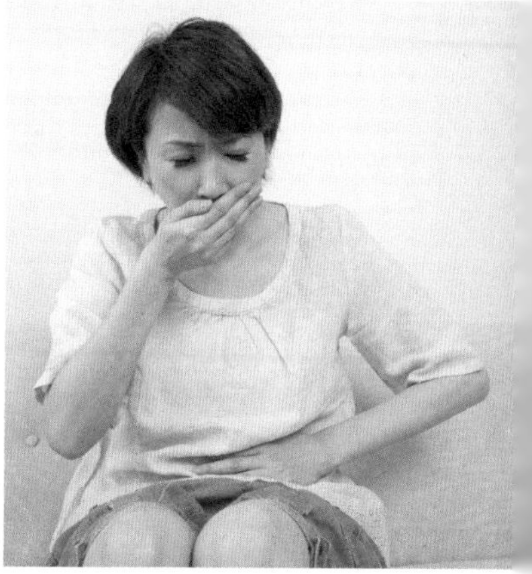

可能为急性肝炎，应立即就医检查。

可能为肝脓肿，应立即就医检查。

腹胀。 | 是 → 必须接受检查。若有痉挛或发高热症状，应立即采取急救措施。

否 →

时常腹泻，或者有吐血、发热、下身出血等症状。 | 是 → 可能为腹泻、急性大肠炎等传染病，应立即就医检查。

应考虑子宫有异常状况，应就医检查。

有性生活经验。 | 是 → 可能为异位妊娠破裂导致的腹痛，必须立即就医检查。

否 →

否 → 若是女性，分泌物中常有血液。 | 是 → 若女性有此症状，可能为月经不调症。 | 是 → 应就医检查。若不伴有其他症状，可参考给出的图示。

否 → 可能为月经病，应就医检查。

若时常感到肚脐附近痛或常腹泻，可能为急性肠炎；若整个腹部都痛，并伴有腹胀、呕吐，同时排气和排便困难，应考虑为急性腹膜炎，应立即就医检查。

红色警报

急性腹痛属于危急的病症，有时可能需要立即手术，如急性胆囊炎、急性阑尾炎、急性腹膜炎。若是女性，可能为异位妊娠或骨盆腹膜炎。如时常发热、腹泻、吐血、下身出血，可能为痢疾或溃疡性结肠炎等传染病。另外，食物中毒、胆结石、急性胰腺炎、尿道结石，这些疾病也会引起腹痛。有以上症状要立即就医。

急性胆囊炎

急性胆囊炎是因为细菌在胆囊内大量繁殖，进而侵犯胆囊引起的。胆囊内之所以会有大量细菌繁殖，主要是因为胆结石堵住了胆囊的出口，在胆囊内的胆汁无法排出，时间久了就会导致细菌繁殖，所以，急性胆囊炎常与胆结石合并发作。但也有小部分急性胆囊炎并不是细菌引起的，是单纯性炎症。

主要症状

胸口、右上腹剧痛、发热、呕吐

如果患了急性胆囊炎，胸口和右上腹会出现刀割样的剧痛，疼痛会向右肩背部放射。严重时还会出现发热、恶心、呕吐、便秘等。刚开始的时候没有黄疸，当炎症扩展到胆管或者导致肝门淋巴结肿大时，也会出现黄疸。

治疗

手术治疗

急性胆囊炎应予抗菌消炎治疗，且常需手术治疗，将胆囊切除。如果治疗不当，导致胆囊穿孔了，会引起腹膜炎、败血症、肠梗阻等更严重的疾病。手术前要禁食，并抽出胃和十二指肠内的食物，减轻胃肠压力，还要输液纠正水、电解质异常。

自我保健

● 经常喝些玉米须泡的茶或者煮的水，另外多喝莲藕汁、酸梅汤等，可以预防胆结石。

● 胆囊炎好发于平时喜静不喜动的人群，如果多做一些运动，可以预防胆囊炎。实在不喜欢运动的，每天散散步，每次散步半小时、一小时都是好的。

● 饮食要清淡，少食用油腻食物，炸的、烤的食物也要少吃，刺激性食品最好少吃，这些食物都会刺激胆囊收缩，容易引起胆囊炎。

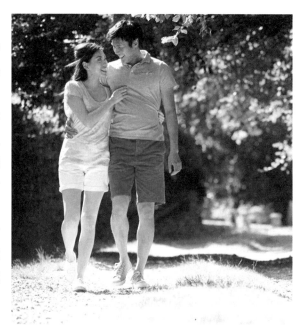

急性腹膜炎

腹膜炎一般是消化道器官被感染后，扩散而来的，如阑尾炎、胰腺炎、胆囊炎都可能引起急性腹膜炎。胃、肠、胆囊穿孔，也常致急性腹膜炎。女性患急性腹膜炎则还有一种原因，就是流产、产后感染可引发腹膜炎。

主要症状

腹痛剧烈、发热、呕吐

如果患了急性腹膜炎，大肠和小肠都会出现扩张，肠壁水肿，所以会出现剧烈的腹痛现象。白细胞会升高，会出现发热症状，并伴有呕吐、腹胀等，排便和排气都比较困难。病情严重时还会出现低血压。

治疗

手术治疗、服用抗生素

急性腹膜炎治疗不及时可引起全身中毒反应，会导致休克甚至死亡，要尽快就医治疗。腹部疼痛剧烈的时候可先用冰敷疼痛剧烈的部位，缓解疼痛。然后根据诱发急性腹膜炎的疾病及腹膜炎发展程度确定是否要手术。

自我保健

● 急性腹膜炎都是由其他感染性疾病扩散而来的，最好的预防方法就是及时治疗各种内脏疾病。只要腹部有疼痛感都应该去医院检查治疗，这样做就能预防急性腹膜炎发作。

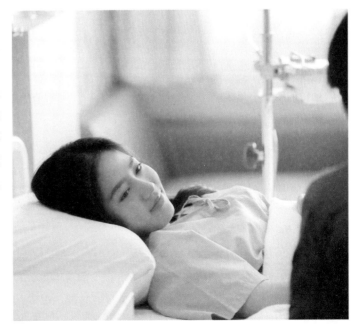

急性胰腺炎

胰液分泌入胰管，并排入胆管，如果倒流进入胰腺内，胰液中的胰酶等就会引起胰腺组织炎症，急性胰腺炎就发生了。大量饮酒、暴饮暴食都可刺激胰酶大量分泌，并引起胰腺泡破裂，使胰酶进入胰腺间质。另外严重高脂血症、高钙血症也可引起这种结果。

主要症状

腹部、背部、胸口剧痛

如果患有急性胰腺炎，一般上腹部会出现刀割样剧痛。剧痛多出现在爆饮暴食之后或者特别劳累的时候。疼痛会进行性加重，越来越痛，有时疼痛会向背部和胸部、下腹部扩散。进食、躺卧都会加重疼痛感，弯着腰疼痛可减轻。另外，会频繁地恶心、呕吐。因为呕吐频繁，所以可能会引起脱水。另外还会伴有腹胀、发热等问题，还可能出现黄疸。

治疗

禁食、营养支持

如果患了急性胰腺炎，进食会促进胰酶分泌，加重病情，所以应该禁食。急性胰腺炎属于危重疾病，需要住院治疗，医生会用药抑制胰酶分泌，让它不分泌或者少分泌，帮助胰脏恢复健康。同时输液给予营养支持。如果出现了脓肿，多数需要做手术，将渗出液体排出来。

肋间神经炎

肋间神经指的是沿着胸部肋骨，从背后到侧腹，最后到胸前的神经。肋间神经痛指的就是沿着这条神经所出现的疼痛感。神经发炎会引起疼痛。另外，有些疾病也可引起这种证候，如果出现椎间盘突出、脊椎压迫性骨折都可导致肋间神经痛。糖尿病、带状疱疹也同样能引发这种疼痛。

主要症状

后背或胸口剧痛

如果患了肋间神经炎，后背或胸口会产生剧烈疼痛感，转身、大笑、深呼吸或者打哈欠，只要牵扯到这条神经都可加重疼痛感。症状严重时翻身都困难。

治疗

药物治疗、热敷

单纯的肋间神经炎可自愈，有的可能几天就会痊愈，但有的需要几个月甚至几年才能好转。发生肋间神经痛后，疼痛强烈时，建议服用镇痛药物镇痛，但不能从根本上解决问题。也可以热敷疼痛部位，用热水袋装满热水持续敷在疼痛部位，能有效缓解痛感。最好去医院接受专业检查，对症治疗，消除炎症，疼痛才能从根本上消除。

急性阑尾炎

阑尾是一条细长的管子，只有一端与盲肠相连，另一端是闭合的。相连的部位堵塞是引起阑尾发炎的主要原因。通道堵塞，阑尾内就会积存分泌物，容易发生感染，引起发炎。引起通道堵塞的可能是粪便、蛔虫等。饮食生冷、食物不洁、便秘、急速运动、精神紧张都可诱发急性阑尾炎。

主要症状

右下腹剧痛、恶心、呕吐

如果患了急性阑尾炎，上腹先会出现剧烈疼痛，并逐渐向右下腹转移，右下腹部压痛明显。剧痛同时会发热，可能低热也可能高热，还会出现恶心、呕吐等症状，严重时脸色会变得苍白。

治疗

手术治疗、服用抗生素

急性阑尾炎关键是要早治疗，延误治疗时阑尾内部压力太高了，很容易发生阑尾破裂，导致腹膜炎，危险就更大了。患了急性阑尾炎，需要尽快手术切除阑尾，并服用抗生素抗感染。在做手术前不能吃任何东西，可以用冰袋冷敷疼痛的地方。冷敷不但能缓解疼痛，一定程度上也能降低阑尾内部压力，所以有预防阑尾破裂的作用。

自我保健

- 慢性阑尾炎虽然疼痛感不强，通过输液治疗能缓解，但是只要没有手术禁忌，还是手术切除为好，以防不知不觉间发生穿孔。

- 饭后要安静坐一会，不要立刻做剧烈运动，这对阑尾也起到保护作用。

- 饮食要清淡、清洁，不吃生冷、不洁、辛辣食物，预防肠道痉挛或者寄生虫，这两个因素都可引起急性阑尾炎。如果患有肠道寄生虫病，要尽快服用驱虫药。驱虫药要选用能麻痹寄生虫的种类，避免因为服用而引起寄生虫乱窜。

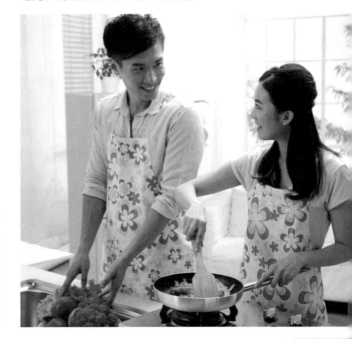

反复腹痛

　　腹痛在日常生活中很常见，除急性腹痛外，反复腹痛的原因也很复杂，由消化系统引起的溃疡、炎症等，还会涉及其他多器官的器质性病变。所以，不管何种腹痛，都应予以重视。

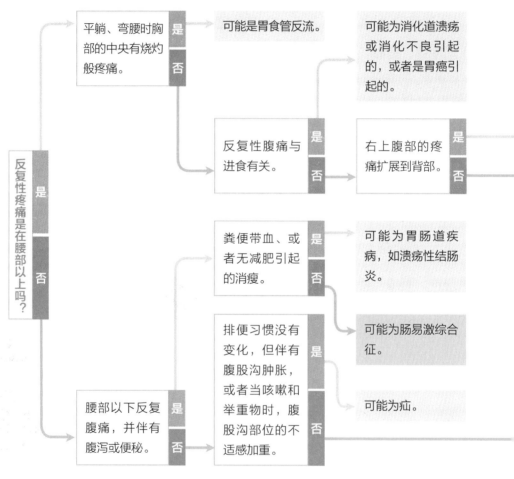

参考页码

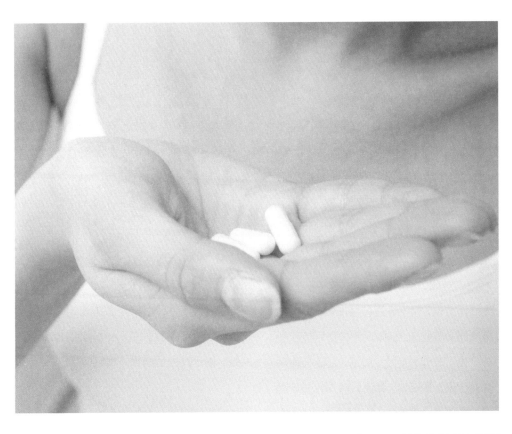

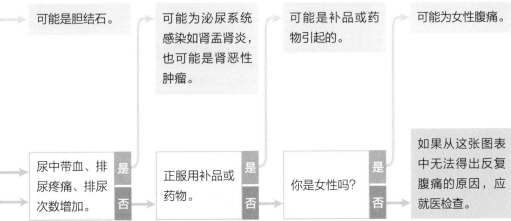

可能是胆结石。

可能为泌尿系统感染如肾盂肾炎，也可能是肾恶性肿瘤。

可能是补品或药物引起的。

可能为女性腹痛。

尿中带血、排尿疼痛、排尿次数增加。　是／否

正服用补品或药物。　是／否

你是女性吗？　是／否

如果从这张图表中无法得出反复腹痛的原因，应就医检查。

红色警报　如果粪便长期带血，并伴有体重减轻，可能是胃肠道疾病如溃疡性结肠炎或胃肠道肿瘤的可能，应就医检查。如伴有泌尿系统症状，也不排除有肾恶性肿瘤，应立即就医。当反复腹痛与进食有关时，除了可能为常见的消化系统疾病外，也要考虑到胃癌，应就医做相关检查。

肠易激综合征

当肠道收缩太剧烈、收缩不强时，会导致食物输送过快、过慢，就是肠道功能紊乱，也叫肠易激综合征。该病与心理因素、肠道感染、胃肠运动紊乱、内脏感觉功能异常、食物种类、家庭环境和遗传因素有关，有精神病史、对某些食物不耐受、精神压力大、生活不规律、有肠道功能紊乱家族史者，都属于高发人群。

主要症状

腹痛、腹泻、便秘

下腹部，特别是左下腹疼痛和不适，疼痛可游走，但不会进行性加重，发作和持续时间不固定，在排气和排便后症状缓解。也可表现为便秘、腹泻、便秘与腹泻交替出现。便秘者，粪便为碎粪或如羊粪状。腹泻者，多在晨起、餐后有水样便、黏液便。

治疗

无特效药，医生会随症治疗

该病目前无特效药。如症状严重时，医生会随症治疗，如用解痉药缓解腹痛。腹泻较严重，医生会开止泻药如洛哌丁胺。治疗是为了减轻、缓解症状。

自我保健

目前，中华医学会消化病分会胃肠动力学组在《肠易激综合征诊断和治疗的共识意见》中提出："治疗目的是消除患者顾虑，改善症状，提高生活质量。治疗原则是建立在良好医患关系的基础上，根据主要症状类型进行症状治疗和根据症状严重程度进行分级治疗。注意治疗措施的个体化和综合运用。"

心理上，患者要对本病有一个理性的认识，如果有失眠、焦虑等症状，可以请医生酌情针对治疗。饮食上，要避免敏感食物，避免过量的脂肪及刺激性食物如咖啡、浓茶、酒精等，并减少产气食物（奶制品、大豆、扁豆等）的摄取。建议适量食用富含膳食纤维的食物（如全麦食物），可以刺激结肠运动，明显改善便秘。

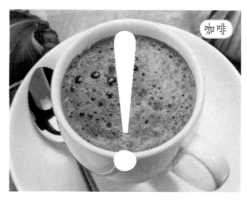

咖啡

胃癌

正常胃黏膜上皮细胞的生长与死亡是受机体控制的，当它们不受控制地生长时，就变成胃癌细胞。胃癌的发生与遗传、环境、饮食习惯、幽门螺杆菌感染以及胃部疾病有关。有慢性胃病、饮食习惯不良、长期酗酒吸烟、有胃癌及食管癌家族史、长期心理状态不佳者为高发人群。

主要症状

胃痛、腹痛、腹胀、消瘦、黑便

有部分患者早期没有任何症状。也有的人会表现为胃胀和不适感，常有一种腹部烧灼、嘈杂感，进食后更明显。食欲下降明显、急剧消瘦。上腹部和胃部隐痛，当癌细胞仅破坏胃内的小血管时，粪便变黑或如柏油样，若侵犯到大血管，可能会呕血。到晚期时，贫血、营养不良、水肿、消化道出血等症状都会出现。

治疗

手术治疗

如果在早期便检测到癌症，应尽早接受肿瘤切除手术。摘除全部或部分胃以及胃周围的淋巴结，可防止癌症扩散到淋巴结。如检测到癌症时，已经扩散到其他器官，医生会根据患者的身体情况和意愿，决定是否采取手术治疗。手术后，要进行化疗或放射治疗。

自我保健

● 注意生活中的细节，不吃过烫、粗糙的食物，不过快进食，可避免损伤消化道黏膜。

● 不吃致癌食物，如盐腌食物、霉变食物，少吃油炸、烘烤食物。多吃新鲜水果和蔬菜。

● 幽门螺杆菌感染会引起胃癌，因此要预防和治愈幽门螺杆菌感染。

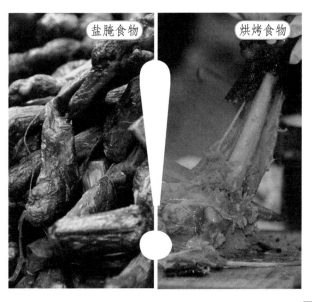

盐腌食物

烘烤食物

呕吐

呕吐是人体自我保护的一种机制，为了把体内有害物质排出而产生的一种反应。如果呕吐很快就停止了，就没什么问题，有害物质已经排干净了。但是如果呕吐反复发作、加重或者伴有其他症状，就要重视，尽快到医院检查。

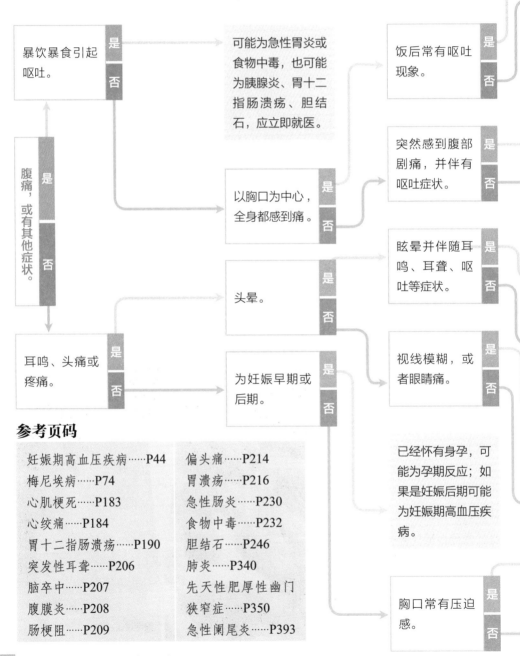

暴饮暴食引起呕吐。　是／否

可能为急性胃炎或食物中毒，也可能为胰腺炎、胃十二指肠溃疡、胆结石，应立即就医。

腹痛，或有其他症状。　是／否

以胸口为中心，全身都感到痛。　是／否

头晕。　是／否

耳鸣、头痛或疼痛。　是／否

为妊娠早期或后期。　是／否

饭后常有呕吐现象。　是／否

突然感到腹部剧痛，并伴有呕吐症状。　是／否

眩晕并伴随耳鸣、耳聋、呕吐等症状。　是／否

视线模糊，或者眼睛痛。　是／否

已经怀有身孕，可能为孕期反应；如果是妊娠后期可能为妊娠期高血压疾病。

胸口常有压迫感。　是／否

参考页码

如果是有恶臭的呕吐物，可能为心脏病、脑部疾病、肠梗阻、脑部疾病。

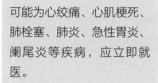恶心并伴有呕吐症状。
是
否

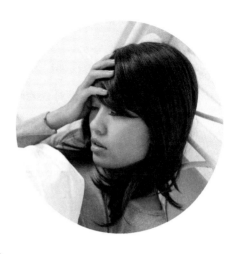

可能为胰腺炎、胆结石、十二指肠溃疡、胃溃疡、幽门狭窄症。

可能为心绞痛、心肌梗死、肺栓塞、肺炎、急性胃炎、阑尾炎等疾病，应立即就医。

可能为肠炎、肝硬化、胆结石，应立即就医。

如果症状很快就消失了，就不必过多担心，如果症状反复出现，应就医检查。

可能为突发性耳聋，或梅尼埃病。

长期腹痛或发热。
是
否

可能为饮食相关的疾病或食管炎。

可能为脑卒中或偏头痛。

大脑内有出血，或有头部外伤，应立即就医。

流行性感冒、感冒都可引起呕吐。

可能为青光眼，即便没有其他症状，也会导致突然失明，应立即就医。

头部近期受过撞击，或头部以前受过伤。
是
否

发热并伴有咳嗽、流鼻涕、打喷嚏。
是
否

可能为药物中毒，但有剧烈头痛症状时，可能为脑卒中或更严重的疾病。

可能为与食管有关的疾病。

红色警报

吃一点食物就呕吐，且呕吐物有恶臭，并伴有严重的慢性腹痛，耳聋或视力急速下降，如果有以上任何一种伴随症状，都应立即就医。这可能为腹膜炎、肠梗阻、突发性耳聋、脑卒中、偏头痛等疾病。

如果不再呕吐，就不用担心，否则应立即就医。

突发性耳聋

突发性耳聋是指原因不明、突然发生的耳聋。病毒感染、听神经肿瘤、血液循环障碍等都可能是导致突发性耳聋的原因。另外，排便如果导致大脑压力、内耳淋巴液压力过高时，也可能导致突发性耳聋。

主要症状

突然耳聋、呕吐、眩晕

突发性耳聋一般单侧发生，患病后耳朵有堵塞感，还会有耳鸣，感觉耳边有"嗡嗡"声。听力迅速下降，快的几分钟至几小时下降到最低点。耳鸣可在耳聋同时出现，也可在耳聋后出现。有的患者还会出现眩晕、恶心、呕吐等症状。有的在疾病进程中出现，有的在耳聋后出现。

治疗

综合治疗

有一部分突发性耳聋能自行痊愈，但是还是有大部分无法自行痊愈，所以最好到医院治疗。而且突发性耳聋预后与治疗时间密切相关，应该尽早就诊，一般能在 7~10 天内就诊的，预后效果较好。治疗时，要综合各种手段，根据病情和发病原因不同，可能会用到血管扩张剂、类固醇、维生素制剂等药物。如果有严重的眩晕症，要注意避开强光、噪声等容易加重症状的因素。

自我保健

平时多按摩耳朵，可起到保健作用。先用手指从上向下滑动按摩耳朵前方，再按摩耳朵后方，各按摩 10 下。然后双手掌用力捂住耳朵再放开，做 10 次，可保护听力。

如果患病耳朵听力恢复较差，要尽量保护好健康的那只耳朵，避免受到碰撞、过大噪声、耳毒性药物等刺激。

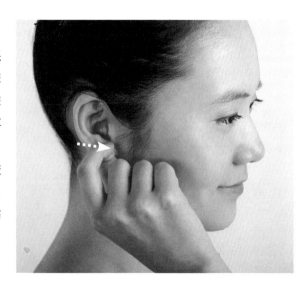

脑卒中

脑卒中是大脑血液循环出问题导致的，如大脑血管出现栓塞，血液循环不顺畅，当大脑缺血时便会导致脑卒中。脑卒中也可以是大脑血管爆裂，脑内聚集的血液引发的。另外，高胆固醇、高龄、糖尿病、心脏病都是引起脑卒中的可能因素，但最主要的是高血压。

主要症状

头痛、呕吐、昏迷、偏瘫

脑卒中不管是栓塞造成的，还是出血造成的，都可出现头痛，同时伴有呕吐、眩晕、耳鸣等症状，呕吐是喷射状的。另外身体一侧或者面部一侧肌肉会出现松弛、活动受限或瘫痪，而且视觉也可能出现障碍，严重的会突然昏迷、意识不清。

治疗

正确急救、手术治疗

一旦发生脑卒中，应该尽快送医。在送医之前要采取正确的急救措施，患者应该平卧，垫高肩部，使下巴抬高，同时打开领带、腰带，保证呼吸顺畅。头应偏向一侧，预防呕吐再发生误吸。如果有假牙，要把假牙取下。在脑卒中出现后千万不要摇晃患者或者拍打脸部，以免加重出血。送医后，一般需要手术治疗。

自我保健

● 预防脑卒中，应该留意一过性脑缺血发作。发作时出现一侧手和胳膊麻木、行动不便，还可能出现语言不利、口齿不清的症状，但24小时后自行缓解。一过性脑缺血发作后很容易发生脑卒中，在脑卒中前就应该认真检查、治疗，能有效预防脑卒中。

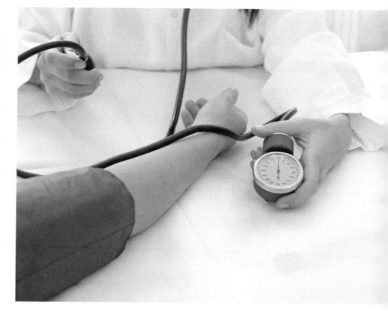

腹膜炎

腹部各器官外包裹着一层膜，就是腹膜，起到保护腹腔内脏的作用。腹膜炎大多数由腹腔内其他器官感染连累而起，如阑尾炎、胆囊炎、流产后感染、胰腺炎等都可引起腹膜炎。大肠杆菌、葡萄球菌是引起腹膜感染的主要病菌。结核和性病也可引起腹膜炎。腹膜炎治疗不及时可引起休克、死亡。

主要症状

腹痛、呕吐、发热

腹膜炎病变面积较小的时候，就会出现恶心、呕吐、发热、腹胀等早期症状。发病部位有剧烈的疼痛，呈持续性。深呼吸、咳嗽、转动身体都可加剧疼痛。病情加重后，腹痛加剧，原发部位疼痛最严重。

自我保健

如果怀疑患了阑尾炎、胃十二指肠溃疡等，要及时治疗，预防引起腹膜炎。流产后要特别注意卫生，并要遵医嘱服用抗生素，避免发生流产后感染，流产后感染容易引起腹膜炎。

治疗

手术治疗

患有腹膜炎必须马上住院，通过手术治疗。手术要先清除腹膜内的污染物、淤血等，然后进行抗炎治疗，需要使用抗生素。在治疗期间需要通过输液补充水分和营养。如果是结核引起的腹膜炎，可能需要长期使用抗生素。

手术后要保证腹部温暖，不要着凉，这样有利于血液循环、药物吸收。另外不要吃容易产生气体的豆类食品、牛奶制品以及难消化的油腻食品等。

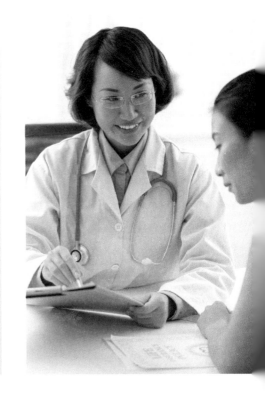

肠梗阻

肠梗阻就是肠道堵塞了，堵塞之后，肠管无法蠕动，肠内容物无法通过，会出现反流、肠管坏死等，由此可导致一些不适症状。手术后发生的肠粘连、蛔虫、肠道肿瘤、肠套叠都可引起肠梗阻。另外，刚做完手术会出现短暂的肠道麻痹状态，这时也可能发生肠梗阻。婴幼儿、儿童则容易因肠套叠引起肠梗阻。

主要症状

呕吐、腹痛

如果患了肠梗阻，会持续呕吐，刚开始的呕吐物为胃的内容物，胃内容物吐完后就是肠内容物，这时的呕吐物像消化不全的粪便。梗阻的部位越靠近直肠，吐出的物质越像粪便。同时会出现腹痛、腹胀症状，还会全身疼痛。

治疗

灌肠、手术

肠梗阻容易引起腹膜炎，还可能导致休克，应该马上去医院治疗。如果病情较轻，可以用空气灌肠、温水敷腹部、吸管抽出肠内容物等方法治疗。如果病情严重需要手术清除肠内堵塞部分。在治疗期间需要禁食，减轻肠道压力。儿童如果患肠套叠，会伴有阵发性哭闹、呕吐、便血、全身无力等，必须马上去医院。

自我保健

● 饮食不规律会引起肠道功能紊乱，从而会引起肠梗阻，特别是儿童肠梗阻多数和饮食习惯不良相关。日常应该注意规律饮食，不暴饮暴食，不冷热不忌。

● 葛根可提高肠功能，还可缓解痉挛，常食用葛根有助于预防肠梗阻。可以用开水冲泡葛根粉饮用，也可以喝用葛根熬的汤。

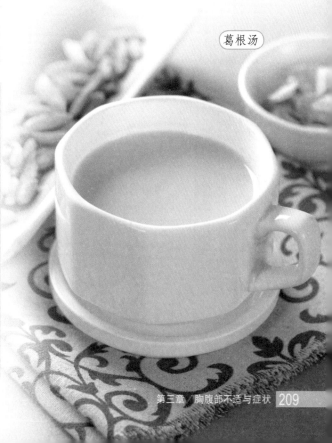

葛根汤

反复呕吐

呕吐是胃部周围的肌肉突然收缩，把胃里的东西挤压了出来。反复呕吐时，如果是妊娠期女性，这是妊娠反应的一部分。也可能是消化系统疾病、饮酒过量、服用药品和补品所致。也有一部分反复呕吐，是危急病症的症状，应立即就医。

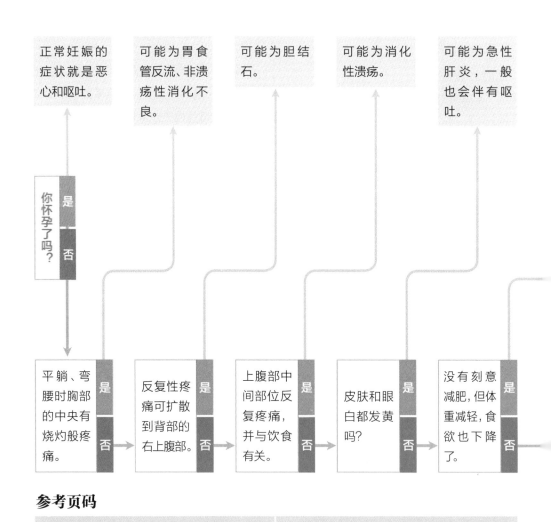

正常妊娠的症状就是恶心和呕吐。

可能为胃食管反流、非溃疡性消化不良。

可能为胆结石。

可能为消化性溃疡。

可能为急性肝炎，一般也会伴有呕吐。

你怀孕了吗？ 是 / 否

平躺、弯腰时胸部的中央有烧灼般疼痛。 是 / 否

反复性疼痛可扩散到背部的右上腹部。 是 / 否

上腹部中间部位反复疼痛，并与饮食有关。 是 / 否

皮肤和眼白都发黄吗？ 是 / 否

没有刻意减肥，但体重减轻，食欲也下降了。 是 / 否

参考页码

消化道溃疡……P212
胃食管反流……P213
硬脑膜下出血……P213

偏头痛……P214
胆结石……P246
急性肝炎……P385

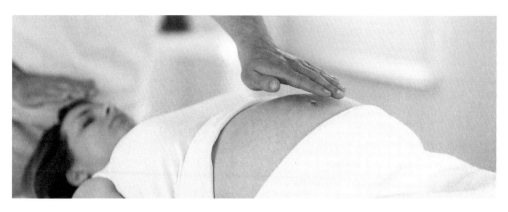

可能为胃肠道肿瘤或消化道溃疡。

可能为胃炎。

可能有出血或癌症，如硬脑膜下出血、脑肿瘤，这两者会导致颅内压升高，引起头痛，应立即就医。

可能为偏头痛。

可能是补品、药物引起的。

| 过量饮酒了吗？ | 是 否 | 反复性头痛、呕吐，但不恶心。 | 是 否 | 反复性头痛，并有恶心、呕吐。 | 是 否 | 在服用药物、补品吗？ | 是 否 | 从这张图表中，不能判断出反复呕吐的原因，应就医检查。 |

红色警报　当皮肤和眼白都发黄，并伴有肝区痛、肝大，或者肝区有压痛和叩痛时，应立即就医。有反复性头痛、呕吐，但不恶心时，也要立即就医。若消化道溃疡的溃疡面突然穿破，即为穿孔，就会顿觉剧烈腹痛，难以忍受，属于急腹症，应立即就医。

消化道溃疡

皮肤或黏膜表面组织的局部创伤日久不愈，称为溃疡。消化道溃疡主要指在胃和十二指肠的慢性溃疡。遗传、环境、情绪、饮食、药物、吸烟，以及幽门螺杆菌、肺气肿、肾功能不全等都可导致该病。

主要症状

腹痛、烧心、反酸、嗳气、恶心、呕吐

消化道溃疡的腹痛较有规律，胃溃疡常在进食后 0.5~1 个小时，剑突下正中或偏左的部位痛，1~2 小时后疼痛缓解，再进食时，疼痛又出现了。十二指肠溃疡的患者是在饥饿或空腹时腹痛，部位在剑突下正中或上腹偏右。另外，烧心、反酸、嗳气、恶心、呕吐也是消化道溃疡的常见症状。如果消化道有出血时，还会有柏油样黑便。胃出血大时，会呕血。

治疗

首选抑制胃酸分泌的药物

治疗首选抑制胃酸分泌的药物，同时要用胃黏膜保护剂，如硫糖铝等。如果腹痛症状明显，可在医生建议下使用奥美拉唑等抗酸药。因为幽门螺杆菌也会导致消化道溃疡，治疗上医生会根据实际情况使用抗生素。

自我保健

坚持定时定量进餐，切忌暴食，不吃刺激性食物，避免服用刺激胃黏膜的药物。

若消化道溃疡反复发作，应坚持吃抑制胃酸的药，可在一定程度上避免消化道溃疡复发。

若有体重下降、食欲下降、黑便、打嗝、便血等症状，要及时检查，防止癌变，尤其是 40 岁以上的人。

保持情绪稳定，避免紧张情绪，也要注意劳逸结合。

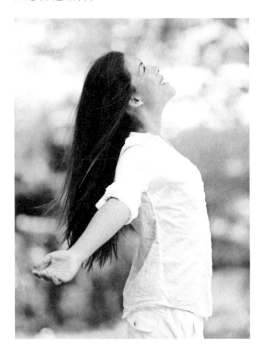

胃食管反流

食管通过贲门与胃相连，当贲门松了，进入胃的食物和胃酸等会反流入食管，就是胃食管反流。胃食管反流与不良饮食与生活习惯有直接关系，如饮食高脂肪、高热量食物，暴饮暴食、过量饮酒、睡眠少、肥胖都会加重此病。

主要症状

反酸烧心、呕吐、嗳气

最典型症状是反酸烧心，有时甚至能感到有东西反到口腔里，引起呕吐。当胃酸刺激咽喉时，咽喉部会有异物感，吞咽困难。也有一部分人会感到胸骨后烧灼感或疼痛。

治疗

控制胃酸

治疗主要是用药物控制胃酸，减少反流物的酸性，降低腐蚀性，对食管的刺激降低。胃食管反流是一个慢性病，容易复发，在治疗上应按需治疗，反流严重时，就吃几天药，当症状缓解时，便可停药。具体情况请遵医嘱。

硬脑膜下出血

覆盖大脑的硬膜与颅骨之间的部位有出血时，即为硬脑膜下出血。一般因颅脑外伤引起，可能是很轻微的外伤或发生在很久以前的外伤。另外，剧烈咳嗽、酒精中毒、癫痫、糖尿病、血管本身病变、凝血功能障碍等因素也会导致该病。老年男性为高发人群。

主要症状

呕吐、头痛、记忆与认知功能下降、行动缓慢

发生硬脑膜下出血时，一般症状有头痛、呕吐，颈强直，一侧肢体无力或麻木，失去协调与平衡能力。60岁以上的人群多表现为偏瘫，出现精神症状如人格改变，认知障碍如记忆力、意识水平下降，认知功能障碍等；60岁以下的人群以头痛最为常见。

治疗

视血肿大小决定治疗方法

治疗方案应取决于出血引起的血肿大小，若血肿块很小时，血块会被身体吸收，医生会监控血肿，并采取相应的康复治疗。若出血多，血肿块大，就要通过手术来清除血块。

偏头痛

偏头痛一般是搏动痛，随着头部动脉血管的收缩与扩张疼痛缓解又增强。病因目前尚不明确，但大部分偏头痛的患者都有家族病史，所以，不排除该病的遗传倾向。同时，内分泌与机体代谢失调、饮食不健康、精神压力大、过劳、睡眠不良等也可引发该病。另外，女性偏头痛在月经期容易发作，在妊娠期与绝经后发作减少或停止。

主要症状

头部一侧搏动性疼痛、呕吐

偏头痛都是在头部一侧出现疼痛，刚开始时疼痛较轻微，之后逐渐加重。严重的时候会出现呕吐、眼前发黑、知觉异常、语言障碍、怕光、视线模糊等症状。大多数患者在呕吐之后头痛可有缓解。不同患者偏头痛持续时间不同，有的几个小时后就会缓解，有的要持续一两天才会慢慢消失。

治疗

睡觉、镇痛剂镇痛

出现偏头痛后，如果能好好睡一觉，头痛就会停止。建议在头痛刚出现的时候就去睡觉，如果头痛已经比较剧烈了，可能就很难睡着了，越想睡觉越睡不着。头痛剧烈的时候最好服用镇痛剂。之后待在安静、光线偏暗的地方充分休息。

自我保健

有些食物会加重偏头痛，要避免食用，包括咖啡、烟、酒、巧克力、脂肪、橙汁、番茄、洋葱等。

用水果片敷太阳穴或者用手指用力滑动按摩疼痛部位，一定程度上能缓解偏头痛，可以试试。另外还可以尝试用布带绕着头围紧紧束住，也可缓解偏头痛。

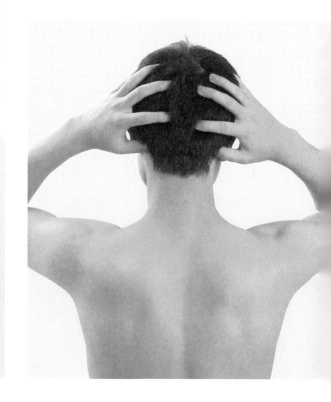

粪便颜色异常

粪便的颜色可以部分反映消化道的健康状况，每次排便后，应该养成看一看粪便颜色的习惯。如果偶尔出现排便颜色变化，可能与摄入的食物、药物有关，如果持续几天都是如此，就应该到医院检查，特别是当粪便呈现白色或者黑色时更要重视。

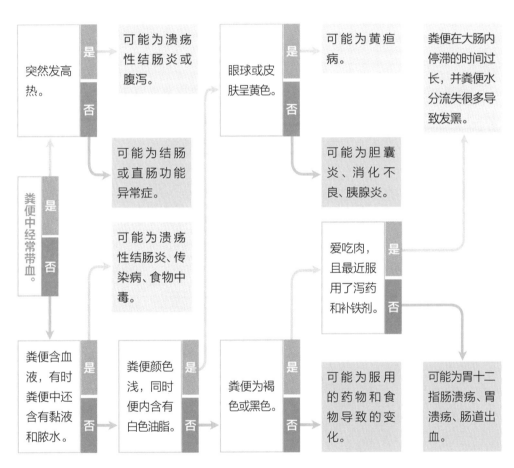

参考页码

胃溃疡

胃溃疡主要是因为胃酸分泌过多导致的，另外幽门螺杆菌感染也是重要原因。平时饮食不规律、长期摄入刺激性食物都是致病因素。而长期服用某些药物如阿司匹林、激素、抗肿瘤药等也可引起该病。还有研究表明胃溃疡与长期的精神压力和家族遗传有关。

主要症状

血便、上腹疼痛

患胃溃疡时，胃黏膜病变和口腔溃疡时口腔黏膜病变差不多，胃黏膜会出现糜烂或溃烂，这会引起疼痛。不过，这种疼痛多为隐痛、钝痛或胀痛感，也可能是烧灼痛。疼痛主要集中在胸口或者左右肋骨下方，一般出现在空腹状态下，尤其以凌晨一两点疼痛最为剧烈。疼痛持续一两小时后逐渐缓解，下餐进食后重复出现。胸腹痛的同时还可伴有恶心、呕吐、便秘等症状。如果病情严重就会出现便血。

治疗

药物治疗、放松精神

胃溃疡病情发展严重可造成胃穿孔、幽门狭窄等症状，应该尽早治疗。平时应该注意放松心情，并养成健康的饮食习惯，最好少吃多餐，少吃刺激性食物，过热、过凉、辛辣都不吃。进食时要细嚼慢咽。如果出现便血，还需要禁食一两天，让胃黏膜休息、恢复。解禁后，开始的时候要食用高蛋白、高能量的食物，慢慢再恢复正常饮食。

自我保健

马铃薯粉有助于保护胃黏膜。将马铃薯粉用温开水冲泡成糊喝下，每天喝三四次，有助缓解胃溃疡。冲泡马铃薯淀粉要用温开水，不能用温度较高的水。水温太高容易导致淀粉结块。不想喝马铃薯粉糊，也可多吃马铃薯，水煮马铃薯也行，效果都不错。

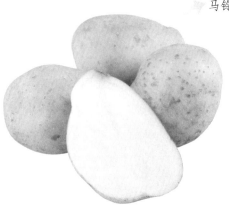

马铃薯

溃疡性结肠炎

当大肠黏膜及黏膜下层发生糜烂或者溃烂时，就是溃疡性结肠炎，它是大肠免疫功能紊乱的一种表现。目前还没发现具体致病原因，可能与遗传、性格、环境、过敏反应都有关系，另外副交感神经异常，或者精神压力太大也可能引发该病。

主要症状

发热、腹泻、粪便带血

如果患有溃疡性结肠炎，会突然腹泻，排出的粪便带有血。时间稍长，会发高热，并且粪便中除了血液还会含有黏液、脓水等，同时有排不尽的感觉，排便的同时会出现下腹痛。这种症状持续出现可引起贫血、便秘、体重下降等症状。

治疗

药物治疗、调节饮食、精神

溃疡性结肠炎长期治疗不力，还可能导致大肠破裂、大肠狭窄等问题，如果持续多年则可能发生癌变，所以，应该积极治疗。可以应用抑制免疫反应的药物和消除大肠炎症的药物。此外，就是要调节饮食和精神状况，尽量学会减压，多尝试一些方法，让自己放松一些。饮食方面要注意多补充水分，吃高营养的食物，并且要少吃多餐，食物要柔软、精细。粗纤维食物要少吃，油腻、生冷、辛辣等刺激性食品不吃，牛奶也不能喝。

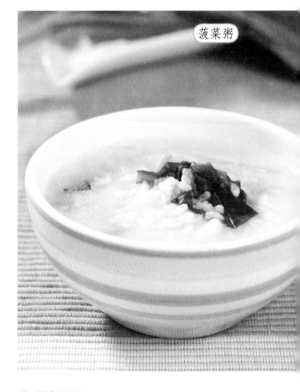

菠菜粥

自我保健

● 频繁腹泻会损伤肛门周围皮肤及黏膜，建议每次排便后要用温水清洗肛门，充分晾干或者用吹风筒吹干。

● 常喝菠菜粥、用大葱根部泡茶或者煮水喝，可帮助补充能力，改善体质，并预防肠道疾病。菠菜煮粥前洗净，焯下水，然后剁碎，加入已经煮开的粥中，煮至米粒烂熟即可。

便秘

便秘是指粪便干结、排便困难，常伴有排便耗时长、不规律、排便次数少，甚至三四天不排便等问题。一般与不良的排便和饮食习惯、情绪紧张、疾病等有关。长期便秘可导致痔疮、直肠癌、肛裂等问题，应该重视。

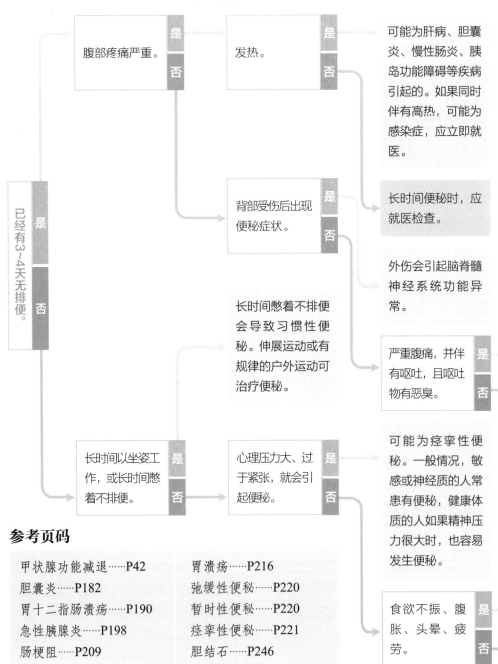

腹部疼痛严重。　是／否

发热。　是／否

可能为肝病、胆囊炎、慢性肠炎、胰岛功能障碍等疾病引起的。如果同时伴有高热，可能为感染症，应立即就医。

背部受伤后出现便秘症状。　是／否

长时间便秘时，应就医检查。

外伤会引起脑脊髓神经系统功能异常。

长时间憋着不排便会导致习惯性便秘。伸展运动或有规律的户外运动可治疗便秘。

严重腹痛，并伴有呕吐，且呕吐物有恶臭。　是／否

已经有3~4天无排便。　是／否

长时间以坐姿工作，或长时间憋着不排便。　是／否

心理压力大、过于紧张，就会引起便秘。　是／否

可能为痉挛性便秘。一般情况，敏感或神经质的人常患有便秘，健康体质的人如果精神压力很大时，也容易发生便秘。

食欲不振、腹胀、头晕、疲劳。　是／否

参考页码

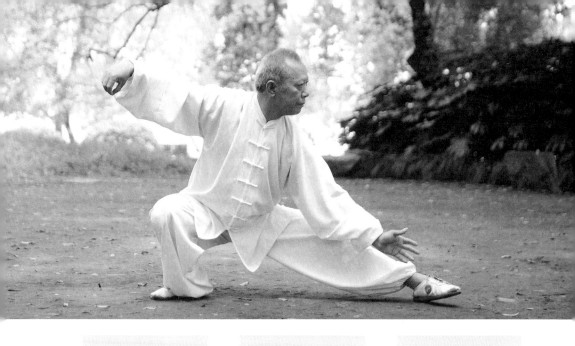

可能为肠梗阻，应立即就医。

在起身站立时，有下腹水肿症状，可能为腹水症。感到肠内有气体，也应就医检查。

可能为痉挛性便秘、胆结石、胃溃疡、十二指肠溃疡、胰腺炎、妇科疾病，应立即就医。

腹部膨胀感严重。　　是　　否

可能为甲状腺功能减退导致的黏液性水肿。

中老年人如果便秘，可能为肠功能衰退导致的，按摩、轻微的运动可缓解症状。

腹痛，排便后疼痛消失。　　是　　否

常偏食或者平时喝水很少，都会引起便秘。另外，慢性疲劳、精神压力或情绪过度紧张也可导致便秘。若有持续便秘，应接受检查。

红色警报　　如果腹痛严重，并伴有呕吐，或呕吐物有粪便气味，可能为肠梗阻。如果发热、腹痛时并伴有便秘症状，可能为胆囊、肝脏或胰腺疾病；如果发高热，可能为感染症。有以上各种情况时，应立即就医。

弛缓性便秘

弛缓性便秘属于功能性便秘，主要原因为促进肠蠕动的肌肉衰弱、张力低下、无力，导致大肠蠕动缓慢，这是身体因素引起的。体质强弱会影响大肠的蠕动功能，体质弱容易便秘、衰老、贫血、缺钙、缺钾、紧张都会引起弛缓性便秘。另外胃下垂、内脏下垂、低血压也可引起弛缓性便秘。

主要症状

排便困难、便不尽

如果患有弛缓性便秘，肠道蠕动慢，腹部会积累较多的食物残渣和气体，所以常常有腹胀的感觉，排气也多。可能两三天都不排便。排便时会感觉无力，有物排不出、排不尽的感觉。腹部的不适感会让患者精神差、食欲差、腹痛等，如果是女性会出现脸色差，皮肤长痘、黑斑等症状。

治疗

刺激大肠蠕动

促进大肠蠕动就能缓解便秘症状。平时要多运动，还要多顺时针按摩腹部，顺时针按摩帮助结肠内容物向排便口移动。另外可给予一些强烈刺激，早上起床后喝少量盐凉水、冷牛奶、汽水、啤酒、果汁等，可促进排便。

暂时性便秘

暂时性便秘一般是由环境变化、心境变化或者生活习惯的突然改变引起的，如出门旅行时生活规律被打乱、饮食结构改变、喝水少等，另外，频繁更换工作、居住环境、心理压力大等，都可引起暂时性便秘。

主要症状

排便规律改变、粪便干结

暂时性便秘会使排便规律改变，如在惯常的时间没有便意。当有便意时，排便又困难，排出的粪便往往干结、粗硬。粗糙的粪便有可能会划破直肠黏膜而导致粪便表面带血。另外因为规律改变、排便不畅，患暂时性便秘的患者会感觉很痛苦、烦躁。

治疗

恢复生活规律、适应环境

患暂时性便秘，只要恢复生活规律、饮食规律，环境也适应了，就能及时痊愈。最好每天定点排便，不要忍便。饮食要增加粗粮、粗纤维蔬菜、水果等，促进肠蠕动、增加食物残渣，都有利于促进痊愈。另外，多运动，散步、拉伸、按摩腹部都能缓解便秘。如果有压力、紧张，要尽快让自己适应新环境，放松下来。

痉挛性便秘

痉挛性便秘是因为大肠黏膜过敏引起的。过敏发生时，肠道会急剧收缩，这时候肠道内容物无法及时通过，自然无法进入直肠，这样便秘就发生了。很多因素容易导致肠道易受刺激出现痉挛，十二指肠溃疡、阑尾炎、胆囊疾病、急性胰腺炎、副交感神经兴奋、肠壁炎症、肠溃疡等都可能是原因。

主要症状

腹痛、腹胀、头痛、便量少

如果患有痉挛性便秘，大量的肠内容物不向下运动，都聚集在大肠内，会引起比较长时间的腹胀，也会引起腹部痉挛，所以也会伴有腹痛，腹痛往往在刚吃完饭的时候发生。此外还会引发头痛。但是每次排便只能排出又硬又小的细条状粪便，便量很少。

治疗

减少肠道刺激、建立排便规律

如果患了痉挛性便秘，要注意减少对肠道的刺激，不要滥服泻药，不要吃刺激性食品，包括烟酒、咖啡、咖喱、浓茶等，以免刺激肠痉挛。粗纤维食物对痉挛性便秘患者来说也是刺激性食物，因此不能吃得太硬、太粗。吃蔬菜、水果时最好打成汁。细粮更适合痉挛性便秘患者，适合吃的食物有米饭、面条、白面包、鸡肉、肥肉、鱼、热牛奶等。

便秘严重、无法排出时，可以用泻药。但是要看医生，请医生开药，并控制用药，一旦通便马上停用。不要擅自、经常性用泻药。

自我保健

● 便秘患者大肠中普遍干燥，干燥更加重便秘。所以一定要多喝水，每天至少 8 杯，多喝水可增加内容物湿度，有利于缓解便秘。不喜欢喝水就多喝果汁、蔬菜汁。

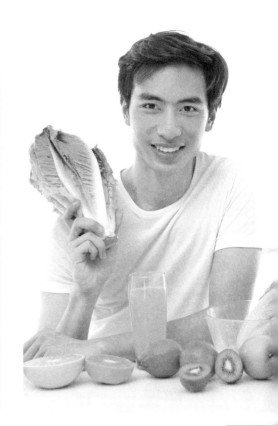

肛周痒痛

肛周皮肤、黏膜经常受粪便刺激，如果排便不正常，肛周就容易出问题。另外坐着的时间长了，直肠受压迫较大，肛周皮肤出现异常，又疼又痒也很多见。平常要注意饮食合理，多运动，不要长时间坐着，减少对肛周的刺激。如果肛周出现问题，应及时就医，不要讳疾忌医。

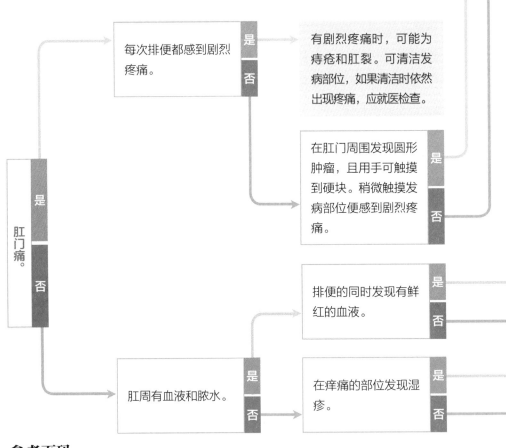

肛门痛。

每次排便都感到剧烈疼痛。
是 → 有剧烈疼痛时，可能为痔疮和肛裂。可清洁发病部位，如果清洁时依然出现疼痛，应就医检查。
否

在肛门周围发现圆形肿瘤，且用手可触摸到硬块。稍微触摸发病部位便感到剧烈疼痛。
是
否

排便的同时发现有鲜红的血液。
是
否

肛周有血液和脓水。
是
否

在痒痛的部位发现湿疹。
是
否

参考页码

如果不伴有其他症状，可能为痔疮。如果肛门很干净，仍然有严重的痒痛感，就应接受检查。如果出血不止，应考虑为严重的疾病，应立即就医。

可能为痔疮向外突出的绞窄性痔。先用温水轻擦突出体外的痔疮，再用手将其推入肛门内。如果突起部位不收缩，应就医检查。

肛门肿胀并伴有疼痛。

是
否

如果有发热、水肿、疼痛等症状，可能为肛门周围脓肿。

排便后有疼痛感，且排便后感觉没有排尽。

是
否

在排便2~3小时后，感到肛周疼痛剧烈，可能为肛裂；在肛门上发现突起物时，可能为痔疮；当排便后感觉没有排尽时，可能为直肠癌，应就医检查。

内裤上沾有脓水或血液。

是
否

可能为血栓性外痔核，日常生活中用温水坐浴，可减轻疼痛。如果有剧烈的疼痛时，应就医检查。

可能为荨麻疹或湿疹。分泌物可引起肛门痒痛。

可能为肿瘤。

肛门不干净时，会引起痒痛。如果痒痛持续一段时间了，可能为内脏疾病，应就医检查。如果女性肛门疼痛，可能是卵巢功能低下和分泌物引起的，也应就医检查。

会阴部或肛门周围出现剧烈痒痛，晚间痒痛加重，可能为肛门瘙痒症。平时应注意保持肛门清洁与干燥。

红色警报　　如果肛周有红肿、疼痛，并伴有发热，可能为肛门周围脓肿。如果肛门有突起的感觉，并渗出鲜红的血，可能为严重的痔核或脱肛。如果常有血便，并总伴有排不尽便的感觉，可能为直肠癌。有以上情况时，应立即就医。

肛裂

肛裂是肛管组织裂开，形成溃疡，反复发作的疾病。粪便干结，对肛门皮肤黏膜摩擦、拉扯太严重等都会造成肛裂。另外，如果长期腹泻，粪便中的强腐蚀性物质也会刺激黏膜、皮肤，引起肛裂。若本身患有肛门疾病，如脱肛症、息肉、肛门瘙痒症，以及肛门手术后、妊娠期女性等，都容易患肛裂。

主要症状

粪便表面带血、排便疼痛

如果患了肛裂，排便的时候肛门括约肌扩张，黏膜、皮肤会破裂，排出的粪便表面就会带血，也会引起肛门疼痛感。疼痛感可在排便瞬间出现，也有的是在便后两三小时后出现，有时候疼痛可扩散至大腿部、尾骨以及膀胱。肛裂患者一般都有便秘症状，便秘又会加重肛裂。

治疗

药物治疗、预防便秘、腹泻

程度不严重的肛裂，可以用药物控制或者直至痊愈。局部涂抹促进伤口愈合、表皮重生的药物即可。用药同时最重要的是注意减少刺激，应该认真解决便秘，使用软化粪便、促进消化的药物，避免排出太过干结或者带有刺激性物质的粪便，减小对肛门的刺激。如果肛裂疼痛严重，可以使用麻醉剂，可以注射或者外用涂抹患处，能减轻疼痛。如果肛裂频繁复发、疼痛严重，建议手术治疗。

自我保健

注意肛门清洁，排便后应用温水冲洗干净。条件不允许，应该用柔软的纸张或者湿巾揩干净，避免用硬质纸张反复擦拭。每天最好能用40℃温水坐浴，促进血液循环。

用木耳和花生红衣熬汤，经常饮用，有利止血并缓解疼痛。另外把三白草叶子捣碎敷在肛门周围也可止血、止痛。

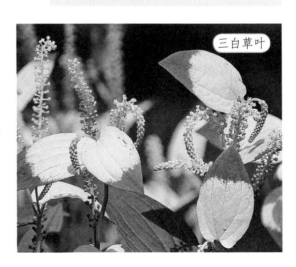

三白草叶

肛门瘙痒症

肛门瘙痒症很难找出确切的病因，食品刺激、真菌感染、寄生虫、压力大都可能引起肛门瘙痒症。另外，有些疾病如糖尿病、痔疮都可能会伴有肛门瘙痒症状。

主要症状

肛门瘙痒

患有肛门瘙痒症时，肛门周围和外阴部会出现严重的阵发性瘙痒。晚上、安静时候瘙痒感更严重。当食用辛辣、刺激性食物或者情绪变化剧烈、湿热加重时，瘙痒加重，或伴有刺痛感、灼痛感。

治疗

局部涂抹油脂、保持肛门周围干燥

肛门瘙痒会严重影响生活质量、睡眠质量，所以，即使没有其他症状，也应去医院检查，确定病因，对症治疗。同时要每天清洗肛门、外阴周围皮肤，并保持干燥和卫生，减少细菌滋生可能。

自我保健

● 女性最好少穿丁字裤，丁字裤的细带自会紧紧勒住肛门部位，影响其血液循环，很容易导致肛门不适。内裤宜宽松、舒适，并要每天换洗。

直肠癌

与肛门连接的一段肠道就是直肠，直肠癌就发生在这里。直肠癌发病与遗传因素、生活环境、饮食习惯有关，如长期摄入过多的蛋白质、肉类、辛辣食物，少食蔬菜、粗粮，患直肠癌的概率更高。

主要症状

排便出血、排不尽、反复腹泻和便秘

患有直肠癌时，排便时就会出血，或者便中有脓有血，且伴有排不尽的感觉。腹泻和便秘还会反复、交替出现。另外，排出的粪便逐渐变细。也容易出现腹胀、下腹抽筋等不适感，也会出现进食困难。

治疗

手术治疗、放化疗

如果发现粪便带血，不应该想当然地认为是痔疮，要尽早到医院检查，以免错过最佳治疗时间。发现直肠癌，必须尽快手术切除肿瘤，不同部位的肿瘤需要做的手术不同。

自我保健

● 坚持健康的饮食习惯，不要一味进食高蛋白、高脂肪食物。在日常饮食中，高蛋白、高脂肪食物最多只能占到 1/4，蔬菜应该占到饮食量最少 1/4，其余的为主食。平时还要多吃水果。适量的蔬菜、水果是预防直肠癌必需的食物。

肛周脓肿

　　肛周脓肿是细菌感染所致，如血栓性痔疮和肛裂在发生感染后就会引起肛周脓肿，感染先蔓延到肛腺，由肛腺再扩展到整个肛周。肠道细菌是导致本病的致病源头。另外，直肠隐窝感染、溃疡性结肠炎、克罗恩病、直肠癌也都会诱发肛周脓肿。

主要症状

肛门周围红肿、疼痛、高热

　　如果患了肛周脓肿，肛门周围一圈会发红、发肿，并伴有严重的疼痛感，只有脓肿溃破后，痛感才能减轻。肛周脓肿的另一症状就是高热，高热可达 40℃，当脓肿腔比较深、比较大时，高热的概率就大。同时也会伴有肛门周围瘙痒、食欲不振、乏力、失眠等症状。患者会吃不下、睡不着。

治疗

手术切除、找到感染源

　　发生肛周脓肿，一定要就医检查，先找到感染源。如果感染源没有找到，即使排出脓液或者切除脓肿，还会再发病。排出脓液或者切除脓肿后，要服用抗生素抗感染。肛门瘙痒的时候，建议不要抠挠肛门周围，以免抠破脓肿，诱发严重感染，严重时会导致休克。

自我保健

　　◎ 不要经常坐着，多起来活动活动，有利于促进肛周血液循环，预防肛周疾病。

　　◎ 多坐硬质凳子，少坐软椅子。坐硬质凳子的时候，坐骨会将肛周悬空，避免受压，有利于其血液循环。

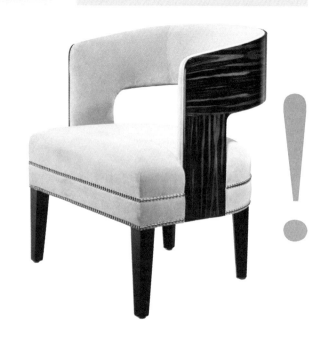

痔疮

痔疮本质上是静脉曲张，是直肠静脉曲张形成的。任何加大直肠静脉压力的因素都可引起痔疮，如便秘、久坐不动、怀孕等。另外，腹压上升、肝病、大量食用刺激性食品，也是引发痔疮的主要原因。一般来说体质虚弱的人更容易患痔疮。

主要症状

便血、瘙痒、静脉团脱出

如果患了痔疮，早期多是便血，大便后出血，一般没有疼痛感，只是感觉肛门坠胀或者排便困难。到了晚期，痔核也就是曲张的静脉团体积增大了，容易在排便时被粪便挤压脱出肛门外。初期时，静脉团还可用手推回，但病情加重之后，就会形成嵌顿，脱出肛门外的静脉团不能及时回位，此时就会有疼痛感。另外，如果痔核内形成血栓，也会引起疼痛。痔疮患者的另一个症状就是肛周瘙痒。

治疗

局部涂抹药物、预防便秘

患痔疮后，应该积极治疗，越早治疗效果越好，药物和日常调理就能达到很好的疗效。可在肛门处涂抹治疗痔疮的药膏，同时服用软化粪便的药物，预防便秘。也可用热水坐浴、用花洒在肛门及其周围冲淋热水，以上方法有利于促进血液循环，使痔疮痊愈。

若伴有发炎症状，应服用消炎药物。但是如果药物疗效不佳，病情较严重，就需要手术治疗。不过手术治疗之后也可能会复发，要加强预防。

自我保健

● 工作需要长时间坐着的人容易患痔疮，平时应该注意多起来活动一下。

● 选合适的座椅，坐上去之后感觉不到肛门周围被压迫到了的最好，即使感受到很小的压迫也不好。那种仅有1厘米左右厚度海绵的椅子特别不适合痔疮患者。

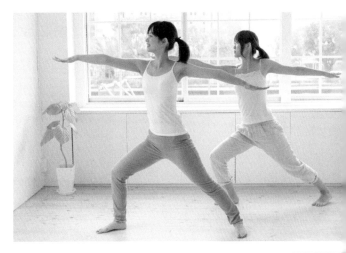

腹泻

腹泻后，粪便内含有大量水分、黏液，或带有血液，腹泻一般由细菌感染引起。另外，肠炎、传染病、食物中毒、暴饮暴食、压力大等也可引起腹泻。

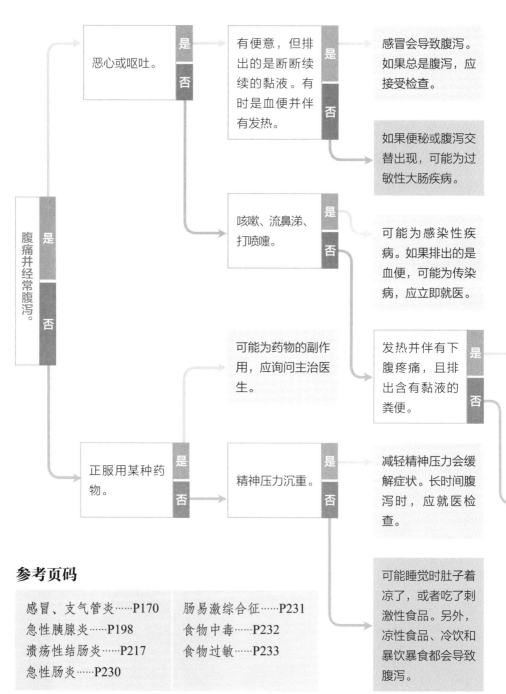

参考页码

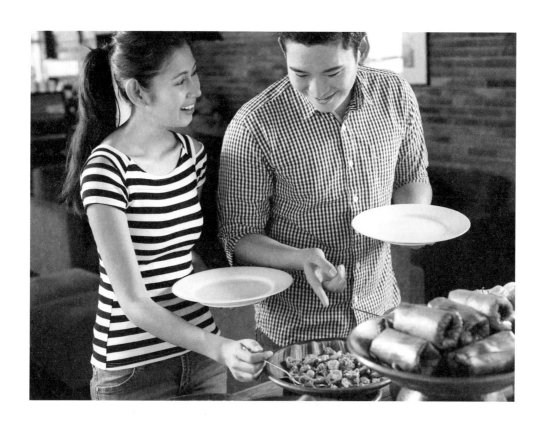

| 可能为急性肠炎或溃疡性结肠炎。 | 可能为急性胰腺炎，应立即就医。 | 可能为食物中毒。 | 可能为食物过敏导致的腹泻。 |

可能为肠炎，或重金属中毒、甲状腺功能亢进、消化系统异常等疾病。

| 突然感觉背部有轻微的疼痛。 | 是 / 否 | 吃了过期食品。 | 是 / 否 | 摄取特定食物如鸡蛋、牛奶后腹泻。 | 是 / 否 |

红色警报 　　短时间内总是腹泻，甚至排出血便，属于紧急情况。有下腹疼痛，且排出黏液状的断断续续的粪便，可能为溃疡性结肠炎或急性肠炎。如果腹痛并伴有高热，同时出现黏液或血便，可能为细菌性痢疾。如果腹部突然疼痛，可能为急性胰腺炎。如果便秘与腹泻反复交替出现，可能为过敏性大肠疾病。有以上几种情况时，都应立即就医。

急性肠炎

急性肠炎主要是因为受到了直接、大量、激烈的刺激引起的，如进食太多不易消化、寒凉、辛辣的食物，或者腹部着凉，都可引起急性肠炎。如果食用的东西变质了、带有大量细菌或者被脏物污染了，更容易引起急性肠炎。

主要症状

频繁腹泻、腹痛

患急性肠炎后，腹部会阵阵绞痛，并发出咕噜咕噜的声音，这时候一般都需要上厕所排便。腹泻过后，腹痛消失。过一会上述症状又重复出现，视症状轻重，每天腹泻两三次至 10 次以上。刚开始排出的粪便是水样的，之后逐渐变成黏液性的，严重时带血。如果急性肠炎比较严重，还会引起呕吐、食欲不振、胸口疼痛甚至高热等症状。

治疗

补液

患急性肠炎的时候，只要肠道内毒素排尽了，疾病就可以自然痊愈，所以不需要过多干涉。唯一要做的就是补液，要多喝水，最好口服补液盐，预防脱水。

自我保健

患急性肠炎后腹痛严重，可以用热水袋热敷腹部，能有效缓解疼痛。另外要给脚保温。

用淮山药加大米熬成粥喝有提高肠功能的功效，腹泻期间可以常喝。

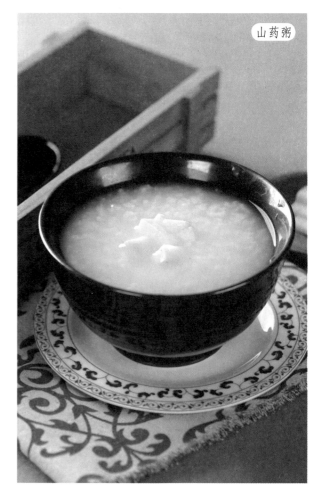

山药粥

肠易激综合征

患过肠易激综合征的患者，肠道没有任何器质性改变，粪便化验也正常，只是功能紊乱。目前没有明确病因，或许与精神状况有关，如精神消极、情绪不稳定可能会导致该病。另外，胃功能虚弱、患过大肠疾病的人群也更容易罹患该病。

主要症状

便秘、腹泻交替、排不尽

如果患了肠易激综合征，排便次数、过程、粪便性状等都会有所改变。一般来说，便秘和腹泻会交替出现，或者每周排便一两次或者每次饭后就排便，粪便不成形。排便时要么排便困难，要么非常急切，同时还感觉排不尽。另外还有腹胀、腹痛等现象。

治疗

稳定情绪、培养良好饮食习惯

应保持良好的饮食习惯规律进食，合理安排饮食营养。患病期间，若有腹泻症状，应注意补水，但是不要喝咖啡。不要吃油腻、不易消化、刺激性食物。另外，要注意稳定情绪，心态不要太负面，这样才能缓解肠易激症状。

自我保健

平时应多与人接触，如跳广场舞、爬山、踢毽子等，锻炼身体也愉悦心情。另外做手工、种花养草等，也可缓解压力。

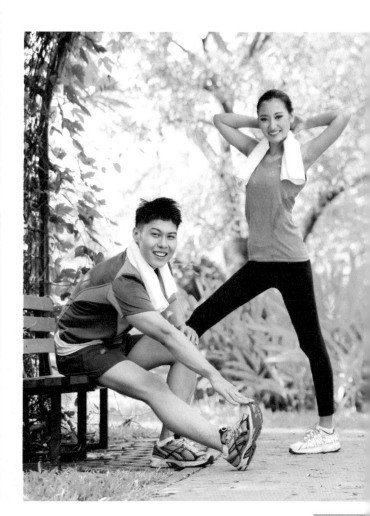

食物中毒

食物中毒可能是食物本身含有的毒素引起的，也可能是食用了被细菌污染的食物引起的。相对来说由变质食物也就是细菌污染引起的食物中毒是占绝大部分的。不管什么细菌引起的食物中毒都基本以胃肠道症状为主。

主要症状

腹痛、腹泻、呕吐

腹痛、腹泻和呕吐是食物中毒后的典型症状，一起进食同样食物的人群都出现了程度不一的此种症状，基本可确定是食物中毒了。中毒较重的人，还会高热。如果摄入毒素较多，中毒症状会更严重，可能出现痉挛、昏迷等症状，更严重的还会导致大脑异常，甚至危及生命。

自我保健

● 路边摊包括各种熟食、烧烤、麻辣烫，建议不要经常吃，有可能会引起食物中毒。如果买熟食，回家之后最好在高温加热20分钟，如果吃烧烤一定要检查下原料并且烤制熟透。

● 放入冰箱的熟食要用保鲜膜包好，下次食用时最好高温加热20分钟。冰箱保鲜层每两周要清洁一次。

治疗

清除胃内容物

如果发生食物中毒，需要尽快清除胃内容物，尽量在家里就进行催吐，可以自制肥皂水喝下1杯，或者用筷子、手指刺激舌根部位，给咽喉适当刺激，诱发呕吐，将有毒食物吐出。也可以去医院洗胃。如果进食已经超过4小时，必须就医做相应治疗。不要服用止吐药物。上吐下泻期间可以喝一些糖盐水（500毫升水加入4.5克盐和25克糖），预防水、电解质失衡。

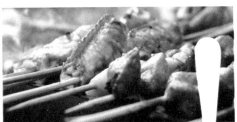

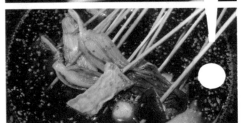

食物过敏

任何食物都可引起过敏，一般来说牛奶、蛋清、海鲜、柑橘类水果等引起过敏的概率更高一些。但有些低致敏食物也可引起少数人过敏，比如有人对麸质过敏，不一而足。婴幼儿免疫机制不全，中年人和老年人免疫机制衰退，都是容易发生食物过敏的人群。

主要症状

腹痛、呕吐、哮喘、皮肤红疹

对食物过敏时，皮肤、消化道、呼吸道等都会出现症状，一般情况下会出现腹痛、呕吐、哮喘、皮肤红疹、瘙痒等症状。有的食物过敏很严重，可能造成咽喉水肿、休克、呼吸困难，需要马上去医院急救。食物过敏引起的反应出现很快，慢的可能几小时后就出现，快的马上就有反应。

治疗

避开致敏食物

出现过敏症状后，最好去医院就诊，告诉医生自己的状况，让医生帮助找出过敏原及与之相关的食物，以后不接触就可避免再次过敏。不要自行服用抗过敏药物，不要抓瘙痒的部位。可以多喝水也可以用冷毛巾湿敷瘙痒的皮肤缓解不适。

自我保健

有过敏史的患者不要随便食用没吃过的、不常见的食物，初次接触的食物少量尝试即可，最好记录下来，如有过敏时，方便查证。另外也要少吃生食，多吃熟食，熟食致敏性更低。

牛奶、蛋清、花生、核桃、菠萝、鱼虾、草莓、芒果、柑橘、桃子等都是容易致敏的食物，易过敏人群要谨慎食用。

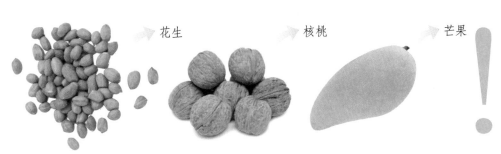

花生　　　核桃　　　芒果

排尿时有疼痛感

如排尿时疼痛，无论是腹部疼痛还是下身疼痛，即使疼痛很轻微，都应该去医院检查、治疗，以免导致病情加重或者引起其他疾病。另外，如果有排尿不畅、尿不尽的感觉时也应引起重视，可能是疾病征兆。不过有时候过于紧张、兴奋也会引起排尿疼痛感或者排尿不畅，要注意区分。

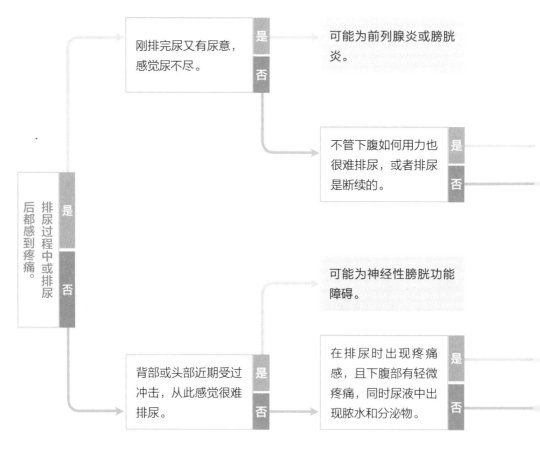

参考页码

尿道炎……P236

前列腺炎……P237

前列腺肥大症……P238

神经性膀胱功能障碍……P239

尿道结石……P240

膀胱炎……P241

如果排出的黏液为黄色脓水，可能为淋病；如果排出的尿液为灰白色脓水，可能为尿道炎。

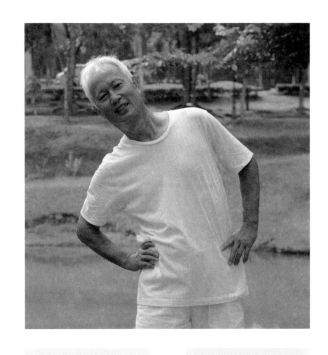

如果有性欲减退、尿频、尿痛等症状，可能为前列腺炎。如果排尿时长期伴有疼痛，即使没有其他症状，也应就医检查。

可能为尿道结石，伴有急性尿路感染。

可能为膀胱疾病或前列腺肥大症，请到泌尿器官科就诊。

| 伴有发热、血尿。 | 是 |
| | 否 |

| 50岁以上的男性。 | 是 |
| | 否 |

可能为尿道狭窄、结石或前列腺炎。

症状持续很长时间了，即使很轻微，也应接受检查。另外，精神压力大、紧张、兴奋等心理原因，都会引起尿不尽或排尿疼痛。

| 排尿断断续续的。 | 是 |
| | 否 |

如果为中年男性，应考虑为前列腺肥大症。

红色警报　　排尿的过程中如果伴有脓水、疼痛、下腹部不适等症状，可能为尿道炎或淋病。对女性而言，淋菌导致的尿道炎会引起子宫内膜炎或骨盆腹膜炎，并会使疾病迁延不愈，增加治疗难度。如果有脑出血、脑部梅毒、脊柱或大脑受过伤等症状都可能引起神经性膀胱功能异常，导致无法排尿或无意识排尿。有以上几种情况时，应立即就医。

尿道炎

尿道炎多为病菌逆行侵入尿道造成的，个人卫生不良、性生活不洁都会导致尿道炎。另外，尿道狭窄、机械刺激、尿道内异物、前列腺炎、化学物质刺激也都可引起尿道炎。

主要症状

尿道口红肿、脓性分泌物、沿尿道压痛

尿道炎有急性的也有慢性的，慢性尿道炎多由急性治疗不彻底迁延而来。慢性尿道炎症状轻微，偶尔有黏性分泌物，偶尔尿痛。如果为急性尿道炎时，常见的症状为尿道口红肿，会从尿道口排出大量脓性分泌物。因为有脓性分泌物，尿液呈白色。排尿时疼痛明显，沿着尿道按压有疼痛感。另外，还会伴有尿频、血尿、排尿困难等症。

治疗

抗生素治疗

尿道炎治疗不及时，细菌扩散到其他器官，可引起很多其他疾病，男性可引起前列腺炎、附睾炎等，女性患者可引起子宫炎、膀胱尿道炎等。治疗尿道炎需要使用抗生素，但需根据感染的细菌选择抗生素，要遵医嘱使用。男性患病治疗时需同性伴侣一起治疗，不然还容易再复发。治疗期间应禁止性生活。

自我保健

要预防尿道炎经性生活传播，过性生活前后要清洗会阴部，最好戴安全套，性生活前后要排尿。

莲藕汁、包心菜汁、大麦茶、蜂蜜生姜汁都有治疗尿道炎的功效，患病后可经常饮用。

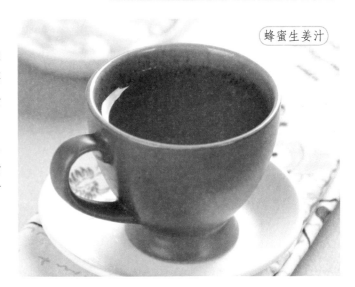

蜂蜜生姜汁

前列腺炎

前列腺是男性专有器官，围绕在膀胱下、尿道后方，会分泌前列腺液。前列腺发炎一般是细菌或者病毒感染引起的，另外外部刺激如酗酒、疲劳过度等都会降低它的抗感染能力，进而引起发炎。

主要症状

尿频、会阴疼痛、夜尿多、排尿困难

因为前列腺紧挨着尿道，所以如果患了前列腺炎，排尿首先会受影响，一般都会出现尿频、夜尿多等症状，同时伴有会阴、腰部、耻骨处疼痛。如果为急性前列腺炎，还会出现排尿困难、尿线分叉、尿后滴沥等现象，且伴有高热。

治疗

药物治疗、按摩治疗

患了前列腺炎，需要用抗生素治疗，最好配合一些消炎、止痛的中药。另外做一些物理治疗会更好，建议每隔3~7天按摩1次。治疗之外最主要的是要注意日常生活健康，要戒酒并均衡地摄取营养，避免过度劳累，适当休息。

自我保健

- 温水里加入一些盐，然后将臀部和外阴部坐入水中，坐浴，每天一两次，促进血液循环，防治前列腺炎。

- 不要经常坐着，建议每隔1小时起来活动一会，走几步。

- 把黑豆洗干净，炒到爆皮，浸入醋中泡10天，每天吃10多颗，对排尿困难有改善。

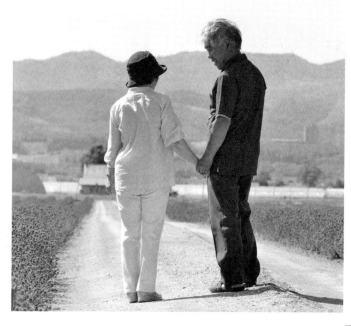

前列腺肥大症

前列腺紧贴尿道，如果前列腺增大就会压迫尿道，导致排尿困难。前列腺增大与年龄有关，也是一种老年病。另外性激素和内分泌异常、体质下降也会引起该病。

主要症状

排尿困难、夜尿多、残尿感

前列腺肥大更多时候是一种生理现象，基本没有很大的不适感，除了排尿障碍。患前列腺肥大后，一般都有排尿困难、排尿时间延长等问题，排尿时需要憋气、用力，一旦换气尿线就中断。另外还有夜尿增多的现象，每夜起夜需要2~5次或者更多。

治疗

手术治疗、物理治疗

前列腺肥大症虽然不会让患者有更大的不适，但是长时间的排尿障碍会影响肾脏健康，所以必须及时治疗。可以手术治疗，将前列腺切除。如果需要保留前列腺则可以选择激光、高频波等治疗。

自我保健

⊛ 不要憋尿，长时间憋尿，尿中有害物质会增加，刺激前列腺，也会引起肥大。

⊛ 性生活要节制，过度性生活或者手淫，让前列腺组织长期充血，也会使前列腺肥大。

⊛ 多运动，预防动脉硬化。动脉硬化后前列腺血液循环不良也会引起肥大。

⊛ 经常喝猪肚粥升清降浊，有助于预防前列腺肥大症，可经常煮着吃。猪肚50克、大米50克，猪肚洗净、切碎，和大米一起放入锅中，加500毫升水煮30分钟，煮成粥即可食用。

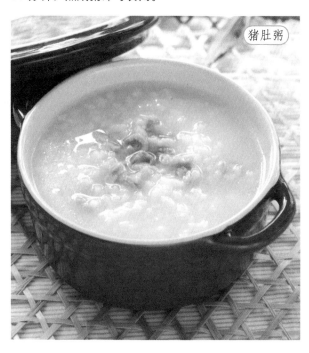

猪肚粥

神经性膀胱功能障碍

膀胱排尿是由神经控制的,如果中枢神经或者周围神经受损都会引起排尿障碍。这些损伤包括脊髓损伤、脑血管病变、糖尿病、脊膜膨出等。如果患了神经性膀胱功能障碍,膀胱有可能完全不能收缩也有可能随时发生收缩。

主要症状

排尿困难、不能控制排尿

如果神经性膀胱功能障碍引起膀胱不能收缩,那么就出现排尿困难,有时候根本不能排尿。久而久之,膀胱会因为积存大量尿液,无法及时排出而损伤肾脏。如果神经功能障碍引起膀胱随时收缩,患者就无法控制排尿,经常不知不觉就排尿了。

治疗

留置导尿管、药物治疗、手术治疗

如果是脑血管病变、糖尿病等疾病引起的该病,治疗神经性膀胱功能障碍前应该先治疗这些疾病。从目前来看,该病很难根治,治疗主要目的是实现及时排尿,避免因此造成的肾脏损害。可以服用刺激神经的药物刺激排尿,也可以留置导尿管,同时配合膀胱训练,间歇性导尿,避免尿液在膀胱内积存。注意导尿管必须经常清洁、定时更换,以免细菌感染,影响整个泌尿系统健康。如果发生了肾功能损害、肾积水、尿路梗阻等,则需要进行手术。

自我保健

患了神经性膀胱功能障碍,膀胱及泌尿系统其他器官容易出现感染,平时应注意个人卫生,尽量避免因为外阴不洁引起感染,这可帮助保持膀胱健康。

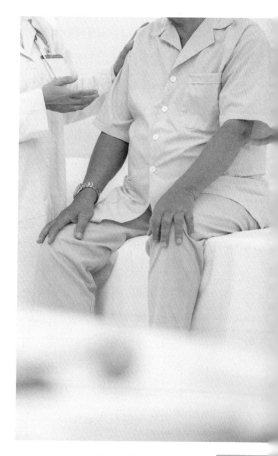

尿道结石

一些难溶于水的物质如钙、尿酸、磷酸等，若没有及时排出尿道，积聚在一起就可能形成结石。在尿道形成的结石较少，一般来自其上的泌尿系统，主要是膀胱。另外有一部分在尿道憩室内形成。尿道阻塞、甲状旁腺功能亢进、缺乏运动、喝水少都是引起尿道结石的原因。

主要症状

排尿困难、尿痛、小腹疼痛

如果患了尿道结石，排尿困难是最明显的症状，尿线特别细，也可能呈滴沥状排尿。排尿时小腹疼痛，在疼痛部位可摸到硬物。另外，疼痛也可扩散到尿道口。病情严重时，会发生尿潴留，排尿量突然减少，甚至排不出。而且该病还会出现发热、冒冷汗、恶心等症状。也有部分患者没有什么特别症状，可能只是尿道口有分泌物而已。

治疗

药物治疗、手术治疗

有的结石比较小，只要用力排尿，就可以随尿液排出。如果无法自行排出，就需要手术治疗，但尽量不切开，而是通过往尿道注入液体，将结石推挤出尿道或者用钳子取出等方法清除结石。如果结石比较大，需要先碎石再取出。

自我保健

患尿道结石后要多喝水，多喝水可促进排尿，小的结石就能随着尿液排出，预防形成大结石。

水、黄鱼、西瓜等对排出结石有帮助作用，可经常食用。三白草有助于去结石，新鲜三白草捣碎敷在疼痛部位有一定的效果。

黄鱼

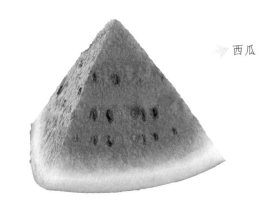

西瓜

膀胱炎

膀胱炎主要是细菌感染引起，大多数是被大肠杆菌感染了。抵抗力下降、性交过度都可引起感染。因为女性尿道离肛门近，所以女性感染多于男性。而且女性阴道分泌物增多也容易导致细菌繁殖。但也有内在诱因，比如膀胱结石、异物、肿瘤等破坏了膀胱防御功能，为细菌感染提供了条件。

主要症状

尿频、尿急、尿痛、尿不尽

如果患了膀胱炎，会尿频，总是刚走出厕所感觉又想排尿，而且有尿意的时候必须马上排尿，憋不住，排尿时小腹感觉疼痛，排完尿了感觉还有残尿。另外尿液比较浑浊，不清亮，其中含有脓水。

治疗

多喝水、热敷

患了膀胱炎，多喝水、多排尿是最佳治疗方法，当细菌都排出去了，炎症也就痊愈了。另外应该减少活动量，最好卧床休息，同时在小腹靠近耻骨的地方放个热水袋，热敷可以缓解症状，促进疾病痊愈。另外可以在医生指导下服用一些药物碱化尿液，以减少尿液的刺激。如果症状严重需要检验致病菌，然后在医生指导下服用抗生素治疗。

自我保健

● 不要跷二郎腿，不要穿紧身衣。跷二郎腿和穿紧身衣的情况下，膀胱及周围器官会被严重挤压，血液循环会受阻，细菌感染更容易发生。

● 女性更容易患膀胱炎，要特别注意个人卫生，排尿后擦拭要从前往后，同一张纸不用两次；不憋尿，最好3小时排尿1次；多喝水，增加排尿次数；性交前后都应排尿。

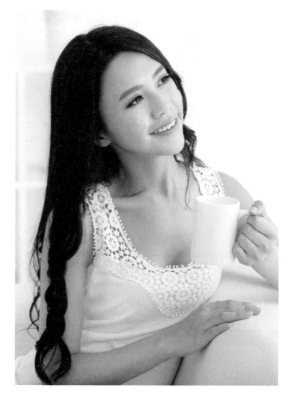

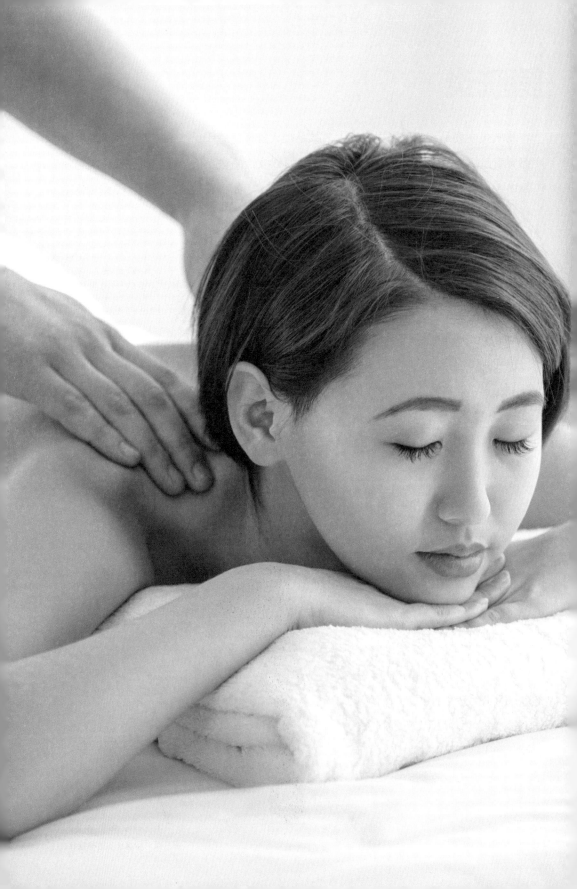

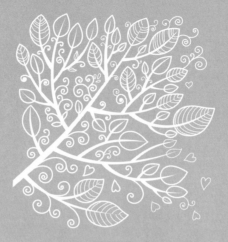

第四章

腰背部和四肢
不适与症状

　　背部和四肢是人体骨骼最主要的部
分，集中着大大小小的肌肉群，人体负重
主要是由背部和四肢完成的。因此出现在
背和四肢的不适症状，以肌肉和骨骼问题
居多，也包括连接骨骼的关节部位。另外，
有些心脑血管疾病、内脏疾病也会引起背
或四肢的不适感。

肩痛

肩部活动多、压力大，而且容易受不良姿势影响，比较容易出现疼痛或者僵硬。单纯的肌肉损伤和关节损伤都可引起肩痛，不过此类损伤引起的肩痛都是小毛病，重要的是一些严重内脏疾病也可导致肩痛，所以肩痛不可忽视。

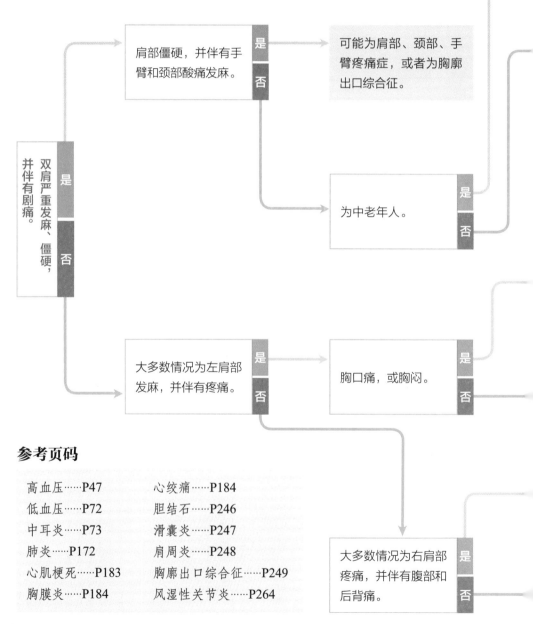

肩部僵硬，并伴有手臂和颈部酸痛发麻。 是 → 可能为肩部、颈部、手臂疼痛症，或者为胸廓出口综合征。 否

双肩严重发麻、僵硬，并伴有剧痛。 是／否

为中老年人。 是／否

大多数情况为左肩部发麻，并伴有疼痛。 是／否

胸口痛，或胸闷。 是／否

大多数情况为右肩部疼痛，并伴有腹部和后背痛。 是／否

参考页码

可能为肩关节周围炎（肩周炎）。如果为女性，可能有更年期障碍。

可能为类风湿关节炎。

因有炎症导致手臂自由活动受限。如果症状原因不明且长期持续，可能为粘连性肩关节囊炎或滑囊炎，应就医检查。

早上起床后，手部关节与手指痛。
是
否

手臂剧烈疼痛，甚至无法活动。另外，炎症易引发高热。
是
否

颈部、肩部，直到后背有剧烈的疼痛，并伴有全身无力。
是
否

可能为严重疾病征兆，应立即就医。

可能为心肌梗死、心绞痛或胸膜炎。

可能为胃肠炎或胰腺炎。

如果这种症状有一段时间了，应就医检查。

可能为内脏疾病、高血压、低血压等引起的慢性肩痛。另外，部分器官异常也能引起肩痛。

胸口痛，且感觉情绪低落。
是
否

可能为呼吸器官（口鼻、咽喉、气管、支气管和肺等）异常，若同时伴有高热，可能为肺炎。

可能为胸膜炎、食管炎或胆结石等疾病。

🔴 **红色警报**

肩痛并胸口发闷时，可能为心肌梗死、心绞痛或胸膜炎。咳嗽时有剧烈的疼痛，可能为呼吸器官和肺部异常，当伴有高热时，应考虑为肺炎。若情绪低落或胸口疼痛，可能为胃肠炎或胰腺炎。有以上几种情况时，都应立即就医。另外，内脏疾病如胆结石、食管炎、胸膜炎等，也会引起肩部、腹部和后背疼痛等症状。有以上症状，也要立即就医。

肩部疼痛剧烈，且咳嗽时痛感加重。
是
否

颚关节障碍、听力障碍、视力障碍、中耳炎等都能引发肩痛。

胆结石

胆结石指的是胆囊和胆管内产生结石。结石可引起消化障碍、诱发疼痛。胆结石形成的确切原因目前没有找到，与胆汁排出不畅、胆固醇增多、胆道蛔虫以及胆汁内细菌繁殖有关，一般活动少、不吃早餐、体质肥胖、餐后吃零食更容易患胆结石。

主要症状

右上腹部、肩部疼痛

患了胆结石之后，右上腹部会出现疼痛，特别是在饱食之后，疼痛会向肩部扩散。这种疼痛持续时间有长有短，有的几分钟，有的几小时。疼痛消失后，感觉一切正常。胆结石会影响消化，所以同时会伴有消化不良、嗳气等症状。如果病情严重或者发生了急性感染会出现发冷、恶心、呕吐、黄疸等症状。

治疗

药物治疗、手术治疗

治疗胆结石可采取手术治疗，手术将胆结石、发炎胆囊清除即可，效果很好。如果不适合手术，可以服用药物治疗。治疗胆结石药物副作用较大，一定要遵循医嘱用药，并且用足时间，要连续用药 6 个月以上。如果胆结石急性发作，疼痛严重，则可以先冰敷疼痛部位，缓解疼痛，及时送医院。

自我保健

● 不能长期不吃早餐，即使不是正式的早餐，哪怕单单一块面包也应该吃一点，这样可以促进胆汁排出，避免滞留形成结石。

● 核桃、生姜、黑木耳、红枣、山楂、玉米、蒲公英、香菇、南瓜子、乌梅、葡萄酒中的某些成分有利胆、防结石作用，平时常吃可预防胆结石。

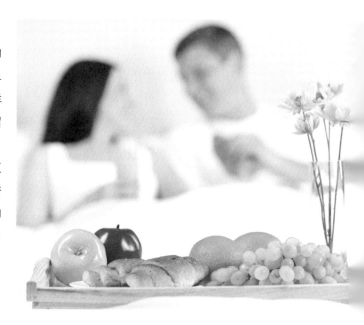

滑囊炎

滑囊存在于身体摩擦力和压力较大的地方，是结缔组织中的囊状间隙，帮助肌肉、关节无摩擦滑动，起到保护肌肉、关节、肌腱、骨突等的作用。许多关节疾病可引起滑囊炎。另外，如果关节动作幅度过大，滑囊长期被摩擦，也可能引起滑囊炎。

主要症状

关节疼痛

滑囊炎可发生在任何关节部位，鞋子过紧可引起脚后跟部的滑囊炎，经常跪着可患上髌骨部位关节的滑囊炎，老年人坐久了则可能患上坐骨结节滑囊炎等。肩膀上两块肌肉之间也有滑囊，如果肩膀长期大幅度活动就可能引起滑囊炎。如果肩膀患上滑囊炎，手臂活动幅度在60°~120°时就会产生剧烈的疼痛。45岁以上的人做体力劳动时，如果突然感到肩膀剧痛、无法活动，可能就是滑囊发炎了。

治疗

冷、热敷、休息

因为滑囊炎而疼痛的时候，应该充分休息，这样可以缓解疼痛。如果感觉关节处发热，就用冰块进行冷敷，敷10分钟休息10分钟，直到关节温度降下来，能有效减轻疼痛。关节不热之后改用热毛巾热敷痛处。如果出现化脓，需要用针抽出脓水。要注意肩部患滑囊炎后，不要做大摆臂等大幅度运动，要用自己感觉舒适的姿势活动。

自我保健

● 生活、工作中经常要用到的关节处的滑囊最可能发炎，平时应该注意保护这些关节，休息时在不负重的情况下轻松活动几下关节，比如摆摆手臂，并适当按摩或者热敷一下。

● 劳动结束后，清洗身体部位的时候要用温水，最好不要用冷水冲洗，以免关节滑囊受刺激。

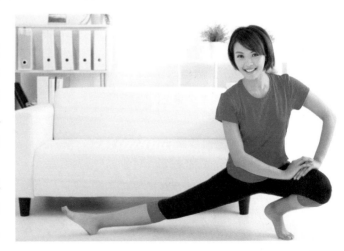

肩周炎

肩周炎也称五十肩，顾名思义就是 50 岁左右人会患的肩部疾病，一般 40~60 岁的人容易患该病，目前无明确病因，但跟衰老不无关系。肩周炎是由于肩部周围组织老化导致的病变，如果肩关节上的关节囊发炎、变窄或者肌肉发生病变，肌肉部位出现钙沉积就会导致肩周炎。

主要症状

手臂活动困难、肩部疼痛

如果患了肩周炎，肩部会出现疼痛，可能睡着时突然痛起来，同时手臂活动也不那么灵活了，比较僵硬，举过头顶或者回转手臂都成了困难的活动，无法完成。另外手也无法插到裤子的后面口袋，女性则无法把手转到后面去解开内衣的扣子等。如果病情严重，疼痛会比较剧烈，再继续发展下去，手部和手指会出现水肿及疼痛。

治疗

物理治疗、运动治疗

只要不活动疼痛的手臂，让其充分休息，大约一年以后病症就会自然消失。疼痛难忍时可服用镇痛剂。治疗则主要是物理疗法和运动疗法，疼痛剧烈时可以用冷水擦拭痛处，平时则多热敷。不那么疼痛的时候可以规律做运动如手抓重物，朝各个方向活动手臂，对防治肩周炎很有效果。

自我保健

- 用可以生热的物质擦拭痛处，都能缓解肩周炎带来的疼痛感，红辣椒水、生姜汁、洋葱汁都是不错的选择。

- 经常饮用松叶茶也可以治疗肩周炎，1 把干净松叶加 600 毫升水煮成 300 毫升即可。

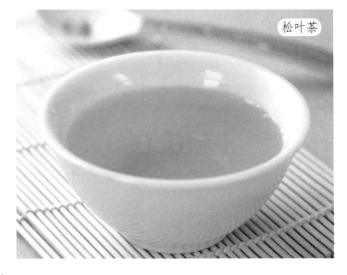

松叶茶

胸廓出口综合征

胸廓出口指的是锁骨下动、静脉和臂丛神经在胸廓上的出口，如果这里的血管或神经受到压迫，会出现一系列的症状，就叫做胸廓出口综合征。如频繁地使用某一只手或者总是在一侧肩膀背沉重的包，胸廓出口就容易被压迫到，导致该综合征。

主要症状

肩部疼痛、手脚水肿

患了胸廓出口综合征，有的是血管受压迫，有的是神经受压迫。如果是神经受压迫，多数会感觉肩部、手臂和手疼痛，也会有发麻、笨重、无力等症状，因此不但动作不灵活，也提不起重物。如果是血管受到压迫，血液循环就会受阻，身体肢端血液供应会不足并且静脉回流也不畅，所以除了以上症状，还容易出现手脚水肿、发凉、手指发白、发绀等症状。

治疗

药物治疗、物理治疗、手术治疗

疾病初起时，药物和物理疗法能取得不错的效果，服药同时中医拔罐、肩带肌肉锻炼和颈部牵引等方法都可以使用。但是如果药物治疗、物理治疗效果不佳，就需要手术清除压迫神经或者血管的因素，这样才能根治。

自我保健

● 做个小测验可以知道自己是否患上了胸廓出口综合征：向左侧看，然后将头向下45°角的方向慢慢弯。如果感觉到颈部、肩部、脖子有不正常的酸痛感，那就是患上胸廓出口综合征了。

● 胸廓出口综合征也是一种现代文明病，连续操作电脑时间太长就容易患病，因此使用电脑时要注意中间休息，多起来走动或活动颈部、肩部，能起到一定预防效果。

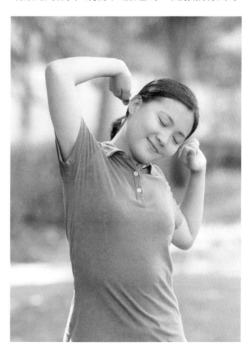

腰痛

腰痛可能是肌肉、骨骼、关节病引起的，如腰椎间盘突出症、腰肌劳损；也可能是内脏疾病如肾盂肾炎、女性子宫内膜异位症引起的。不要以为腰痛忍一忍就过去了，因为，腰痛可能是某些疾病加重的征兆。

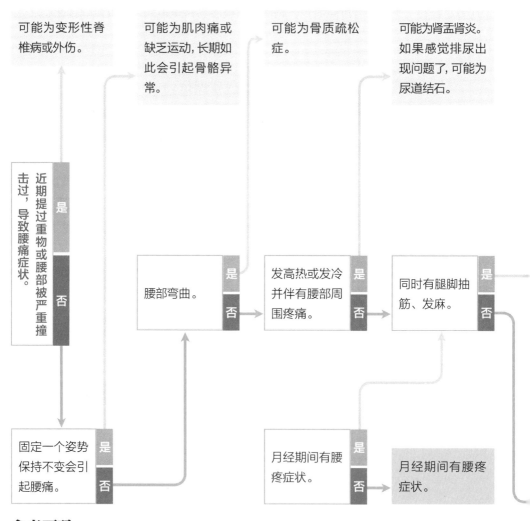

可能为变形性脊椎病或外伤。

可能为肌肉痛或缺乏运动，长期如此会引起骨骼异常。

可能为骨质疏松症。

可能为肾盂肾炎。如果感觉排尿出现问题了，可能为尿道结石。

近期提过重物或腰部被严重撞击过，导致腰痛症状。

腰部弯曲。

发高热或发冷并伴有腰部周围疼痛。

同时有腿脚抽筋、发麻。

固定一个姿势保持不变会引起腰痛。

月经期间有腰疼症状。

月经期间有腰疼症状。

参考页码

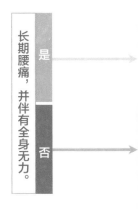

长期腰痛，并伴有全身无力。

是 → 可能为严重的疾病，应就医检查。

否 → 疼痛可能是精神因素引起的，腰痛严重时，应接受检查。若腰痛持续时间长，可能为内脏疾病，应就医。

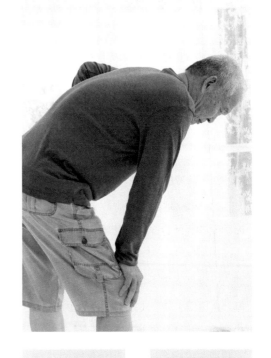

可能为腰间盘突出症或变形性脊椎症。

可能为脊椎分离症。

可能为生理痛，但不排除子宫、卵巢等生殖器疾病的可能性。

腰部弯曲并伴有起床时腰痛，可能为老年性关节炎。

子宫内膜异位症、生殖器异常或内脏出现异常，都能引起腰痛。如除月经外还伴有出血现象，或无月经时有恶臭分泌物，应就医检查。

腰部稍有活动便感到剧烈疼痛。

是 / 否 → 女性。

是 / 否 → 中老年人。

是 / 否

红色警报

　　如果腰痛并全身虚弱，应考虑为重病。如果腰部的侧面突然痛，并伴有体重减轻或尿量减少，可能为尿道结石。如果直不起来腰，腰部弯曲严重，或每次站立时，都感觉腰部剧痛，可能为老年性关节炎。女性在月经前后腰部痛，或下腹部痛，在无月经时下腰部痛，可能为子宫内膜异位症。以上几种情况，都应立即就医。

腰椎间盘突出症

腰椎是脊柱的一部分，共5块，腰椎间盘是腰椎的连接件之一，腰椎中间有髓核，如果髓核脱离它固有的位置，向椎体外突出，就是腰椎间盘突出症。弯腰负重以及长期劳累是导致腰椎间盘突出症的主要原因。

主要症状

腰痛、下肢放射痛

患有腰椎间盘突出症，髓核突出压迫周围神经就会产生剧烈疼痛。剧烈疼痛会让人无法站直，导致腰部严重弯曲。同时还可伴有多种不适症状，包括坐骨神经痛、大腿和小腿麻木及疼痛、严重时排便功能障碍、性功能障碍等。而且在咳嗽、打喷嚏时疼痛会加重。另外长时间站立、走路、静坐都会加重疼痛。

治疗

物理治疗、手术治疗、限制活动

治疗腰椎间盘突出症最常用的方法是物理疗法，包括牵引、按摩、热敷等。热敷对患者很重要，可以用热毛巾，也可以用高频波、红外线对腰椎部位加热。如果病情严重且持续多年，需要手术治疗。患腰椎间盘突出症后日常生活要特别注意保护，不要加重腰椎压力，不要久坐、久站或者走很远的路，远离软床多睡硬床，不要提重物，并且要注意控制体重。

自我保健

患腰椎间盘突出症以后，睡觉时可以用枕头垫在后背处，头部不枕枕头，可减轻腰椎压力。

艾灸腰阳关穴。用艾条温和灸腰阳关穴，可减轻腰痛症状。每次灸10~15分钟，每日1次。症状缓解后隔日1次，每月灸10次。

取穴方法：正坐时，先按取两边髂前上棘，两髂前上棘水平线与后正中线交点处为第4腰椎棘突，棘突下方凹陷处即是腰阳关穴。

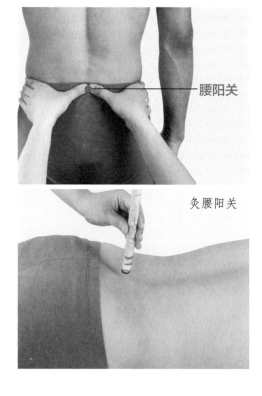

腰阳关

灸腰阳关

变形性脊椎病

变形性脊椎病也是一种老年病，主要由身体功能老化导致，四五十岁的人最容易罹患这种病。患病后，脊椎骨表面会出现突起，形成骨刺，同时骨头本身也发生变形。另外，脊椎与脊椎之间的椎间盘失去弹力，当脊柱活动时不能再起到缓冲作用。

主要症状

腰痛、僵硬

如果患有变形性脊椎病，椎间盘失去弹力，活动的时候，周边的骨头就会受到较大刺激，进而出现剧烈的腰部疼痛。一天活动结束后躺在床上时或者睡了一夜从床上起来时，疼痛最为剧烈。而且疼痛不局限于腰部，还会累及腿部，有时候连颈部、肩部、手臂、手部都会受影响。

治疗

物理治疗

变形性脊椎病是身体老化导致的，没有办法根治，不过腰痛严重的时候，只要静养几天，不适症状就会明显减轻。如果疼痛严重，可以服用镇痛剂、肌肉缓解剂来缓解疼痛，同时可以热敷疼痛部位或者对脊椎做牵引。另外佩戴专门的腰带也可缓解脊椎压力并减轻疼痛。提醒注意的是，当疼痛减轻后，就应该及时摘下腰带，避免长时间佩戴，否则会导致肌肉力量退化，那样反而会加重脊椎压力。

自我保健

- 人体上半身几乎大部分重量都压在脊椎上，所以体重过重、肥胖会加重脊椎压力，加重脊椎变形。所以患了变形性脊椎病之后，要控制体重，避免发胖，肥胖的要减肥。

- 注意保暖，尽量呆在温暖的地方，至少应保证腰部温暖，寒凉会加重病情。

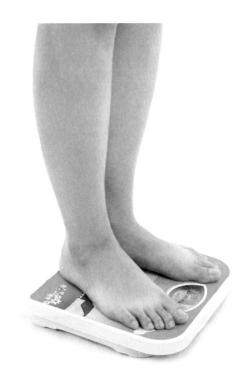

老年性关节炎

老年性关节炎是因为关节老化引起的，是退变性疾病，主要与年龄有关。另外，劳损、创伤、肥胖也都可引起这种病变。病变多发于负重关节和活动量较多的关节，腰椎、胸椎、膝关节、髋关节都比较容易发生。

主要症状

腰痛、腰弯、僵硬

如果患了老年性关节炎，就会出现各种关节的疼痛，以腰部疼痛为主，腰部还会变得弯曲，久而久之变得僵硬，很难站直身体。而且老年关节炎的疼痛主要是休息痛，从休息状态转为活动状态时疼痛最甚，比如早上起床时疼痛明显，活动一会疼痛缓解，但是活动时间长了又会疼痛。

治疗

药物治疗、物理治疗

老年性关节炎是因为身体老化引起的，无法治愈，只能缓解不适。如果疼痛剧烈，可以服用消炎药物缓解。另外可以经常按摩疼痛部位或者用热水热敷、擦拭疼痛部位。还可以松紧适度地给腰部绑上减轻关节压力的腰带（可到药店购买）。疼痛缓解后适当运动、锻炼，增强肌肉力量，间接可以保护关节。如果病情已到晚期，可以耐受手术，置换人造关节是个不错的选择，可以大大提高生活质量。

自我保健

● 认真保护关节，上了年纪以后要特别重视，患了老年性关节炎之后尤其如此，即使没有疼痛感也要避免活动过度，避免重体力劳动，尽量保持舒适的姿势，并充分休息。

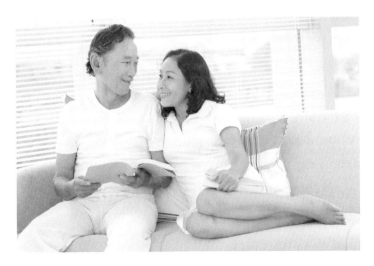

肾盂肾炎

肾盂是用来集中尿液的。肾小管里的尿液先被集中到肾盂里，再送到输尿管里，然后进入膀胱。当尿道黏膜损伤、尿液流动不顺畅加上身体抵抗力下降的时候，尿道系统积聚起细菌就容易引起肾盂肾炎。尿道狭窄、骨盆内肿瘤、不洁性行为、个人卫生差等都是该病的诱因。因为女性尿道系统构造特殊，所以该病好发于女性。

主要症状

腰痛、尿频、发热

肾盂肾炎有急性的和慢性的，急性期时，会有剧烈腰痛，轻轻地触摸都可引发剧烈疼痛，也会伴有高热，同时还会有尿频，尿液也可能比较浑浊，其中混有脓液。慢性肾盂肾炎有的可能没有明显症状，有的会有乏力、腰痛症状，若发热时为低热。

治疗

抗生素治疗

急性肾盂肾炎是可治愈的，患病后不必过度忧虑，只要遵照医生指导按时按量服用抗生素，同时多喝水，促进尿路系统细菌尽快排出即可。治疗同时要注意保暖，着凉会加重病情。但是如果治疗不彻底就容易复发，发展成慢性肾盂肾炎。

自我保健

● 做好个人卫生，内裤要每天换洗，隔几天用开水泡洗或者放到阳光下暴晒一下，杀杀菌。另外最好穿纯棉内裤，不要穿化纤材质的。内裤也不要太紧，内裤太紧，尿道更容易被粪便感染。

● 有性行为最好用安全套，性交前后要排尿，可以预防细菌上行。

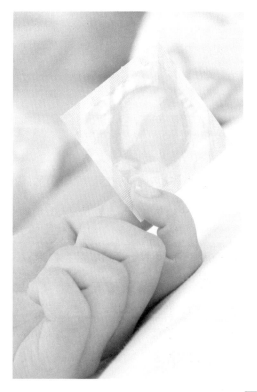

子宫内膜异位症

子宫内膜细胞本应生长在子宫腔内，但是子宫内膜每个生理周期都会脱落一次，所以它会随着经血运行。如果经血逆流，经血中包含的子宫内膜细胞就会黏附在其他部位扎根生长，这就是子宫内膜异位症。子宫内膜可在卵巢、子宫韧带、骨盆等处扎根生长。目前该病无明确病因。

主要症状

痛经、腰痛、不孕

异位的子宫内膜会刺激局部组织发炎并引起子宫挛缩，所以痛经是子宫内膜异位症的典型症状，一般在月经来潮前一两天开始疼痛，来潮后第一天达到高峰，月经结束疼痛消失。在非经期也会有轻微的腰痛。另外还会有性交疼痛、月经异常、排便不畅等症状。如果异位发生在卵巢或者输卵管内，卵巢很难排卵或者精卵很难相遇，因此会导致不孕。

治疗

激素治疗、电灼治疗、手术治疗

患了子宫内膜异位症，可以服用激素使子宫内膜萎缩，一般在 6 个月到 1 年后有望缓解。另外也可以用电灼法治疗，将异位的内膜烧灼清除掉。还可以用手术治疗，将异位的内膜切除。不过子宫内膜异位症容易复发，治疗后如果又出现了痛经可能就是复发了，要去检查、治疗。怀孕和绝经可以让异位内膜自然萎缩，疾病自然痊愈。

自我保健

经期不要做剧烈运动，不要过性生活，不要做重体力活，以免造成经血逆流。

月经期间不要吃寒性、刺激性食品，如螃蟹、贝类、辣椒、冰淇淋等，这些食物可影响血液运行，可能会诱发子宫内膜异位症。

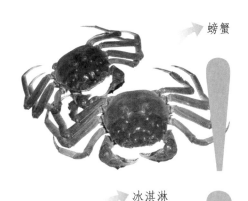

螃蟹

冰淇淋

脊背疼痛

很多人都受到脊背疼痛的困扰，甚至有的人一生中的大部分时间都有这个问题跟随。脊背痛可能是肌肉痛，也可能是脊椎出现异常引起的，老化和一些内脏疾病也可造成脊背疼痛。脊背疼痛不必太紧张但也不能忽略，如果疼痛严重或者后背出现了严重弯曲都应该去医院就诊。

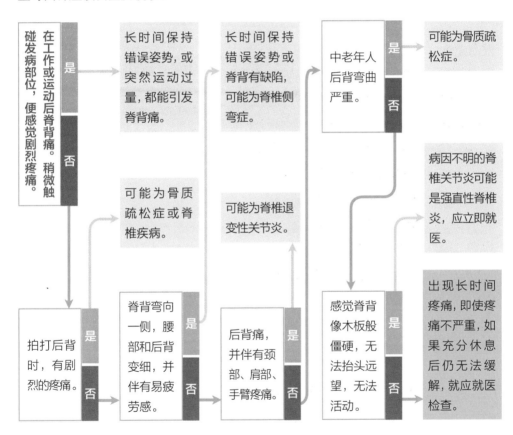

参考页码

红色警报

全身虚弱和脊背剧烈疼痛必须引起重视，它为重病的早期表现。如果感觉脊背僵硬得像一块木板，或者不能抬头远望时，可能为强直性脊椎炎。以上情况，都应立即就医检查。强直性脊椎炎如果扩展到颈部，会引起呼吸困难，是比较危险的疾病，需马上就医治疗。

骨质疏松症

骨头必须维持足够的密度和结构才能保证质量，如果密度下降、结构破坏，骨质量下降，就是患上骨质疏松症了。这是因为骨骼蛋白质流失，钙沉积减少而导致的。激素减少、营养不良、消化吸收功能低下、运动量不足都可引起骨质疏松。另外，骨折后长期用石膏固定也可引起骨质疏松。

主要症状

脊背疼痛、易骨折

如果患了骨质疏松症，骨骼的结构逐渐被腐蚀，疼痛就出现了。脊背疼痛是骨质疏松最主要的症状，主要出现在脊背中央，并且向两侧扩散。腰部也容易出现疼痛。疼痛在仰卧和坐着时可减轻，站着或者后伸时疼痛加剧。另外，骨质疏松症时骨质量下降，骨的脆性增加，所以特别容易骨折。当骨质疏松症严重时，脊椎出现后弯、胸骨产生畸形，因此肺活量和最大换气量会明显减少，进而产生呼吸困难症状。

治疗

补充营养、运动

患了骨质疏松症，补充营养很重要，蛋白质、钙、维生素D都应足量摄入。日常多晒太阳有助于补充维生素D，但可能量不足，可以通过口服制剂补充。另外要适当运动，运动有助于钙沉积在骨骼上。雌激素可用于女性患者，但是必须进行全面评估，要符合一定的条件才能使用，因此必须在医生指导下进行。

自我保健

● 含钙、含蛋白质丰富的食物都可有效防治骨质疏松症，牛奶、芝麻、奶酪都是很好的选择，要经常吃。但是酒和植物纤维会影响钙质吸收，不要与含钙丰富的食物同时食用，最少要隔开两小时。

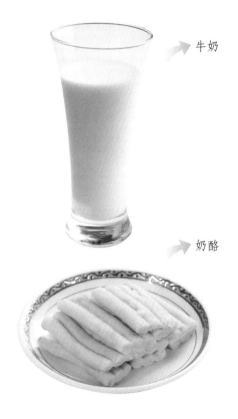

牛奶

奶酪

强直性脊柱炎

脊椎关节发炎、椎间盘纤维环及其附近结缔组织纤维化和骨化，导致脊背、腰部僵硬，就是强直性脊柱炎。患上这种疾病的具体原因目前还不确定，但是可以肯定与遗传关系很大。患上这种病的大都是男性。

脊背、腰部、颈部疼痛、僵硬

强直性脊柱炎可向上发展到颈椎，向下发展到腰骶部，病情发展到哪里，哪里就开始疼痛，并变得僵硬。僵硬的脊椎就像变成一根长硬骨一样无法活动，动作受限。患上强直性脊柱炎的人走路姿势会显得古怪。另外，炎症也会扩展到肋骨关节，导致胸口痛并且会引起呼吸困难。

药物治疗、手术治疗

强直性脊柱炎目前没有根治的办法，治疗只能缓解症状。一般用抗炎药物和类固醇药物缓解炎症。如果症状严重就需要手术治疗。腰部弯曲到无法向前看的程度或者肋骨关节僵硬影响呼吸了，或者骨关节变得僵硬无法走路了，都需要进行手术。

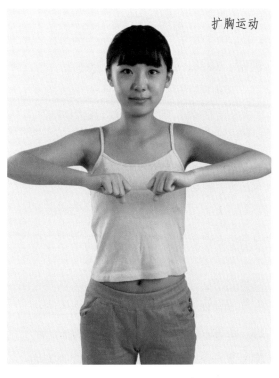

扩胸运动

自我保健

● 行走、坐、站立都要挺胸收腹，经常做弯曲后背的运动和扩胸、深呼吸运动，每天早晚各俯卧半小时，这样可以增加脊椎的柔软性，有利于防治强直性脊柱炎。

● 患了强直性脊柱炎，必须睡硬板床，不要睡软床。软床会导致或加重背部弯曲。睡觉时不用枕头或者用比较薄的枕头，这样睡觉时强直的脊柱受力会小点。

脊椎退变性关节炎

退变性关节炎可发生在任何关节，负重关节更容易发生，颈椎、腰椎、膝关节、髋关节以及脚后跟都可能发生。如发生在脊椎关节上，就称为脊椎退变性关节炎。主要跟脊椎关节老化、长期磨损有关。老化、磨损造成脊椎关节上出现小伤口，进而导致发炎。一般来讲，从事体力劳动特别是重体力劳动的人更容易罹患该病。

主要症状

脊背、腰部、颈部疼痛、僵硬

如果脊椎患了退变性关节炎，发生退变的关节所在部位，可能是颈部，可能是腰部，也可能是后背，会出现疼痛，时间久了这些病变部位就会变得僵硬。另外，患病关节因为积水、组织被破坏等还会肿胀。

治疗

药物治疗、辅助装置、牵引

退变性关节炎发生在脊椎，在急性炎症期，疼痛比较剧烈，此时需要服用镇痛剂，同时要充分休息。另外最好佩戴辅助装置如腰带，帮助减轻关节压力，从而减轻疼痛感。注意使用腰带时间不能太长，否则会引起腰肌力量下降，反而更容易疼痛。另外最好对脊椎关节进行牵引，这样可以预防关节面粘连和关节囊挛缩，避免病情更严重。如果疾病发展迅速，关节破坏明显，疼痛严重可考虑手术治疗，进行人造关节置换。

自我保健

● 关节发生退变从 20 多岁就开始了，只是要一直到中年之后才表现出症状，所以从 20 岁就应该有保护关节的意识了。要少让关节受累、受凉，并减少过度扭曲的情形出现。

● 寒冷、潮湿会加重关节炎发生退变性改变，因此有条件最好待在温暖的地方。

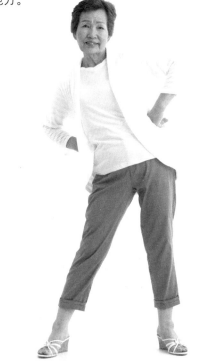

脊柱侧弯症

脊柱从后背看本来是应该在一条垂直于地面的直线上的，如果脊柱的某一段弯曲成了"C"或者"S"形，就是患上脊柱侧弯症了。一般来说这是脊柱周围组织出现异常了导致的，先天性畸形、神经与肌肉异常、肿瘤和关节炎都可引起该病。少儿期或者儿童期长期坐立姿势不正或者总在一侧肩膀背书包也是引起该病的主要原因。

主要症状

脊背向一侧弯曲、两肩膀不平、腰背疼痛

如果患了脊柱侧弯症，最明显的症状就是脊柱不在一条直线上了，向一侧弯曲了。由于脊柱侧弯了，两边肩膀就不在一条水平线上了，一高一低。骨盆也会倾斜，一边高一边低，高低与肩膀高低有可能正相反，有可能一致。脊柱侧弯后，会出现腰背疼痛、乏力等感觉。另外，脊柱侧弯，使得胸部、腹部内的脏器都受到一定的压力，导致胸腹部内脏功能上的障碍，如消化不良、心跳加速、气短等，另外还会出现四肢无力、身材矮小等症状。

治疗

对症治疗、辅助装置

患了脊柱侧弯症，需要先确定病因，并消除引起侧弯的疾病。如果单纯是错误姿势引起，矫正错误姿势即可，可以使用脊柱辅助装置，也可以通过物理治疗、练习体操来矫正。如果治疗无效，则需要进行手术。

自我保健

● 平时坐立时应该保持后背挺直，特别是少年儿童更是如此，坐在桌前都要注意姿势正确。不注意坐立姿势的人容易患脊柱侧弯症。

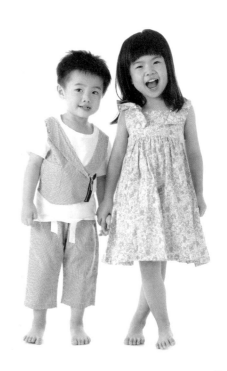

关节痛（肌肉痛）

关节、肌肉本身的损伤或者疾病会引起疼痛，脑神经系统或者血液循环系统出现异常时，也会导致关节和肌肉疼痛。所以，关节或者肌肉出现疼痛都要引起注意。

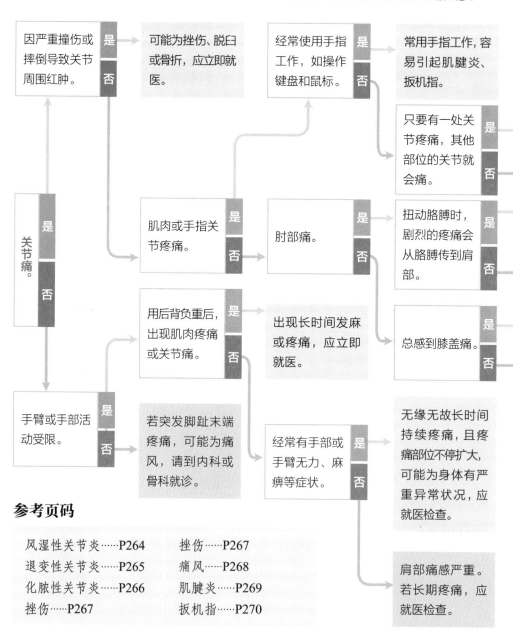

因严重撞伤或摔倒导致关节周围红肿。　是→可能为挫伤、脱臼或骨折，应立即就医。　否

经常使用手指工作，如操作键盘和鼠标。　是→常用手指工作，容易引起肌腱炎、扳机指。　否

关节痛。　是　否

只要有一处关节疼痛，其他部位的关节就会痛。　是　否

肌肉或手指关节疼痛。　是　否

肘部痛。　是　否

扭动胳膊时，剧烈的疼痛会从胳膊传到肩部。　是　否

用后背负重后，出现肌肉疼痛或关节痛。　是　否

出现长时间发麻或疼痛，应立即就医。

总感到膝盖痛。　是　否

手臂或手部活动受限。　是　否

若突发脚趾末端疼痛，可能为痛风，请到内科或骨科就诊。

经常有手部或手臂无力、麻痹等症状。　是　否

无缘无故长时间持续疼痛，且疼痛部位不停扩大，可能为身体有严重异常状况，应就医检查。

肩部痛感严重。若长期疼痛，应就医检查。

可能为风湿性关节炎。

如果经常用手指工作，可能为肌腱炎；如果找不到具体病因，可能为月骨缺血性坏死症，应立即就医。

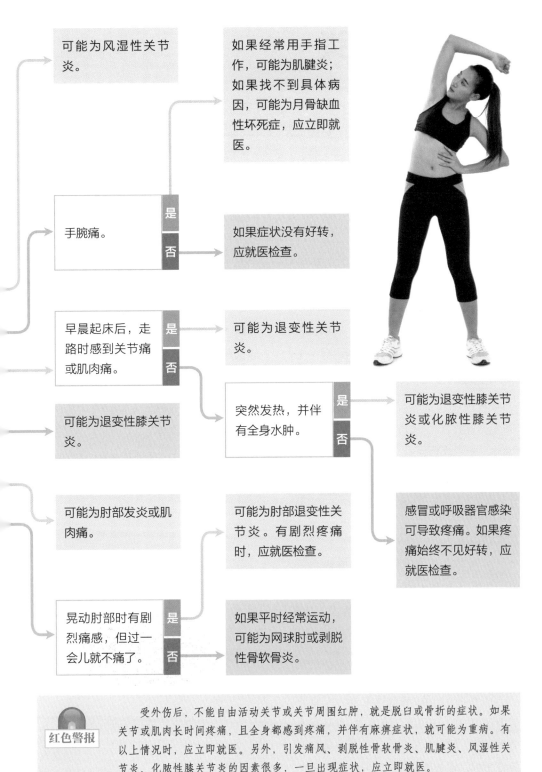

手腕痛。

是

否

如果症状没有好转，应就医检查。

早晨起床后，走路时感到关节痛或肌肉痛。

是

否

可能为退变性关节炎。

可能为退变性膝关节炎。

突然发热，并伴有全身水肿。

是

否

可能为退变性膝关节炎或化脓性膝关节炎。

可能为肘部发炎或肌肉痛。

可能为肘部退变性关节炎。有剧烈疼痛时，应就医检查。

感冒或呼吸器官感染可导致疼痛。如果疼痛始终不见好转，应就医检查。

晃动肘部时有剧烈痛感，但过一会儿就不痛了。

是

否

如果平时经常运动，可能为网球肘或剥脱性骨软骨炎。

红色警报

受外伤后，不能自由活动关节或关节周围红肿，就是脱臼或骨折的症状。如果关节或肌肉长时间疼痛，且全身都感到疼痛，并伴有麻痹症状，就可能为重病。有以上情况时，应立即就医。另外，引发痛风、剥脱性骨软骨炎、肌腱炎、风湿性关节炎、化脓性膝关节炎的因素很多，一旦出现症状，应立即就医。

风湿性关节炎

风湿性关节炎是人在患上风湿热后，发展到关节上所表现出来的症状，细菌感染则是患上风湿热的主要原因，在寒冷气候下和湿度过大的时候发病或者病情会加重。

主要症状

关节疼痛、变形、肌肉疼痛

风湿性关节炎主要发生在各大关节，如膝关节、肩关节、肘关节等。患病后，会出现轻度或者中度发热，疼痛在各关节间游走，这个关节疼痛停止，另一个关节疼痛开始，呈对称性，疼痛关节同时还红肿并有灼热感。这种症状持续一段时间后逐渐好转，一般持续时间为2~4周。另外，如果环境转好，天气暖和，关节炎会自然缓解。

治疗

物理治疗、药物治疗、手术治疗

风湿性关节炎只要没有严重并发症，就不会威胁生命，但是会让患者备感痛苦，而且病情发展会连累心脏健康，应该尽早治疗。要遵医嘱服药，另外可在疼痛处敷热毛巾、按摩或者做全身温水沐浴。还可以用超声波理疗。该病容易反复发作，如果可以，尽量搬到温暖的地方居住，对疾病有好处。

自我保健

● 身体虚弱的时候比如正在坐月子，最好不要接触寒冷、冰凉的事物，包括用冷水洗手、长时间靠在冰冷的墙面、坐在地面上或者食用寒凉的食物，都可能会影响健康，包括关节健康，在中老年以后表现出来。

● 双花当归酒：将玫瑰花15克，红花、当归各10克，一同放入砂锅中，加3碗水。大火烧开，然后转成小火，煎至1碗即可。每日1剂，用黄酒兑服。可治疗风湿骨痛。

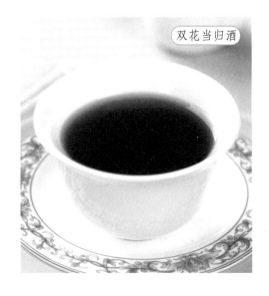

双花当归酒

退变性关节炎

发生退变性关节炎时，其主要损害在关节的软骨，会出现软骨变形、弹性丧失、碎裂、脱落等，进而导致关节变形，运动受限。发病原因目前不明，普遍认为与年龄老化有关。一般来说，频繁使用关节、肥胖的人，关节压力大，容易罹患该病。另外神经容易紧张的人也容易患该病。

主要症状

关节疼痛、僵硬

如果患有退变性关节炎时，关节部位会有钝痛感，特别是在长时间休息后又重新开始活动时，疼痛感严重，所以晨起时疼痛明显，活动一会儿后疼痛缓解。活动时间过长时，疼痛会再次加重。患病时间久了，关节会出现变形、僵硬、畸形，活动受限。另外有时候会出现手指关节肿胀。

治疗

镇痛剂、热敷、运动治疗

对退变性关节炎，目前还没有有效的治疗方法，只能采取一些方法缓解疼痛，如可用镇痛剂、热敷、按摩，可促进痛处的血液循环。在疼痛剧烈时要充分休息，避免患肢活动。急性发作期过后，则应有计划地锻炼关节功能。另外可以服用软骨粉。软骨粉是用大青鲨的软骨制成的，临床研究其有促进软骨再生的作用，可用于治疗退变性关节炎。

自我保健

● 木瓜祛风除湿，还含有抗菌成分，对关节健康有保护作用。平时多吃木瓜，可防治退变性关节炎。可以喝木瓜茶、木瓜汤，也可以用干木瓜煮汤，用木瓜汤泡澡。

● 薏苡仁有镇痛、消炎的功效，常吃薏苡仁粥、薏苡仁汤对退变性关节炎也有好处。

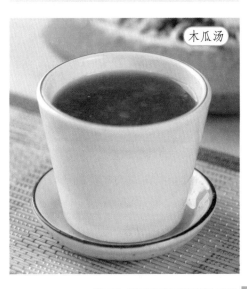

木瓜汤

化脓性关节炎

细菌侵入关节内，导致发炎、化脓，就是化脓性关节炎。当皮肤出现较大创伤如烧伤，或者患了流感、肺炎等疾病，就容易患上化脓性关节炎。因为此时细菌很容易进入皮肤内、扁桃体内，并进入血液，最后进入关节导致发病。

主要症状

高热、关节肿胀、疼痛

如果患了化脓性关节炎，关节内会发炎、化脓，因此会发高热，发病部位会出现肿胀，并有严重的疼痛感。化脓性关节炎可能会破坏软骨或者关节面，在炎症消失后，也会留下后遗症，使得患病关节不能正常活动，甚至完全无法活动。

治疗

抗生素治疗、石膏固定

化脓性关节炎应用抗生素治疗，在急性期，需静脉滴注给药，感染控制后，可口服给药。也可穿刺抽液，直到关节内再无渗出物，引流后需要用生理盐水冲洗关节腔。在治疗时需要固定患肢，打上石膏或者用辅助器材固定，避免关节变形。

如果有高热，要进行物理降温，同时要注意补液，多喝水，也可喝糖盐水或者服用补液盐，预防水、电解质紊乱。

自我保健

● 急性期炎症消退后，不要就此置之不理了，应在急性炎症消退后的两三周内做适量运动，活动曾经患病的关节，以防关节粘连，减轻后遗症。

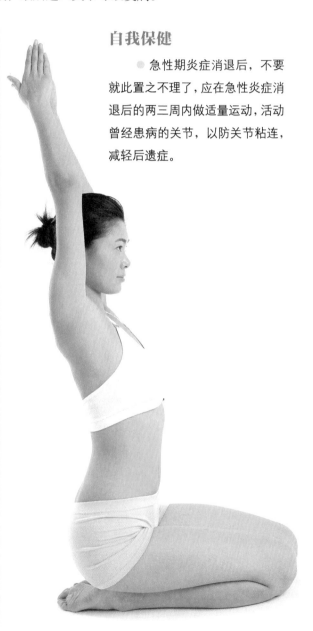

挫伤

挫伤是受到钝器击打后，软组织、关节等处被过度拉伸又恢复原位而导致的一种没有开放性伤口的外伤。被棒打、车撞、跌倒都可能引起挫伤。膝、踝关节、腰部、骨盆都是容易发生挫伤的部位。

主要症状

水肿、疼痛

有挫伤发生时，挫伤部位会有严重的疼痛感觉，同时水肿明显。挫伤后，如果关节部位的骨骼有出血，会导致关节腔内蓄积较多血液，挫伤痊愈需要的时间较长。若恢复情况不好，可能会化脓或者诱发慢性关节炎。如果没有蓄积血液或者血液较少，很快就能痊愈。

治疗

冷热敷、保护挫伤部位

如果发生了挫伤，不要直接热敷，热敷会增加出血。正确的做法是立即做局部冰敷，止血消肿消炎。一天后再热敷，促进血液循环，化去瘀血。然后把挫伤部位保护起来，尽量不要活动并用绷带缠绕固定。如果局部疼痛剧烈，一碰就疼痛加剧，可能是骨折，要尽快就医。

自我保健

● 东北堇菜有清热解毒、消肿排脓的功效，发生挫伤后可以取一些东北堇菜加食盐捣碎，敷在患处，能减轻疼痛、促进痊愈。

● 蔷薇果有收缩血管的功效，挫伤后可以用蔷薇果熬汤或者泡茶喝，预防出血。也可以把蔷薇果粉加水调成糊敷在患处。

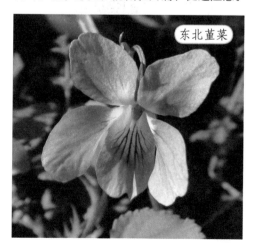

东北堇菜

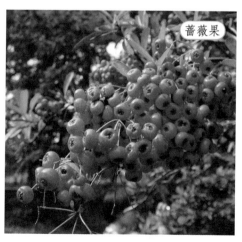

蔷薇果

痛风

尿酸是一种人体代谢产物，当体内的尿酸不能被顺利排出，就会导致痛风。平时喝酒、吃肉多的人体内容易尿酸升高，易患痛风。另外，患糖尿病、高血压、高血脂、动脉硬化的人都容易并发痛风。

主要症状

关节剧痛、水肿、低热

典型症状为突发性关节疼痛、肿胀，多数患者在深夜因疼痛而惊醒。刚开始时，一般是单关节发病，最多的是拇趾，多次发作后脚后跟、膝盖、腿等处疼痛，之后扩展到肘部、手指、肩部等关节。耳朵和鼻梁上则可能出现硬块。有部分患者在疼痛时还伴有发热、发冷、头痛、心悸、恶心等症状。

治疗

药物治疗、食疗

痛风在发作后一段时间后会自行缓解，进入间歇期。间歇期内可无症状，但多数在1年内复发，此后越来越频繁。所以应该坚持长期治疗。治疗主要以药物配合饮食进行，目的是抑制尿酸合成、促进尿酸排泄，防止体内尿酸堆积。可吃葡萄、橘子、山楂、苹果、番茄、咖啡、茶、奶、蛋、海藻等食物，不会加重病情。

自我保健

⬤ 患痛风后，不要洗冷水澡，也不要用冷水擦拭身体，体温突然下降会加重病情。但是建议每天晚上用热水泡脚，可促进血液循环，对痛风患者有好处。

⬤ 日常生活中要少吃能生成大量尿酸的食物，包括各种肉类、动物内脏、鱼、虾、贝、酵母等蛋白质含量、嘌呤含量高的食品。

⬤ 不要喝酒，酒能促进尿酸形成。同时要多喝水，多排尿，减少体内尿酸堆积。

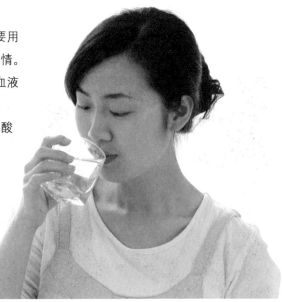

肌腱炎

肌腱是连接骨骼与肌肉的结缔组织，非常强韧。如果肌腱被过度使用，反复强烈牵拉就会出现炎症，最多见的是手指、手腕、足跟、肩部和肘部的肌腱炎，"网球肘"就是一种。日常的体力劳动或者训练不当都可引起。

主要症状

关节疼痛、僵硬

如果患了肌腱炎，肌腱所在的关节或者关节附近会出现疼痛，按压或者活动时疼痛明显，休息时缓解。同时关节变得僵硬，活动也不那么灵敏了。有时候疼痛也可持续并且伴有关节轻微肿胀。

治疗

绝对休息、中医理疗、手术治疗

如果患了肌腱炎，要马上停止使用相关关节，并且用冷毛巾或者毛巾包着冰块包住发炎部位消炎，之后用石膏、辅助器具、弹性绷带等将其固定一段时间，让其充分休息。休息期间，经常用热毛巾热敷或者擦拭疼痛处，还可以找中医进行针灸治疗，止痛效果都不错。如果病情严重、难以缓解，就需要手术治疗。

自我保健

● 患肌腱炎后，饮食要清淡些，避免吃油腻和刺激性食品，会加重病情。

● 多吃富含维生素和矿物质的食物，小白菜、番茄、包菜、胡萝卜、粗粮、海带、海苔等都能防治肌腱炎，平时应常吃。少吃肉类，多吃豆类及豆制品。

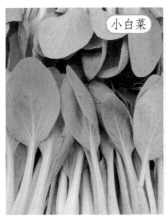
小白菜

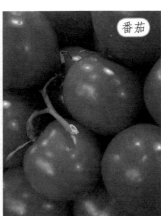
番茄

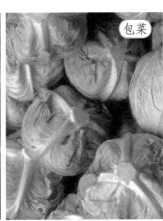
包菜

扳机指

腱鞘覆盖在一些大肌腱上，起到约束肌腱的作用。如果短时间内反复屈伸手指，手指屈肌上的腱鞘就可能发生炎症，这就是扳机指。发病时，手指上的腱鞘变得肥厚并在肌腱上形成小节结，从而导致手指疼痛、无法弯曲。中老年人易患该病，多为过度使用关节导致。但儿童也可能患病，是先天的还是后天的还不得而知。

主要症状

手指疼痛、无法伸直

如果患了扳机指，手指无法伸直，当屈伸手指时会感觉关节酸胀、疼痛。如果病情较严重，手指屈伸时还伴有弹响或者无法屈伸。一般早晨起床时表现明显，下午症状会有所减轻。如果受到寒冷刺激症状可加重。儿童患病后有时能够在关节处摸到膨大的结节。

治疗

绝对休息、物理治疗、手术治疗

扳机指是劳损造成的疾病，如果患了扳机指，患病关节要绝对休息，避免屈伸。如果患者是儿童，可以用夹具等固定患肢。同时要避免寒冷刺激，可以热敷或者敷、服一些活血、止痛、消肿的药物。患者是儿童，可以进行按摩并扳直手指。如果保守治疗效果不佳，需要手术清除结节。

自我保健

● 长时间操作电脑，手腕和手指腱鞘都容易发炎，形成扳机指，要做好预防。建议连续打字超过 30 分钟要短暂休息一会儿，做做拉伸手指的运动。一天的电脑工作结束后要用温水浸泡双手，以缓解疲劳。

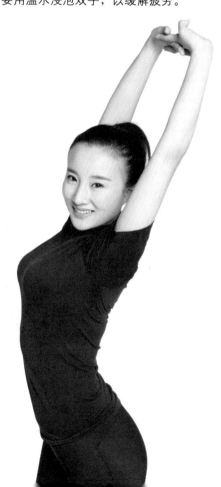

保护关节生活小细节

关节在人体活动的时候会不断地磨损，年轻的时候，关节部位的黏液分泌充分，所以磨损较小；随着年纪增大，磨损会越来越严重，所以人在上年纪后会慢慢出现关节疼痛的毛病。肩关节、手关节、膝关节都是比较容易出问题的部位，减少磨损、保护关节要尽早开始。

■ 给关节保暖

关节受冷，会影响该部位血液流动，关节磨损会加大，一定要注意保暖。手部要少接触冷水，洗碗、洗手要用热水；冬季寒冷时，最好穿膝部、肩部、肘部等部位加厚的衣服。老年人关节容易疼痛，更要注意保暖。

■ 保持体重

体重超标会加重膝关节压力，要保持适当的体重，如果体重超标，尽快减肥。

■ 营养丰富

营养对关节和肌肉来说一样重要，平常要注意营养充足、丰富，进入中年以后应该适当补钙。

■ 休息充足

要注意休息，不要让某个关节过度劳累，工作时尽量能时不时休息一会，久站或者久坐后也要改变一下姿势。

■ 运动要适量、适度

运动量不要太大，如果要健身，运动强度和运动时间要听从专业教练的建议，不要盲目增加。平时自己运动，也要注意时间不要太长，比如散步、慢跑等应该在1小时左右。登山、走楼梯都会磨损膝关节，特别是下行的时候，建议登山时带手杖，以减轻膝关节压力；老年人最好住有电梯的楼房或者底楼，避免走楼梯。另外打太极的老年人要注意少做扎马步的动作。体重过重的人应该避免跳绳这类弹跳运动，以防过度压迫关节。

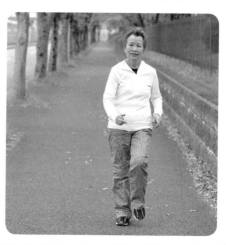

手脚发麻

　　手脚发麻是因为末梢血液流通不畅导致的，如蹲久了，脚就会发麻。另外，妊娠、睡姿不正确时，都会引起该症状。手脚发麻在短时间内就能缓解时，一般没有什么问题，如果此症状超过一天或者反复出现时，就要警惕可能为身体患有某种疾病。

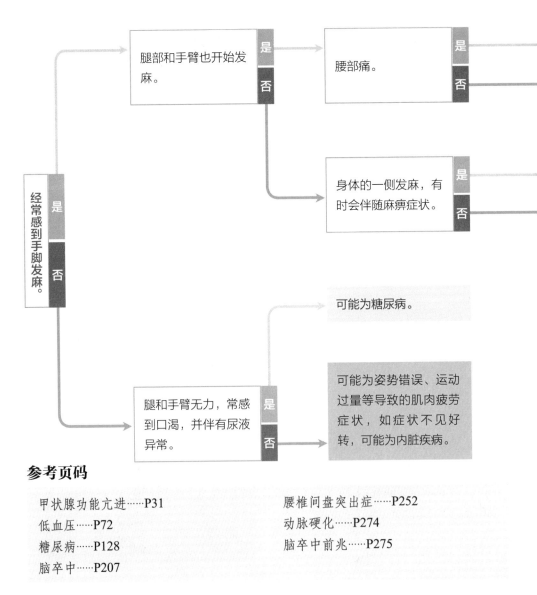

腿部和手臂也开始发麻。　是／否

腰部痛。　是／否

身体的一侧发麻，有时会伴随麻痹症状。　是／否

经常感到手脚发麻。　是／否

可能为糖尿病。

腿和手臂无力，常感到口渴，并伴有尿液异常。　是／否

可能为姿势错误、运动过量等导致的肌肉疲劳症状，如症状不见好转，可能为内脏疾病。

参考页码

有呕吐、头痛或昏迷不醒等症状，可能为脑卒中，应立即就医。

长时间高血压，并伴有记忆力衰退。胸口、头部和腰部疼痛。

是 → 可能为动脉硬化症。

否

理解力变差，记忆力衰退。

是

否 → 手脚发麻，手部轻微发抖。食欲好，但体重快速下降。如果有上述症状出现，可能为甲状腺功能亢进。

如果常感到手脚发麻、冰凉，或突然起身站立时有眩晕感，可能为低血压。

可能为椎间盘突出症和变形性脊椎症。

可能为颈椎后纵韧带骨化症。如果腿部或手臂发麻，并伴有肌肉萎缩，精力下降，可能为多发性神经炎。

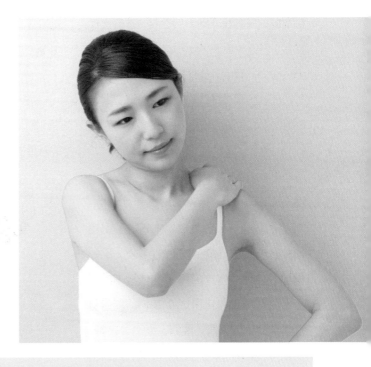

红色警报

记忆力变差，并伴有胸部、头部和腰部疼痛，可能为动脉硬化。同时出现呕吐、头痛、昏迷不醒等症状，可能为脑卒中。头部受过外伤或重创，并出现眩晕、呕吐症状。如果有以上情况出现，都应立即就医检查。另外，如果出现颈部鼓胀、甲状腺肥大、大量出汗，可能为甲状腺功能亢进，也应立即到医院接受检查。

动脉硬化

当患有动脉硬化时，动脉血管壁就会增厚、变硬、失去弹性，同时血管腔变狭窄，导致血液无法在动脉中顺畅流动。高血脂、高血压、吸烟、肥胖、精神压力过大等都是动脉硬化的诱因。

主要症状

手脚发麻、精神障碍、体力下降

动脉硬化是血管老化的一种标准，老年人为高发人群。发病是进行性的，不断加重，起病初期，基本没有任何症状，悄悄发展，只有发展到中后期时，才会出现症状，会因为血液供应不足而出现体力衰退、心悸、胸闷、头痛、头晕等问题。另外，还会出现精神障碍、失眠、记忆力下降等，同时手脚会发麻，四肢发凉、乏力。

治疗

药物治疗、生活习惯调整、多运动

动脉硬化是非常危险的疾病，容易引起心肌梗死、脑梗死而发生猝死，必须重视。病情严重时应该在医生指导下服用扩张血管、预防血栓形成的药物。同时要注意调整生活习惯，戒烟、戒酒、减肥、少吃肉、多运动。还要放松心情，凡事不要太计较。日常生活中要保持心态平和，可在一定程度上避免因情绪激动引起的心肌梗死、脑梗死等疾病。

自我保健

● 坚持运动，促进血液循环，可有效预防动脉硬化，慢跑、散步都适合，建议每周运动 3 次以上，每次坚持 1 小时。

● 桑菊银楂茶：将菊花、金银花、山楂各 15 克，桑叶 10 克，同放入杯子中，加入开水冲泡。可代茶常饮。有清热解毒、化瘀降脂的作用，可预防动脉硬化。

桑菊银楂茶

脑卒中前兆

脑卒中是发生在脑部血管的病症，当脑血管破裂或者堵塞时引起的一系列症状称为脑卒中。脑卒中发生之前会有一些前期症状，称为脑卒中前兆。一般来说患有高血压、糖尿病、高血脂、肥胖的人更容易发生脑卒中。平时大量吸烟、喝酒、运动少的人也容易发生脑卒中。另外，该病有一定的遗传倾向。

主要症状

手脚发麻、头晕、摔跤

脑卒中的致残、致死率非常高，应该特别重视脑卒中前兆。如果出现不明原因的手脚发麻、头晕、哈欠不断、头晕、突然跌跤、鼻出血、舌头痛、吐字不清、嗜睡、眼前发黑等症状，很可能是脑卒中前兆，应该尽快去医院检查。另外，如果性格突然发生变化，走向另一个极端或者记忆力下降、智力衰退，都与脑缺血有关，也可能是脑卒中前兆。

治疗

控制血压、溶栓

如果出现了脑卒中前兆，必须去医院住院治疗，首先要把血压降下来，如果形成血栓了，需要尽快溶栓。在脑卒中前兆没有解除之前，要注意控制情绪，不要过分激动、兴奋，也不能过度疲劳，行动谨慎，避免摔倒。另外要注意温度恒定，不要突然进入特别寒冷或者炎热的环境。

自我保健

● 寒冷、高温可刺激血压升高，所以有脑卒中危险的人冬天外出应格外小心，在天气特别寒冷时，尽量不要外出，出门前也应做好保暖。

● 艾蒿叶、艾蒿根、牛蒡、萝卜、洋葱、芹菜、红枣、海苔、海带、蘑菇，这些食物可常吃，有预防脑卒中的作用。

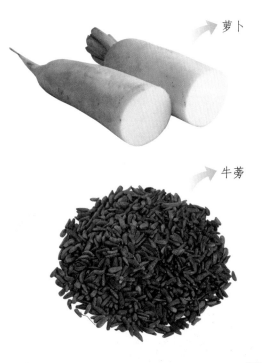

萝卜

牛蒡

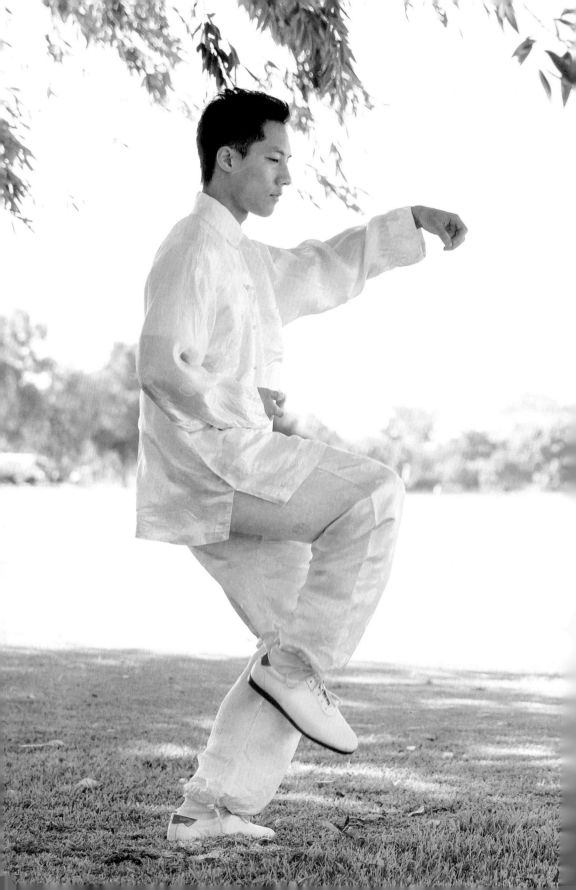

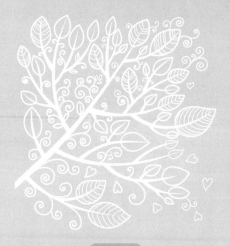

第五章

男性常见
不适与症状

男性生殖系统结构复杂，遍布神经，非常敏感，容易受到很多因素影响。先天性疾病、后天性疾病都有，有些疾病还会传染给性伴侣。不过男性疾病症状一般比较明显，很容易就会发现。重要的是患病后，不要讳疾忌医，应该到正规医院接受检查治疗。

阴囊痛

阴囊表皮出现病变，或者患有膀胱炎、前列腺炎，以及睾丸有疾病，都会表现出阴囊疼痛。另外，有些内脏疾病也会引起该症状。如果症状出现了，应该尽早到医院就诊。

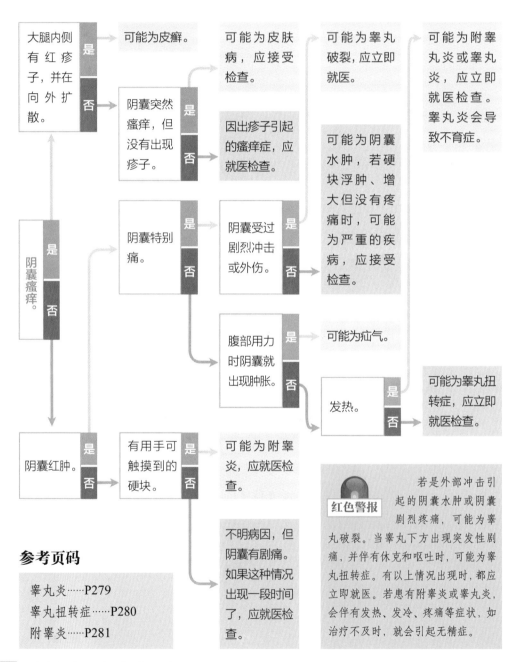

大腿内侧有红疹子，并在向外扩散。
- 是 → 可能为皮癣。
- 否 → 阴囊突然瘙痒，但没有出现疹子。
  - 是 → 可能为皮肤病，应接受检查。
  - 否 → 因出疹子引起的瘙痒症，应就医检查。

阴囊瘙痒。
- 是
- 否

阴囊特别痛。
- 是 → 阴囊受过剧烈冲击或外伤。
  - 是 → 可能为睾丸破裂，应立即就医。
  - 否 → 可能为阴囊水肿，若硬块浮肿、增大但没有疼痛时，可能为严重的疾病，应接受检查。
- 否 → 腹部用力时阴囊就出现肿胀。
  - 是 → 可能为疝气。
  - 否 → 发热。
    - 是 → 可能为睾丸扭转症，应立即就医检查。
    - 否

可能为附睾丸炎或睾丸炎，应立即就医检查。睾丸炎会导致不育症。

阴囊红肿。
- 是 → 有用手可触摸到的硬块。
  - 是 → 可能为附睾炎，应就医检查。
  - 否 → 不明病因，但阴囊有剧痛。如果这种情况出现一段时间了，应就医检查。
- 否

红色警报

若是外部冲击引起的阴囊水肿或阴囊剧烈疼痛，可能为睾丸破裂。当睾丸下方出现突发性剧痛，并伴有休克和呕吐时，可能为睾丸扭转症。有以上情况出现时，都应立即就医。若患有附睾炎或睾丸炎，会伴有发热、发冷、疼痛等症状，如治疗不及时，就会引起无精症。

参考页码

睾丸炎

睾丸部位有丰富的血液和淋巴液供应，抵抗感染能力很强，但当侵入尿道的细菌和病毒感染附睾或进入血液循环后，就会引起睾丸炎，最多见的是流行性腮腺炎病毒导致的睾丸炎。

主要症状

睾丸肿胀、疼痛、高热

睾丸炎有急性的也有慢性的，最多见的是急性化脓性睾丸炎。急性睾丸炎发作时，睾丸会突然浮肿并变得坚硬，同时伴有剧烈的疼痛，疼痛可向阴囊、大腿根部以及腹股沟放射。如果有化脓症状，睾丸摸上去就会有脓液的波动感。如果是慢性睾丸炎，疼痛不明显，睾丸缓慢肿大、变硬，表面光滑，也有的则是睾丸萎缩。

治疗

抗生素治疗

患睾丸炎要尽快就诊，明确病因。如果是细菌引起的，应使用抗生素治疗。疼痛剧烈时，可以用冷毛巾冷敷，同时服用镇痛剂。如果是细菌感染引起的，一般连续使用抗生素 5 天后，病情就可好转。病毒引起的感染，要充分休息。一般充分休息两三周就可康复。疼痛时处理方法与细菌感染时一致。

自我保健

● 睾丸是否正常，可以做初步自检，在阴囊松弛状态下站立，用手摸睾丸。正常情况下，睾丸是光滑的卵圆形，硬度适中。

● 中年男性要注重睾丸保养，平时不吸烟、少喝酒，多吃蔬菜、水果，不要穿紧身内裤，不要频繁手淫，多做健身运动。

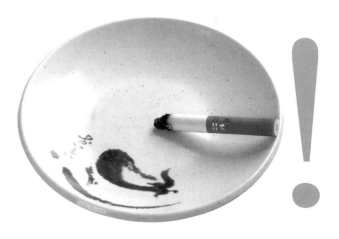

睾丸扭转症

睾丸扭转症指的是精索发生了扭转，使得睾丸血液供应出现问题。多数发生在剧烈运动或暴力损伤后，这时附着在精索上的肛提肌强烈收缩，就容易导致精索扭转。有时候睡姿不当如侧卧时，睾丸被两腿紧紧夹住，也可引起睾丸扭转。睾丸扭转长时间得不到松解，睾丸组织会坏死，造成不育。幼儿和青春期男孩容易患上该症，有部分也与发育不完善有关，如新生儿也会患该病。

主要症状

睾丸疼痛、肿大、腹痛、呕吐

如果患了睾丸扭转症，睾丸会剧烈疼痛，疼痛会使患者面色苍白、直冒冷汗，睾丸也会逐渐变得红肿。疼痛也会向下腹及腹股沟区扩散，患者不敢直起腰，蜷缩着身体疼痛感会弱一点，或者向上托起睾丸，疼痛也可减轻。另外，此病还伴有恶心、呕吐等症，严重时还会休克。

治疗

迅速手术治疗

若长时间缺血，睾丸组织会坏死，可能就需要切除睾丸。需要注意的是一侧睾丸扭转后，会分泌自体免疫物质，影响另一侧睾丸功能，引起不育。所以，一旦睾丸出现剧烈疼痛，就应尽快去正规医院检查，并对另一侧睾丸采取措施，避免受影响。如果短时间内不能确定是否扭转，建议进行手术探查，以免错过最佳手术时机。如果手术不及时，不管切不切除睾丸，都会影响生育。另外也可用手法进行复位，但是效果不稳定，最终还是需要手术。

自我保健

● 家长平时要告诉孩子如果睾丸疼痛应该及时告诉家长或者老师，不要一忍再忍，以免错过治疗良机并影响另一侧睾丸，最终失去生育功能。

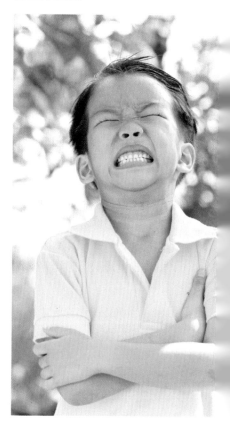

附睾炎

附睾一头连接输精管，一头连接睾丸，当致病菌进入输精管，附睾就容易被侵犯发炎。插入导尿管或患有尿道炎、前列腺炎、精囊炎、淋病等都容易引起附睾炎。

主要症状

阴囊疼痛、肿胀、高热

患上附睾炎后，附睾会增大、变硬。附睾炎分为急性和慢性的，以慢性附睾炎居多。慢性附睾炎患病初期只有肿胀、隐痛，疼痛可波及小腹和同侧腹股沟。如果是急性发作的，有明显的压痛，还会发高热。炎症面积较大时会波及睾丸，睾丸也会出现肿胀。

治疗

抗生素治疗、冷热敷、手术治疗

附睾炎危害很大，治疗不及时可引起睾丸炎，造成睾丸萎缩，并且会破坏来到附睾的精子，引起不育，并导致性功能下降。更严重时会引起败血症，导致死亡。所以治疗必须及时。

患了附睾炎需要使用抗生素进行抗菌治疗，静脉输液加口服，2周以后症状可好转，1个月后可恢复正常。抗生素治疗如果效果不佳，出现睾丸缺血或者附睾内出现化脓现象，需要手术治疗。另外要充分休息，刚开始时用软垫将阴囊托起，并冷敷阴囊，退热后改为热敷，可缓解疼痛。如果患了慢性附睾炎，反复发作需要考虑手术切除附睾。

自我保健

● 男性也要特别注意个人卫生，内裤最好用专用的盆每天清洗，隔几天开水烫洗一次或者放到太阳下暴晒2小时。阴茎也要经常清洗，在性交前后最好都清洗一下。

阴茎痛

阴茎痛的常见原因是包皮垢。包皮能分泌一种臭味物质，如果包皮较长，又不注意个人卫生，包皮垢就会刺激阴茎，导致疼痛。除此之外，很多原因和疾病都可导致阴茎痛。

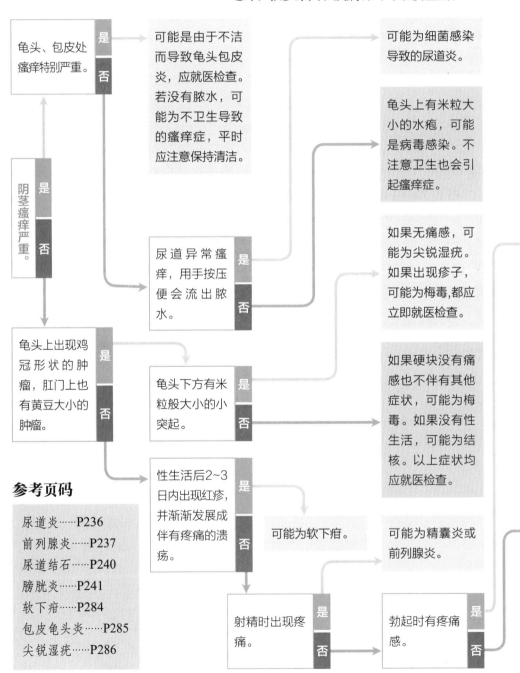

龟头、包皮处瘙痒特别严重。　是／否

可能是由于不洁而导致龟头包皮炎，应就医检查。若没有脓水，可能为不卫生导致的瘙痒症，平时应注意保持清洁。

可能为细菌感染导致的尿道炎。

阴茎瘙痒严重。　是／否

尿道异常瘙痒，用手按压便会流出脓水。　是／否

龟头上有米粒大小的水疱，可能是病毒感染。不注意卫生也会引起瘙痒症。

如果无痛感，可能为尖锐湿疣。如果出现疹子，可能为梅毒，都应立即就医检查。

龟头上出现鸡冠形状的肿瘤，肛门上也有黄豆大小的肿瘤。　是／否

龟头下方有米粒般大小的小突起。　是／否

如果硬块没有痛感也不伴有其他症状，可能为梅毒。如果没有性生活，可能为结核。以上症状均应就医检查。

性生活后2~3日内出现红疹，并渐渐发展成伴有疼痛的溃疡。　是／否

可能为软下疳。

可能为精囊炎或前列腺炎。

射精时出现疼痛。　是／否

勃起时有疼痛感。　是／否

参考页码

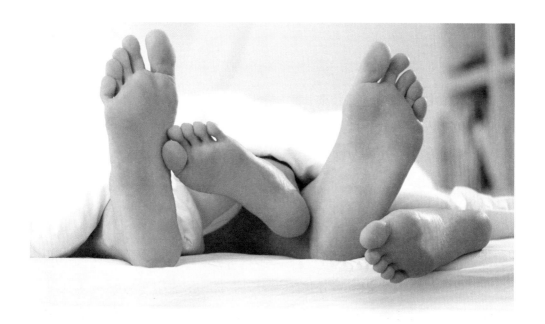

可能尿道附近有炎症。	在排尿过程中，如果出现疼痛，就可能患有急性尿道炎。如果在排尿后出现疼痛，就可能患有慢性膀胱炎、尿道结石或前列腺炎。	可能海绵体被折断，应立即就医治疗。	用毛巾热敷患部时可消肿。如果热敷没效果，应就医检查。

排尿时剧烈疼痛，并有尿不尽的感觉，可能为前列腺炎。如果平时不注意性器官卫生，会引起瘙痒症。

排尿时异常疼痛。	是 / 否	勃起的阴茎遭受强行弯曲出现声音，并伴有剧痛。	是 / 否	做过包茎手术，但不见好转，仍有痛感。	是 / 否

红色警报　　阴茎勃起后如果遭受强行弯曲，会发出声音，并伴有剧痛，这可能为海绵体被折断。性生活后，龟头包皮有疼痛、溃疡时，可能为软下疳。当龟头下方出现乳头形状的突起、硬块或发疹，可能为梅毒等性病。有以上情况发生时，应立即就医治疗。

软下疳

软下疳由杜克雷嗜血杆菌传染引起，是由性接触传播的，是一种性传播疾病，所以性伴侣多的人更容易患病。滥交、乱交、一夜情、嫖娼都可能传染该病。所以预防该病最有效的方法就是洁身自好。

主要症状

龟头、包皮溃疡、疼痛

感染后感染部位先出现一个小的丘疹或者脓疱，看上去是个红斑。之后发展迅速，三五天后就会变成溃疡。龟头或者包皮上出现圆形或者卵圆形的溃疡。溃疡表面覆盖黄灰色渗出物，周围发红。有恶臭味。因为这类溃疡较深，会累及淋巴结，所以溃疡处有剧烈疼痛感。

女性也可感染该病，病变出现在外阴部。

治疗

抗生素治疗

软下疳治疗比较容易，一般使用1周抗生素就可以彻底根治。口服抗生素或者涂抹抗生素软膏都可以。抗生素需要用磺胺类药物，其他抗生素无效。如果溃疡恶化，溃烂、化脓了，需要手术抽出脓水，并注入抗生素治疗。不过软下疳可以引发一系列并发症如包皮炎、嵌顿包茎、尿道瘘等，让治疗时间和治疗难度增加。

自我保健

● 提倡安全性行为,避免不洁性行为。与非固定伴侣发生性关系，最好使用安全套，这是最后一道屏障。

● 发病后应积极告知十日内有性关系的性伴，使其接受检查，避免再传播。

● 治疗期间，要将用过的床单、被罩、毛巾、衣服等用开水浸泡消毒，用过的马桶要用70%酒精擦拭。

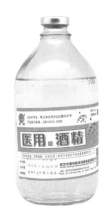
酒精

包皮龟头炎

包皮龟头炎有的是单纯性炎症，包皮平时会分泌一种物质，如果包皮过长或者个人卫生情况较差，这类物质就会积聚成包皮垢刺激包皮、阴茎，引起包皮龟头炎。因此内裤长时间不洗就容易患上包皮龟头炎。还有的是因细菌感染引起。另外，药物过敏也可导致龟头炎。

主要症状

包皮、龟头肿胀、疼痛、瘙痒

如果患有包皮龟头炎，龟头和包皮就会出现红肿、疼痛并伴有瘙痒。如果不加以治疗，就会化脓，进而疼痛加剧。由于龟头肿胀，排尿时会有疼痛感，形成排尿障碍，尿液不能顺利排出。另外，也会伴有尿频症状。

治疗

药物治疗、切除包皮

患了包皮龟头炎，不要自行胡乱用药。用药不当不但不利于病情缓解，还可能导致病情加重。患病后应去正规医院检查，确认致病原因。如果是单纯性炎症，治疗很简单，只要保持干净，减少刺激，很快就能痊愈。如果是细菌引起的，应用对应抗生素即可，症状轻只需用药涂抹患处，症状严重时可全身用药。如果包皮肿胀严重，局部用药困难，可以切开包皮，待肿胀消除，切除包皮。

自我保健

● 内裤要穿棉质的，勤换洗，注意洗涤后要彻底漂清，避免肥皂、洗衣粉、消毒剂等残留，这些物质残留也可刺激发病。

● 做好个人卫生，经常清洗阴部，另外少用不干净的手摸阴茎。

▶ 棉质内裤

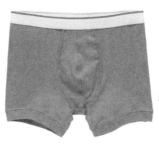
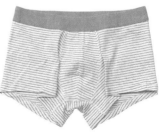

尖锐湿疣

尖锐湿疣主要通过性接触传播，所以主要发生在性活跃人群，是常见的性传播疾病之一。另外接触患者用过的物品如浴巾、衣裤、马桶等也可导致感染。外生殖器和肛周是最容易被感染的部位。为感染者口交也可导致嘴周围和鼻腔感染。

主要症状

龟头、阴茎上、肛门处突起

尖锐湿疣基本没有自觉症状，有的患者可能会感觉到异物，有一定的痛痒感。但大多数没有，只有观察才会发现。刚开始出现的是细小、淡红色丘疹，以后逐渐增大增多，就很容易发现了。发生在不同部位的突起形状也不同，龟头上一般为鸡冠状，肛门周围是乳头样，颜色发红或者呈现污灰色。这些突起容易发生糜烂、渗液、化脓，并发出恶臭味。

治疗

药物治疗、电灼、冷冻治疗

尖锐湿疣的治疗方法很多，大多数预后良好。可以在发病部位涂抹药物，也可以用冷冻、激光、电灼等疗法，阻止其扩散并使其脱落。如果湿疣巨大，就需要手术切除。该病治疗难度不大，但容易复发。最好能配合其他疗法进行免疫治疗。另外病愈后需要做好防范。

自我保健

● 除了注意性生活的安全外，要注意避免间接感染，不使用别人用过的内衣、泳装、毛巾、浴盆等，在公共浴池不洗盆浴，不裸身坐在座椅上，上公共厕所尽量选蹲式坐便器，上厕所前后用肥皂洗手等。

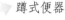
蹲式便器

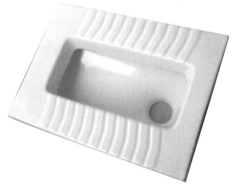

男性生殖保健生活小细节

男性生殖器各有特点，做保健要了解这些特点：一是阴茎，阴茎上面有包皮，褶皱很多，包皮内容易藏污纳垢，引起炎症，如果包皮过长，容易出现的问题会更多。二是阴囊，阴囊褶皱多，容易潮湿、温度过高，但是阴囊特别怕高温，高温会杀死其中的精子。三是要关注睾丸，睾丸光滑而结实，不能出现很硬也不能很软或者有突出的地方。针对这些特点，保护男性生殖健康，应该注意以下几点。

■ 注意清洁

尽量每天清洗外生殖器，特别清洗包皮内的污垢，性生活前后也要清洗。这是保护生殖健康的基础。

■ 内裤和外裤都要宽松

内裤以宽松的平角内裤为好，外裤要避免长期穿过于紧窄的牛仔裤，以免压迫阴囊并造成局部温度升高。

■ 手机、电脑远离生殖器

手机不要放在裤兜里，使用笔记本电脑时不要放在大腿上，这都可能引起阴囊温度升高。

■ 割包皮

如果包皮过长，建议采取手术割除，可有效避免包皮垢积聚。

■ 洁身自好

不要滥交，性生活最好戴安全套。安全套应该在性器官接触前就戴好。

■ 不要长时间坐着

需要长时间坐着工作的男性，应该隔 1 小时左右起来活动活动，避免睾丸长时间受压。

■ 不吸烟、不喝酒、不吸毒、不过食脂肪

这些不良生活习惯都会影响性能力。

■ 手淫要适度

大部分男性都有手淫经历，一般不会伤害健康，但是不能过度，如果出现精神萎靡、失眠等问题，说明手淫过度了，应该节制。

■ 保持合理体重

肥胖会使阴囊温度过高，不利生殖健康。体重超标的男性应该减肥。

性功能异常

性功能异常没有客观标准，主要是个人感觉，并易受心理因素影响，所以，有些性功能异常只是心理问题。但有些疾病、大量饮酒、长期服用抗抑郁剂、麻醉品、高血压药物或者久坐不动、腹部肌肉出现运动障碍，也会导致性功能异常。

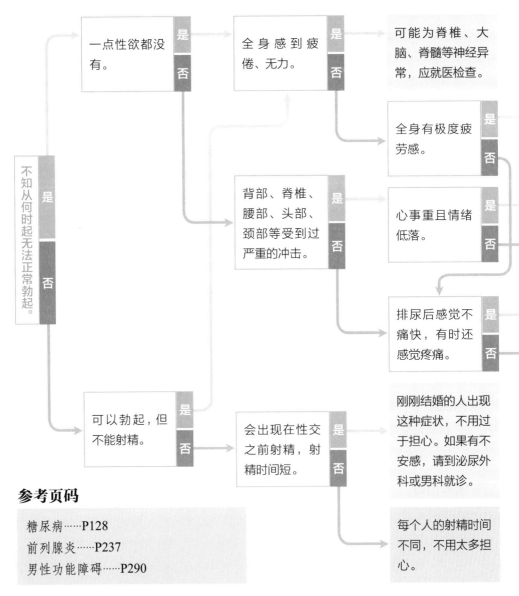

一点性欲都没有。
是 / 否

全身感到疲倦、无力。
是 / 否

可能为脊椎、大脑、脊髓等神经异常，应就医检查。

不知从何时起无法正常勃起。
是 / 否

背部、脊椎、腰部、头部、颈部等受到过严重的冲击。
是 / 否

全身有极度疲劳感。
是 / 否

心事重且情绪低落。
是 / 否

排尿后感觉不痛快，有时还感觉疼痛。
是 / 否

可以勃起，但不能射精。
是 / 否

会出现在性交之前射精，射精时间短。
是 / 否

刚刚结婚的人出现这种症状，不用过于担心。如果有不安感，请到泌尿外科或男科就诊。

每个人的射精时间不同，不用太多担心。

参考页码

糖尿病……P128
前列腺炎……P237
男性功能障碍……P290

长期疲劳或精神压力大可引起勃起困难。情绪稳定后，症状自然会好转。如果性器官瘙痒、水肿，并伴有疼痛，应就医检查。

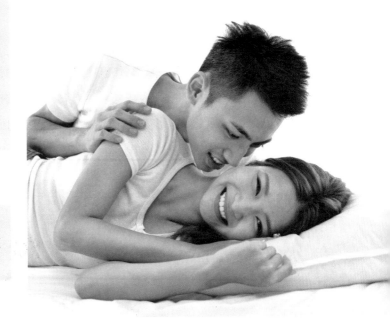

抑郁与精神疲劳是引起该症状的主要原因。

肠道疾病、糖尿病、肝病都会引起勃起功能障碍、性欲衰退等症状。

神经敏感会导致人的不安感。

担心不能正常过性生活等不安感会引起性功能异常。如果没有这种不安感且情绪稳，症状仍没有改善，应就医检查。

可能为前列腺炎。

| 在性生活时常常感到不安感。 | 是 |
| | 否 |

长期处于精神紧张状态。 是 / 否

脊椎障碍或酗酒时，会有勃起功能障碍、性欲衰退等症状。

红色警报

当头部、颈部、背部、腰部等遭受过严重冲击后，可能会导致脊椎、脊髓、大脑的神经受损。另外，酒精中毒、腹部运动肌肉异常也会导致性欲下降，并会伴有早泄、勃起功能障碍等。有以上情况时，应立即就医检查。当排尿时疼痛或有尿不尽的感觉时，可能为前列腺炎。

男性功能障碍

男性功能障碍最多的是早泄，另外也有迟泄、勃起功能障碍、性欲减退、遗精等。患有糖尿病、慢性消耗性疾病以及泌尿系统疾病都可引起性功能障碍。滥用药物、过度饮酒、吸烟也可引起该症。但是真正因为身体原因引起的性功能障碍只占 10%，大部分都是心理因素导致的，对性无知、恐惧、厌恶，对伴侣不信任、沟通少都是原因。

主要症状

早泄、迟泄、勃起功能障碍、性交障碍、遗精

早泄是指插入时间短，不到 2 分钟或者活动不到 10 次就射精的状况；迟泄指性交时间长，无法在阴道内射精，通过自慰才能完成的情形；勃起功能障碍指阴茎不能勃起，无法进入阴道的情形；性交障碍指的是对性有时提不起兴趣，有时又亢进的状态；遗精指睡梦中不知不觉射精。

治疗

对症治疗、寻找心理原因

出现性功能障碍后，可到医院检查，确定是否身体出现问题，进行对症治疗。如果没有明确的病因，一般就是心理因素导致的。这需要夫妻双方认真沟通、调节，消除彼此的疑虑和对对方的不信任感，寻找新的兴奋点。在治疗过程中，可以偶尔使用刺激性功能的药物，但是不能太依赖，这是治标不治本的。而且滥用药物还可能加重病情。

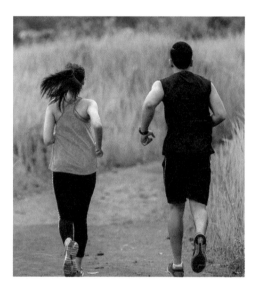

自我保健

● 早睡早起，不要熬夜，这样身体功能才能维持在最佳状态。也不要熬夜玩手机、电脑等。

● 吸烟、喝酒都会影响精子质量、降低精子活力或者导致精子畸形，应该尽量戒掉，特别是在备孕期。

● 平时要适当运动，每周至少锻炼 3 次，提高身体素质。

● 如果长时间接触放射线、农药、油漆等，精子质量也会受影响，应该尽量避免。

● 性生活不宜太频繁，太频繁容易降低精子密度，不利于怀孕。

补肾壮阳家庭疗法

　　肾是人的先天之本，能够维持人体内环境稳定，使新陈代谢正常进行，与健康有着密切关系，肾精足则精力充沛、思维敏捷、记忆力强、筋骨强健、行动轻捷。反之则会出现头晕、心慌气短、体虚乏力、腰膝酸软等症状。在相关穴位施灸可以起到补肾强身的作用。

补肾壮阳的艾灸疗法

1 取肾俞、太溪、命门、关元、涌泉、膏肓、关元俞等穴位，按照先灸腰背部穴位再灸胸腹部穴位、先灸上部穴位再灸下部穴位的顺序施灸。让被灸者取合适体位，在要灸的穴位上涂抹一些凡士林，以黏附艾炷，防止其从皮肤上脱落。

2 把小艾炷放置在已涂抹凡士林的穴位上，点燃施灸。当艾炷燃近皮肤或被灸者感觉疼痛时，用镊子把艾炷夹去，重新施第二壮。每穴灸2~3壮，若灸处皮肤发黄，可涂抹一些冰片油，以防止起疱。每穴灸2~3壮，每周一次或10天一次。

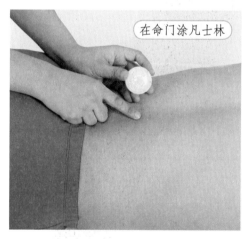

在命门涂凡士林

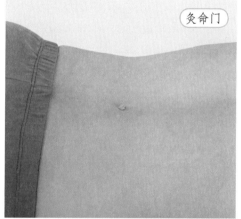

灸命门

小小食疗方

莲子百合煲猪肉

原料：莲子30克，百合30克，猪肉200~250克。

做法：将莲子、百合、猪瘦肉入锅，加适量水，置文火上煲熟。调味后服用。此食疗方有交通心肾、固摄精气的功效。

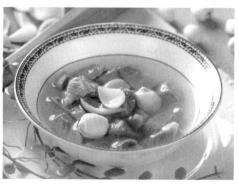

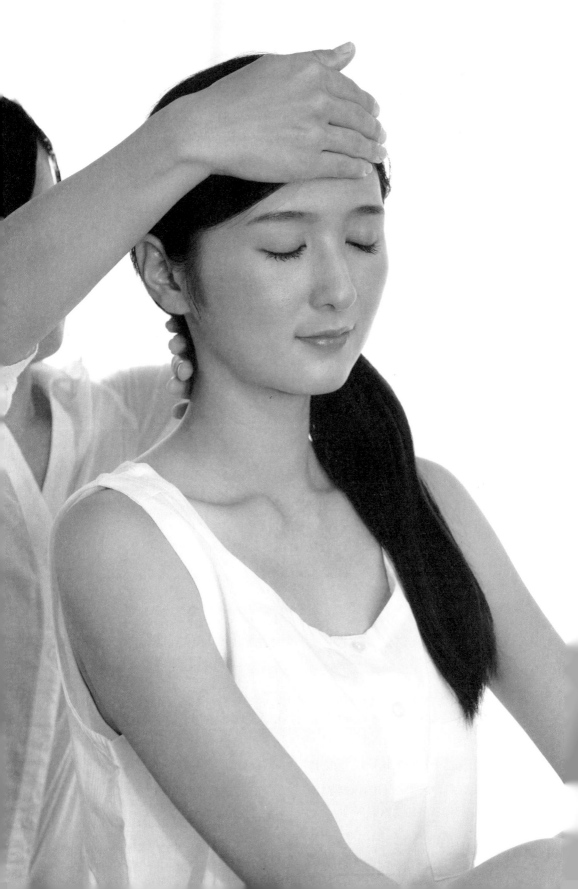

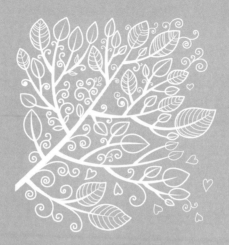

第六章

女性常见
不适与症状

　　女性生殖器结构比男性生殖器要复
杂、精细得多，又因为与尿道、肛门更靠
近，所以更容易被感染。而且女性生殖系
统功能维持有赖于体内激素的分泌水平
的平衡，而激素分泌又受很多因素影响，
特别容易失衡，因此女性生殖系统也容易
出现功能性问题。另外，女性还会有阴道
分泌物异常、出血不正常、月经问题、乳
房疼痛等特有又常见的病症。

乳房疼痛

乳房疼痛的原因很多，可能是生理性的，如青春期的乳房胀痛、孕期乳房胀痛或者经前出现的短暂疼痛，这些都不妨碍健康。但有些则是疾病引起的，如果乳房有硬块、乳房形状或者乳头方向发生改变、有抽筋的感觉，即使没有疼痛也要重视，多数是由疾病引起的。

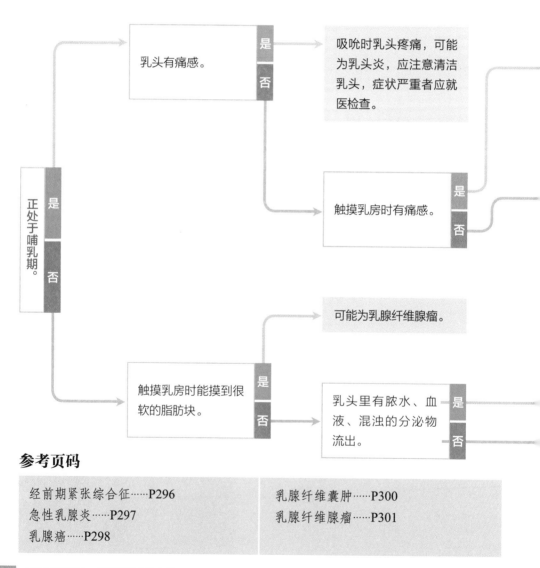

参考页码

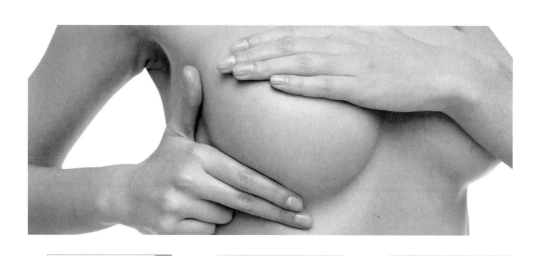

乳房红肿、发热。

是 → 可能为急性乳腺炎，应立即就医。

否 →

可触摸到很软的脂肪块，可能为严重疾病，应立即就医检查。

母乳无故减少，可能为乳腺炎。如果乳房有硬块，应就医检查。

可能怀孕了。

可能为乳管内乳头状瘤、乳房纤维囊肿、乳腺囊肿，是恶性疾病的征兆，应立即就医检查。

可能为月经前紧张综合征或慢性乳腺炎。

月经前乳房变硬，疼痛加重。

是 →

否 →

月经过后，乳头周围发黑。

是 →

否 →

伴有疼痛时，应就医检查。

红色警报　　乳房剧痛、红肿，并伴有发热，可能为急性乳腺炎。乳房上发现土豆或黄豆大小的硬块，可能为乳腺纤维腺瘤。有以上情况时，都应立即就医。

经前期紧张综合征

经前期紧张综合征主要是因女性体内的激素变化引起的。在每个生理周期，女性都会经历一次这样的激素变化，但并非每个人都会出现经前紧张综合征，这也跟个人心理、压力等有关系。

主要症状

紧张、易怒、乳房疼痛

如果患有经前期紧张综合征，月经来潮前 7 天左右，特别是经前一两天，就会变得情绪紧张、抑郁，出现易怒、疲劳、失眠等问题，还会出现头痛、乳房疼痛等不适。另外，经前期紧张综合征还会导致体液循环不畅，所以月经来潮前，脸和腿部可能还会出现水肿。但是这些不适症状在月经来潮后一两天就会消失。

治疗

调理内分泌、放松精神

经前期紧张综合征不用药物也能彻底治疗。症状严重时，可在医生指导下服用激素调理内分泌，能起到一定的效果。另外，可以服用神经稳定剂，避免神经紧张引起的不适症状。但最主要的是要靠自己调整，尽量放松，适当运动，充分休息，并且尽量让身体保持暖和。坚持调整，各种不适症状也许就会不知不觉消失了。

自我保健

● 糖、盐、咖啡、烟、酒过度摄入都会导致神经紧张，不利于放松，所以要控制，尽量减少摄入。

● 需要长时间坐着工作的上班族，要给自己创造条件尽量多运动。运动是改善紧张的好办法。可以的话建议步行或者骑自行车上班。工作间隙多站起来伸展身体。

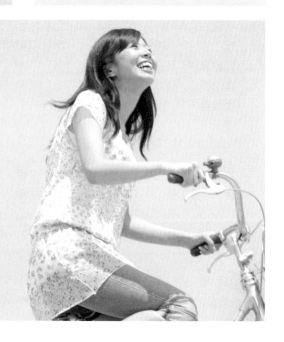

急性乳腺炎

急性乳腺炎一般出现在哺乳期女性身上，分娩后三个月内最容易患上该病。一部分是因为乳腺管堵塞或者乳汁排出不畅，积蓄在乳腺管内时间太长，滋生细菌引起的，另一部分是因为乳头上有小伤口，细菌从伤口侵入导致的。

主要症状

乳房红肿、疼痛、发热

如果患了急性乳腺炎，初期乳房内会淤积很多乳汁，因此会感觉乳房胀痛，看上去略微发红，摸上去感觉发热，有硬块和压痛感。如果继续发展下去，硬块变软，有波动感，就化脓了。除乳房不适外，还会出现一些全身症状如发热、乏力等。

治疗

抗生素治疗、冰敷、排脓

急性乳腺炎初期，如果服用抗生素消炎，乳房不适就能消除。乳房疼痛的时候，可以用冰敷，有助于消肿、止痛。如果已经化脓了，就需要切开进行排脓。在治疗期间要停止哺乳，但是必须用吸奶器将淤积的乳汁吸出，可预防病情恶化，同时预防回奶，避免婴儿没了母乳。

自我保健

● 哺乳期间要特别注意卫生，哺乳前洗净双手，每天用温水清洗一次乳房，每次哺乳完后要让乳房晾干再穿上内衣，避免潮湿环境滋生细菌。

● 内衣必须保持清洁，并且要穿纯棉内衣，化纤内衣更容易引起细菌感染。

● 特别重要的一点，宝宝含乳姿势要正确，要让宝宝把乳头及大部分乳晕都含入口中，这样可以减少宝宝嘴巴和乳头的摩擦，避免乳头出现小伤口。

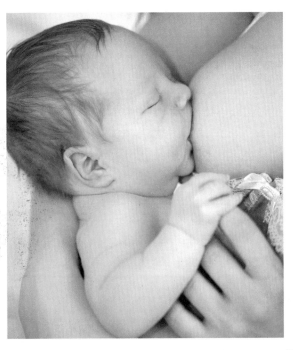

乳腺癌

乳腺癌具体发病原因不明，但存在高危人群，如家族中直系亲属也就是母亲、姐妹、女儿中有人罹患乳腺癌，那么自己患该病的概率增高。另外，月经初潮来得较晚、无分娩及哺乳经历的女性都属高危人群。就年龄来说，50岁以上的女性更容易患病。但即使不属于高危人群，也应重视乳房的变化。

主要症状

乳房硬块、乳头凹陷、皮肤改变、乳头溢液

如果患了乳腺癌，一般没有疼痛感，只有少数有隐痛或刺痛感，更多的是乳房形状的改变，用手摸乳房能摸到硬肿块，边缘不规则，表面不光滑。因为肿块的牵拉，乳头会向内凹陷，皮肤上会出现类似酒窝的凹坑或者一些橘皮样的点状凹陷。另外如果患了乳腺癌，有时能挤出或者自动流出清水样的或者血性的液体。

治疗

手术治疗、放化疗

乳腺癌发现得早，及时治疗，只要癌细胞还没有转移，手术切除乳房或者肿瘤就可以，预后效果相比其他癌症是非常好的。手术需要配合放疗和化疗，前后顺序，切除做到何种程度需要医生根据病情来决定。

自我保健

● 除了学会自我检查乳房，建议每年去医院检查一次。及早发现乳房恶性肿瘤意义重大，病情轻微的甚至可以保留乳房。

● 切除乳房后，如果很难接受改变，可以去整形外科做整形手术，恢复乳房外形，能减轻心理压力。

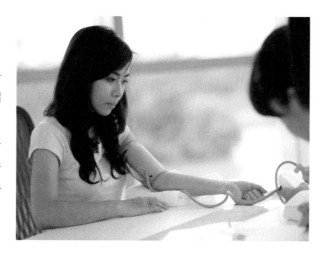

保护乳房生活小细节

女性的乳房受自身激素分泌影响很大，一生都在变化，青春期之前乳房处于静止状态，青春期后开始发育、增大，发育持续五六年后成型。乳房开始发育之后，随着月经周期，乳房还会出现周期性变化，妊娠期、哺乳期变化更大，体积增大，分泌乳汁，更年期后乳房慢慢出现下垂。保养乳房应该从小做起，坚持一生。

■ 新生儿期

乳头下面如果出现硬结、双侧乳腺肿大或者溢出分泌物，这是母体内残留在新生儿体内的激素引起的，过一段时间就好了。期间不要挤或者揉，以免发炎。

■ 儿童期

不要给孩子食用太多含有雌激素的食物，包括蜂蜜、蜂王浆、豆浆等，以免导致性早熟，引起乳房过早发育。

■ 青春期

开始穿内衣，选择合适的少女胸衣。如果想让胸部发育得好一些，期间可以多做胸部运动如俯卧撑、游泳、扩胸运动等。另外，注意营养均衡，不要偏食，补充足够的脂肪。

■ 月经期

在月经来潮时，很多人会出现乳房胀痛的感觉，这是体内激素变化引起的，月经后会逐渐恢复正常。在月经期，应该远离辛辣、冰冷等刺激食物，尽量吃清淡高纤维食物。

■ 妊娠期

妊娠期应该多用热水敷乳房，并且多牵拉、揉搓乳头，从乳房底部向乳头方向打圈按摩，增加乳房及乳头皮肤弹性并帮助疏通乳腺管，这样可以很大程度预防或减少哺乳期乳腺发炎。另外应该随着乳房增大而穿戴合适尺码的内衣。

■ 哺乳期

要规律哺乳，不要憋奶，并让婴儿正确含乳，减少婴儿口腔与乳头过度摩擦，以免引起乳腺炎。哺乳时间尽量长一些，哺乳时间越长，乳房越健康。

乳腺纤维囊肿

乳腺纤维囊肿是乳腺和周围的纤维结缔组织的囊性增生，目前发病原因不明，可能跟内分泌失调有关，如卵巢、甲状腺、垂体等功能异常或可导致该病。一般来说，月经异常、无孕产经历、有流产史的女性更容易患该病。

主要症状

乳房肿块、按压疼痛

如果患了乳腺纤维囊肿，乳房会出现肿块，按压有疼痛感。病情发展之后，在乳房的组织间会形成一圈圈的小水袋，中间有清澈的分泌物，触觉上就像有个囊肿，一般月经前症状严重，月经结束后症状就消失，硬块就摸不到了。

治疗

观察、手术切除

患了乳腺纤维囊肿，如果不是很严重，需要继续观察。在观察期要严格监控，因为乳腺纤维囊肿有转化为乳腺癌的可能性，每半年应该做一次检查。另外，如果月经结束后，硬块没有消失，也应该到医院检查排除乳腺癌。除了继续观察，也可施行穿刺术，抽出囊肿中的液体或者手术将囊肿切除。

自我保健

● 胸罩要选择合适的，以穿上后乳房任何一个部位都不受压为好。建议不要穿束胸紧身衣，不要穿着胸罩睡觉，日常居家能不穿就不穿，以免影响局部血液循环。

● 洗澡时水温不要太高，更不要用热水长时间刺激乳房。

● 经常自我检查乳房。

站在镜子前，先双臂下垂，然后高举双臂，观察乳房形状是否对称、乳房皮肤是否平整、乳头是否凹陷等。仰卧，一手枕于头下，另一手打圈从周边向中间触摸对侧乳房，看是否有突起。仰卧，举起一只手臂，用另一只手臂触摸对侧腋下，检查淋巴结是否肿大。

乳腺纤维腺瘤

乳腺纤维腺瘤是一种良性肿瘤，是乳腺组织和周围纤维组织增生过多导致的。该病与乳腺纤维囊肿的区别是，乳腺纤维腺瘤是实体的。这种肿瘤也会随着月经周期变化，月经前增大，月经后消失，目前没有明确病因，或与内分泌有关。处在育龄的女性都有可能出现这种肿瘤。

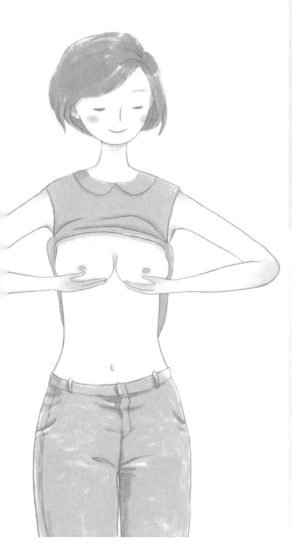

主要症状

乳房硬块

如果患有乳腺纤维腺瘤，乳房上能摸到硬块，呈圆形，质地柔软。该肿瘤与乳腺癌的明显区别是其活动性很好，触摸有滑动感，不会固定在一个地方。乳腺纤维腺瘤会不断长大，当青春期、怀孕时、停经前成长迅速，停经前不会消失。

治疗

手术切除

如果确定了是乳腺纤维腺瘤，最好以手术切除硬块，以免不断增大。该手术比较简单。手术切除前的诊断相对来说很重要，要认真区分是否乳腺癌，可能需要将 X 线和 B 超结果结合起来看。另外，乳腺纤维腺瘤易复发，这里的切除了，那里又出现了。新出现的还要再切除。

生理异常

　　女性生理异常主要包括三个方面，一是月经周期异常，一是月经量过多或过少，还有是月经期出现各种不适如痛经。以上问题多与体内激素分泌有关，但也有一部分问题是疾病引起。如果症状严重，应到医院详细检查。

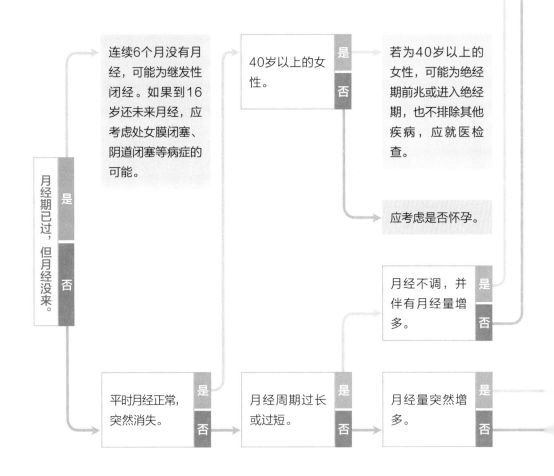

月经期已过，但月经没来。

是 → 连续6个月没有月经，可能为继发性闭经。如果到16岁还未来月经，应考虑处女膜闭塞、阴道闭塞等病症的可能。

40岁以上的女性。

是 → 若为40岁以上的女性，可能为绝经期前兆或进入绝经期，也不排除其他疾病，应就医检查。

否 → 应考虑是否怀孕。

月经不调，并伴有月经量增多。

平时月经正常，突然消失。

月经周期过长或过短。

月经量突然增多。

参考页码

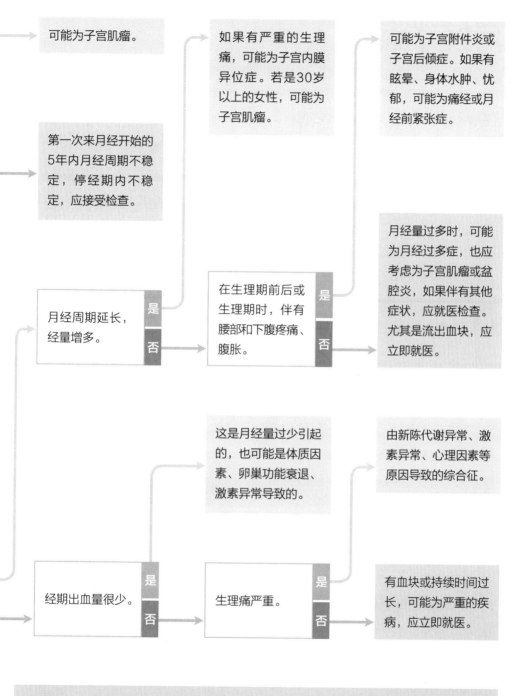

可能为子宫肌瘤。

如果有严重的生理痛，可能为子宫内膜异位症。若是30岁以上的女性，可能为子宫肌瘤。

可能为子宫附件炎或子宫后倾症。如果有眩晕、身体水肿、忧郁，可能为痛经或月经前紧张症。

第一次来月经开始的5年内月经周期不稳定，停经期内不稳定，应接受检查。

月经量过多时，可能为月经过多症，也应考虑为子宫肌瘤或盆腔炎，如果伴有其他症状，应就医检查。尤其是流出血块，应立即就医。

月经周期延长，经量增多。　是 / 否

在生理期前后或生理期时，伴有腰部和下腹疼痛、腹胀。　是 / 否

这是月经量过少引起的，也可能是体质因素、卵巢功能衰退、激素异常导致的。

由新陈代谢异常、激素异常、心理因素等原因导致的综合征。

经期出血量很少。　是 / 否

生理痛严重。　是 / 否

有血块或持续时间过长，可能为严重的疾病，应立即就医。

红色警报　若到16周岁还没有月经，可能为性器官畸形或原发性闭经。如果经期长，月经周期短，经期出血量大，可能为子宫肌瘤或慢性子宫炎症。如果有严重的痛经，且经期长或有血块，可能为重病。如果经期有很多血块，也可能为重病。有以上几种情况时，应立即就医。

月经不调

子宫内膜生长、脱落一次为一个月经周期，在这一过程中，激素起着重要作用。如果激素分泌异常，就不能支持子宫内膜正常生长、脱落，所以月经不调的主要原因是激素分泌异常。另外，有些疾病与情绪问题如子宫肌瘤、卵巢疾病、情绪异常、营养不良也都可引起该病。

主要症状

周期异常、月经量过多过少

女性的生理周期一般为 28~30 天，每次来潮 5 天左右，是很规律的。如果忽长忽短，且相差在 7 天以上，就是异常。甚至有些女性的月经两三个月来一次，或者一个月来两次，都不正常。不过如果每次间隔时间都一致，即使每次只有 20 天或者每 40 天来一次，也可以视作规律。如果月经量有时很少，一两天就没了，有时又很多，十多天都有出血，就是异常的。

治疗

调理内分泌

月经突然改变时，应该到医院检查，排除相关疾病。如果没有器质性病变，只是功能问题，就需要调理内分泌。激素分泌水平正常了，生理异常就能纠正。另外，要注意调节情绪，均衡营养，不要过分节食，慢慢就能正常。如果月经间隔时间很长，排卵就有问题，最容易出现不孕不育，可在医生的指导下应用激素促进排卵。

自我保健

● 益母草、黑豆、紫苏叶都对治疗月经不调有好处，益母草可以泡茶喝，黑豆煮粥或者打豆浆喝，紫苏叶煮汤喝。

● 温和灸血海穴。可治疗月经不调。侧坐屈膝，用左手掌心对准患者右髌骨中央，手掌伏于膝盖上，拇指与其他 4 指呈 45°，拇指之间所指处即为血海穴。用艾条温和灸血海穴 10~15 分钟，每天 1 次，两侧穴位交替灸。

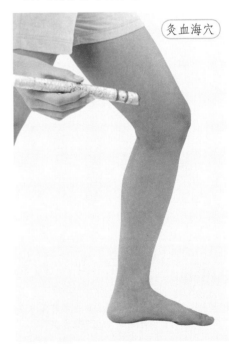

灸血海穴

痛经

痛经是指月经期、行经前后出现的下腹部疼痛、坠胀，有时也伴有腰酸或其他不适，症状严重的会影响日常生活。有的痛经与疾病无关，有的痛经是疾病引起的，子宫内膜异位症、盆腔炎、子宫肌瘤、子宫后倾、子宫前倾都可以引起痛经。糖尿病等全身性疾病也可导致该症。另外节育环也是引起痛经的原因之一。

主要症状

小腹和腰部疼痛、坠胀

如果患了痛经，月经来潮前后会出现小腹、腰部疼痛。需要注意的是有的患者小腹和腰部不会疼痛，但是会出现头痛。除此之外还可能有一系列不适感，如消化不良、腹部膨胀、腹部发凉、便秘、腹泻、恶心、呕吐等。有的患者则感觉非常乏力，全身疲劳。未育女性更容易发生痛经，在经历分娩后痛经可缓解或消失。

治疗

缓解疼痛症状

痛经一般在来潮后一两天就会消失，如果持续时间长可能就是疾病引起的，应该去医院检查确诊，去除病因。如果并非疾病引起，可以服用镇痛药止痛。在月经期间应充分休息，不要接触凉水，不要吃冷食、冷饮以及辛辣刺激、油腻食物，这些食物都可能加重病情。

自我保健

● 月经来潮前后，用红糖煮水，在糖水中煮荷包鸡蛋。糖水、鸡蛋一起食用，能温暖小腹，减轻痛经。

● 痛经时，用菠菜或者水芹煮汤喝，有镇痛功效。也可以加鸡蛋打成菠菜鸡蛋汤或者水芹鸡蛋汤。

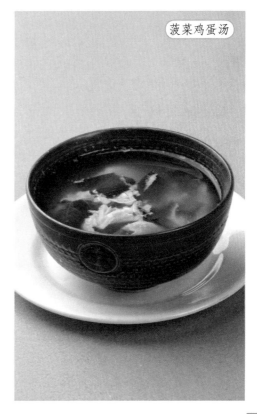

菠菜鸡蛋汤

按摩治痛经效果好

治疗痛经时，通过服用药物可缓解疼痛，另外，按摩对痛经也具有很好的疗效。

具体方法：将双手搓热，敷在关元穴区域上，手凉后再搓热后敷关元穴区域，反复敷 5 次，然后用手掌掌根画圈按揉关元穴，力度以感觉胀麻即可。按摩完关元穴后，用拇指按揉三阴交穴、地机穴、水泉穴各 3~5 分钟，力度以感觉酸胀即可，左右交替按摩。

关元穴

从肚脐正中往直下量取 4 横指，即为关元穴。

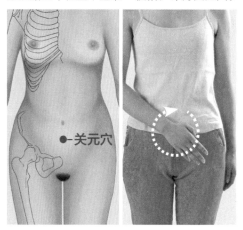

三阴交

正坐，把除拇指外的其余四指并拢，把小指下边缘放在足内踝尖上，食指上缘所在的内踝尖直上的位置就是三阴交穴。

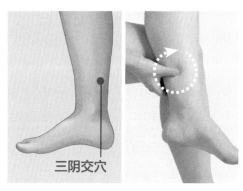

水泉穴

太溪穴直下 1 寸，即为水泉穴。

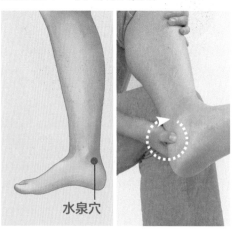

地机穴

正坐，在小腿内侧，胫骨内侧缘后际，从阴陵泉穴向直下取 4 横指就是地机穴。

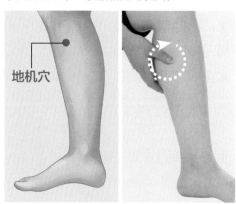

闭经

　　一个正常健康育龄女性，月经是按月来潮，若超过 6 个月无月经，即为闭经。有一些停经是正常现象，如更年期女性停经，育龄女性停经 2 个月以上就应该考虑是怀孕了。

　　但有些疾病也可引起闭经，如中枢神经系统异常、代谢异常、慢性疾病、卵巢异常、营养不良、过度肥胖等都可以导致停经。另外，闭经也有先天的，如生殖系统先天畸形，影响到月经来潮，就会导致闭经。

主要症状

超过 6 个月不来月经

　　月经出血是子宫内膜脱落引起的，不来月经说明子宫内膜没有正常生长，也说明黄体素没有正常分泌或者促排卵激素没有正常分泌。而子宫内膜生长、适量的黄体素和正常排卵都是怀孕所必需的，所以闭经就会导致不孕。

　　本来有月经来潮后来停止的，为继发性闭经；也有从来没来过的先天性闭经，属原发性。

　　另外如果过度节食、厌食，身体缺乏营养引起内分泌紊乱也会出现停经，一定要停止这种极端的减肥方法。16 岁后仍然没有月经来潮最好去医院检查。

治疗

激素治疗、去除病因

　　继发性闭经需要检查是否患有相关疾病，如果非疾病导致，需要服用激素促进排卵和子宫内膜脱落。一般服用激素 2~7 天后就会月经来潮。

自我保健

　　● 桃仁有活血调经功效，大黄有行瘀通经功效，二者配合可治疗停经。二者都可在药店买到，量按照 1:2 的比例。将药粉混合后，加入少量面粉，捏成黄豆大小药丸，饭后食用 5 颗，每天两三次。

　　● 艾灸治停经。从肚脐向下量 4 横指宽处即为关元穴。关元穴向下 1 寸为中极穴。用艾条温和灸这两个穴位各 10~15 分钟。每天各 1 次。

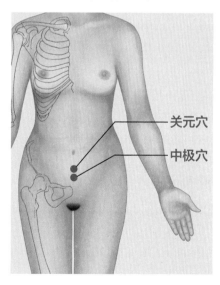

关元穴
中极穴

白带异常（出血）

白带是阴道的正常分泌物，有帮助维持阴道微生态环境的作用。如果阴道或者宫颈、子宫出现疾病，白带就会发生改变，颜色变深、量变大或者黏性增高。另外，部分生殖系统疾病也会导致不正常的出血，引起白带性状变化。所以，在非月经期有出血症状时，应予以重视，一般是子宫颈或者子宫内部出现问题，比如异位妊娠、流产先兆等。

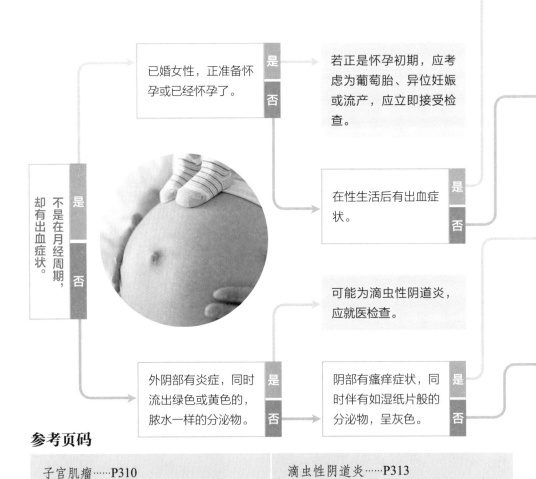

不是在月经周期，却有出血症状。

是

已婚女性，正准备怀孕或已经怀孕了。

是 若正是怀孕初期，应考虑为葡萄胎、异位妊娠或流产，应立即接受检查。

否

在性生活后有出血症状。

是

否

可能为滴虫性阴道炎，应就医检查。

否

外阴部有炎症，同时流出绿色或黄色的，脓水一样的分泌物。

是

否

阴部有瘙痒症状，同时伴有如湿纸片般的分泌物，呈灰色。

是

否

参考页码

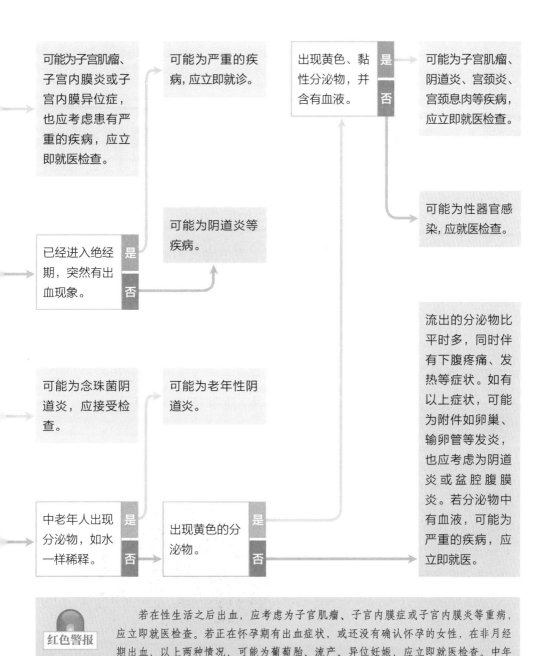

可能为子宫肌瘤、子宫内膜炎或子宫内膜异位症，也应考虑患有严重的疾病，应立即就医检查。

可能为严重的疾病，应立即就诊。

出现黄色、黏性分泌物，并含有血液。 是 / 否

可能为子宫肌瘤、阴道炎、宫颈炎、宫颈息肉等疾病，应立即就医检查。

可能为阴道炎等疾病。

已经进入绝经期，突然有出血现象。 是 / 否

可能为性器官感染，应就医检查。

可能为念珠菌阴道炎，应接受检查。

可能为老年性阴道炎。

流出的分泌物比平时多，同时伴有下腹疼痛、发热等症状。如有以上症状，可能为附件如卵巢、输卵管等发炎，也应考虑为阴道炎或盆腔腹膜炎。若分泌物中有血液，可能为严重的疾病，应立即就医。

中老年人出现分泌物，如水一样稀释。 是 / 否

出现黄色的分泌物。 是 / 否

红色警报

　　若在性生活之后出血，应考虑为子宫肌瘤、子宫内膜症或子宫内膜炎等重病，应立即就医检查。若正在怀孕期有出血症状，或还没有确认怀孕的女性，在非月经期出血，以上两种情况，可能为葡萄胎、流产、异位妊娠，应立即就医检查。中年女性停经后，突然有出血情况，也是重症的前兆，应立即接受检查。总之，突然有出血症状就是重症的前期信号，必须重视。

子宫肌瘤

子宫肌瘤是子宫平滑肌细胞增生而形成的，是一种良性肿瘤。目前无确切原因，但普遍认为是卵巢分泌的激素促成的。30 岁以上的女性为高发人群，也有研究显示，卵巢功能活跃的女性更容易患该病。另外该病也有一定的遗传倾向。

主要症状

月经异常、腰痛

子宫肌瘤可是 1 个也可是多个，有可能不断长大，也可能多年不变。多数子宫肌瘤患者没有症状，有症状则以子宫异常出血为主，月经量增多，经期延长，非经期也可能会出血。如果出血量大、频繁，还会出现全身性症状如贫血、乏力。当肌瘤较大时，会压迫周围器官，导致排尿困难、便秘、腰痛。另外如果合并其他子宫疾病，还可能出现痛经。

治疗

观察、手术治疗

治疗子宫肌瘤，目前没有有效的药物，肌瘤较小，生长较慢的，采取保守观察疗法，每 6 个月检查一次。治疗主要通过手术治疗。如果需要保留子宫可以只切除子宫肌瘤。但是之后再发的可能性很大。如果已经绝经，可同时切除子宫。另外，也可采取子宫介入治疗，直接作用于肌瘤使之萎缩。不管何种方法都有一定的副作用，要请医生充分评估利弊。

自我保健

● 木耳有清血作用，经常食用木耳，最好用木耳煮汤，有预防子宫肌瘤的作用。

● 莲子、鸡冠花能治疗异常出血。有异常出血时建议经常用莲子粉或者鸡冠花泡水喝。

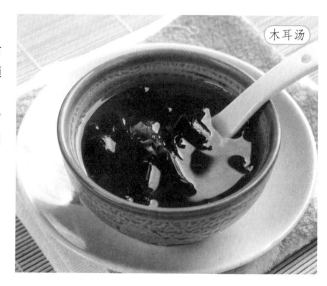

木耳汤

子宫内膜炎

当子宫内膜被细菌感染就是子宫内膜炎。细菌一般都是经由阴道、宫颈进入子宫，有的是由输卵管下行而来。人工流产、分娩后，宫颈开放、身体抵抗力下降时，患子宫内膜炎的概率增高。另外，不洁性生活，比如感染了淋菌、滴虫等也可导致该病。

主要症状

黄色分泌物、月经量大

如果感染了子宫内膜炎，内膜腺体分泌会增加，白带会变成黄色清水样或者脓性分泌物，有时还含有血液。病情越重，白带越多，且白带会伴有恶臭。同时月经量显著增大，经期延长，但月经周期正常。有些患者在经期会出现小腹和腰部疼痛。

治疗

抗生素治疗

子宫内膜炎严重时可导致卵巢、输卵管、腹膜被感染，必须及时治疗。确诊后应避免做过多的妇科检查，以防病情扩散。治疗需要使用抗生素。治疗期间要多休息，并常保持半卧位，促进分泌物排出。同时多对小腹做热敷，有利于缓解炎症。

自我保健

● 做了流产手术或者分娩后，要特别注意外阴清洁，每天用专用小盆清洗外阴，不要坐浴，短时间内不要恢复性生活，要等复查完全康复了才行。

● 建议多穿浅色内裤，一旦白带颜色有改变能及时发现，预防治疗延误。

● 紫苏能缓解分泌物引起的发炎，预防子宫内膜炎发展，每天可以喝 3 次紫苏叶或者紫苏籽熬的汤。

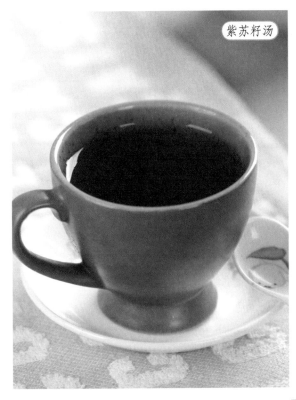

紫苏籽汤

念珠菌性阴道炎

念珠菌是一种真菌，这种菌平时也可能在阴道内生存着，只有在阴道内微环境异常时，才会迅速繁殖，引起发炎。一般来说，怀孕、患有糖尿病、长期服用避孕药、滥用抗生素等都容易导致阴道内环境改变而引起该病。

主要症状

白带增多、外阴及阴道瘙痒

如果患了念珠菌性阴道炎，白带会增多，而且性状也会改变，变成凝乳样或者豆腐渣样。因为过多的白带刺激，外阴及阴道会出现瘙痒和灼热感。怀孕期患该病，瘙痒感更为严重，甚至坐卧不宁。外阴还会水肿并生成角质，外阴周围出现小水疱。过性生活时还会出现疼痛。

治疗

药物治疗

念珠菌性阴道炎治疗比较容易，只要在阴道放置抗念珠菌的栓剂就可以治愈。但是如果大便内有念珠菌，单纯阴道内塞栓剂无法彻底治愈，会反复发病，所以需遵医嘱服用口服药物。外阴部如果症状严重也要涂抹相应软膏。病愈后，在做好清洁、预防霉菌之外，必须提高身体素质才能彻底预防复发。另外伴侣也要治疗，否则也会再次引起复发。

自我保健

● 60℃的温度或者阳光中的紫外线都能杀死念珠菌，内裤隔几天用开水浸泡消毒一次或者放在太阳底下晒两小时，就能有效预防念珠菌滋生。

● 念珠菌喜欢潮湿环境，内裤不要长时间放在潮湿的卫生间，卫生间要经常清理，特别是死角要注意清洁，避免念珠菌滋生。

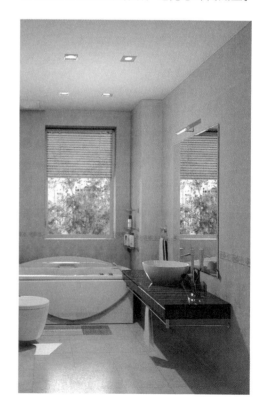

滴虫性阴道炎

　　毛滴虫是一种寄生虫，女性患上滴虫性阴道炎，主要是通过性接触被男性传染。毛滴虫还可通过卧具、马桶、宠物等传播。

主要症状

阴道流出黄绿色、恶臭分泌物，外阴疼痛

　　阴道被毛滴虫寄生后，毛滴虫会消耗阴道内的糖原，破坏阴道内环境，最终引起感染。感染后阴道会流出大量黄绿色、泡沫状、恶臭味的分泌物。病情恶化后阴道内、外阴部会出现发热、疼痛症状并伴有性交痛。如果病情仍然得不到控制，外阴部就会出现肿胀并伴有严重的瘙痒。

治疗

药物治疗、阴道冲洗、夫妻同治

　　滴虫性阴道炎并不难治愈，目前有很多种效果很好的药物，有内服的，也有栓剂以及冲洗药物。如果只有阴道内部感染，冲洗阴道后放入栓剂，一般 7~10 天就能治愈。其他部位也有感染的，口服药物，见效更快。但如果是丈夫传染给妻子的，必须夫妻同治，否则很容易再次感染。

　　需要注意，滴虫性阴道炎很容易复发，所以检查滴虫阴性后，还要在月经后再复查，连续 3 次均为阴性方为治愈，不可忽视复查。

自我保健

　　● 薏苡根有利湿杀虫的功效，可治疗白带过多。白带异常时可用 30 克薏苡根和 12 克红枣熬汤饮用，能治疗发炎、缓解瘙痒。

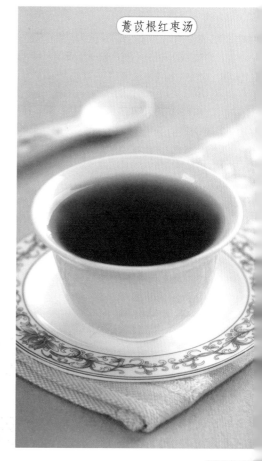

薏苡根红枣汤

附件炎

子宫附件是指输卵管、卵巢，附件炎就是输卵管和卵巢有炎症，其中以输卵管炎占多数。分娩、流产后体质下降、护理不当、卫生不良以及过早性生活等都是引发附件发炎的原因，治疗不当或者迁延太久可引起输卵管堵塞，导致不孕。

主要症状

发热、小腹痛、白带增多、腰疼

附件炎急性发作时，症状以小腹痛为主，不过有的患者疼痛剧烈，有的患者仅有轻微疼痛，同时分泌物增多，还伴有发热。急性附件炎治疗不及时可转为慢性附件炎。慢性附件炎会引起附件周围结缔组织纤维化、盆腔器官出现互相粘连的情况，这时会有小腹部疼痛、坠胀感，腰部也会酸痛，白带增多，还可能带有血性或者脓性分泌物。另外可能会出现排尿困难的情况。

治疗

抗生素治疗

若有附件炎时应及早治疗，早治疗容易根除，如果转成慢性附件炎，就很难完全治愈了。要遵医嘱服用抗生素，如果药物治疗效果不佳，就要考虑手术。慢性的附件炎，如果发生了输卵管积水、堵塞，也需要手术治疗，疏通输卵管，否则容易导致不孕。

自我保健

● 艾蒿有消炎、止血的作用，还可缓解疼痛。在治疗附件炎期间可用艾蒿煎汤服用，每天3小碗，有不错的效果。

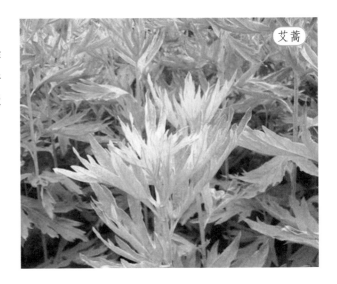

艾蒿

从白带状态了解生殖器健康

白带的颜色和性状直接反映生殖系统状况，正常白带颜色是透明、白色或者略黄的稀糊状黏液，略带腥味。如果发生改变了，或者量变大或者颜色变深，变黄色、绿色、粉红色或者形态发生变化，本来应该是黏液，结果变成了乳酪状、豆腐渣状，散发出不一样的气味，就要警惕生殖系统是否发生病变。

■ **白带变成黄色或者黄绿色，呈黏液状或者泡沫状，有臭味**

可能患上了宫颈炎、阴道炎、子宫内膜炎等。

■ **白带呈乳酪状或者豆腐渣样，伴有严重外阴瘙痒**

多为真菌性阴道炎。

■ **白带呈粉红色或者混有血丝**

可能患有宫颈癌、子宫内膜癌，宫颈息肉、子宫异常出血等。

■ **白带变成黄色、水样，有恶臭味**

可能患有宫颈癌、子宫内膜癌或者输卵管癌。

■ **白带增多，颜色发黄，脓性，并伴有排尿不畅**

多为淋菌感染引起。

■ **白带黄色、黏液性、量增多**

多为慢性宫颈炎等。

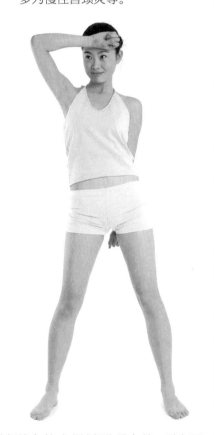

为了能准确观察到白带变化，内裤应该选择浅色的或者裆部为浅色的，避免因为内裤颜色过深而不能及时发现白带颜色变化。

阴部异常

阴部异常包括阴部瘙痒、疱疹、斑点、肿块、分泌物增多等，有时候可能是内裤质量不好或者卫生状况不好导致的，更多的则是疾病引起，如细菌感染、性病传染。无论哪种不适，最好尽快到医院就诊，因为阴部不适对女性生活质量影响很大。

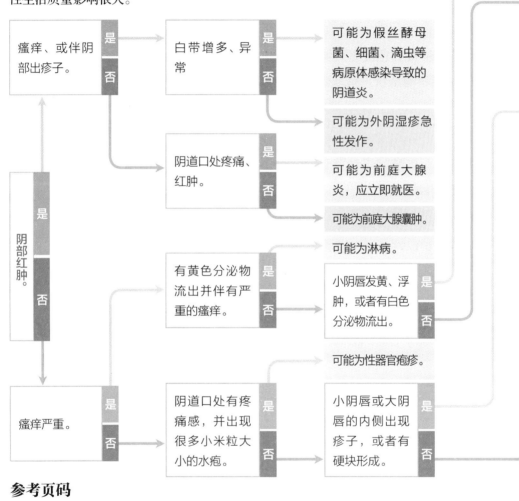

参考页码

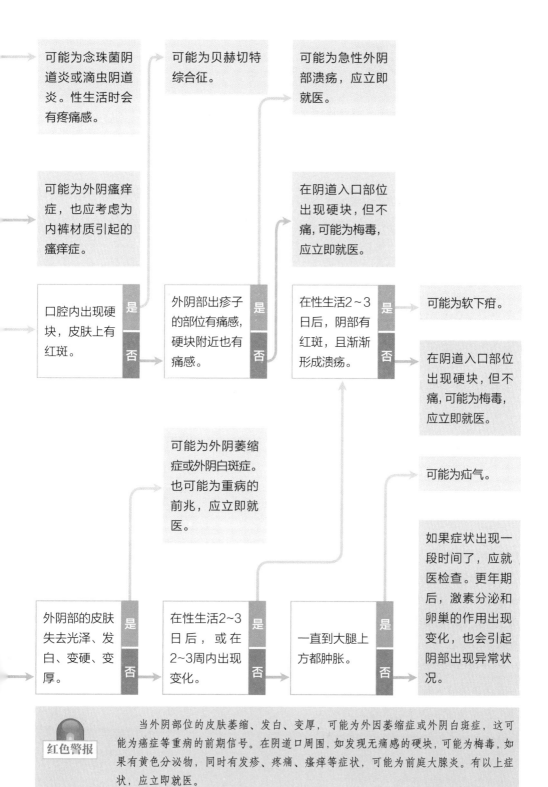

可能为念珠菌阴道炎或滴虫阴道炎。性生活时会有疼痛感。

可能为贝赫切特综合征。

可能为急性外阴部溃疡，应立即就医。

可能为外阴瘙痒症，也应考虑为内裤材质引起的瘙痒症。

在阴道入口部位出现硬块，但不痛，可能为梅毒，应立即就医。

口腔内出现硬块，皮肤上有红斑。　　是 / 否

外阴部出疹子的部位有痛感，硬块附近也有痛感。　　是 / 否

在性生活2～3日后，阴部有红斑，且渐渐形成溃疡。　　是 / 否

可能为软下疳。

在阴道入口部位出现硬块，但不痛，可能为梅毒，应立即就医。

可能为外阴萎缩症或外阴白斑症。也可能为重病的前兆，应立即就医。

可能为疝气。

外阴部的皮肤失去光泽、发白、变硬、变厚。　　是 / 否

在性生活2～3日后，或在2～3周内出现变化。　　是 / 否

一直到大腿上方都肿胀。　　是 / 否

如果症状出现一段时间了，应就医检查。更年期后，激素分泌和卵巢的作用出现变化，也会引起阴部出现异常状况。

红色警报　　当外阴部位的皮肤萎缩、发白、变厚，可能为外因萎缩症或外阴白斑症，这可能为癌症等重病的前期信号。在阴道口周围，如发现无痛感的硬块，可能为梅毒，如果有黄色分泌物，同时有发疹、疼痛、瘙痒等症状，可能为前庭大腺炎。有以上症状，应立即就医。

生殖器疱疹

生殖器疱疹是由疱疹病毒引起的，主要通过性交感染。被病毒感染后可能不会马上发病，而是携带病毒。一旦遇到身体抵抗力下降，疱疹就发作了。所以，生殖器疱疹一般在怀孕中、月经后、外伤后发病。

主要症状

外阴部水疱、瘙痒

生殖器疱疹发病时，外阴部会出现小水疱，又痒又痛，同时出现排尿困难、白带增多现象。另外，也会伴有全身乏力、头痛感。过几天后，水疱就会破裂，变成溃疡，主要出现在阴唇上。此时阴唇会出现严重肿胀。再过一段时间，溃疡自然愈合。

治疗

镇痛剂、抗病毒治疗

生殖器疱疹很难根治，复发频繁，每年可能会复发五六次，因为病毒会藏身在神经节内，药物无法控制，所以，治疗上主要是缓解不适，预防继发细菌感染。疼痛严重时需要用镇痛剂，同时注射抗病毒药物或者涂抹软膏，促进溃疡痊愈，并预防感染。治疗时要与伴侣一起进行。如果孕妇感染该病，分娩时最好选择剖宫产，以免新生儿在产道感染疱疹病毒。

自我保健

● 增强体质，经常运动锻炼身体，避免疲劳，预防感冒等，避免一切可能降低抵抗力的因素出现，这样可以减少疱疹复发频率。

● 保持外阴的清爽、干燥、卫生，每天用生理盐水清洗一次。

● 性生活尽量使用安全套，在很大程度上能预防这种感染。如果有皮损存在时，建议不要过性生活，即使有安全套也不能完全避免感染。

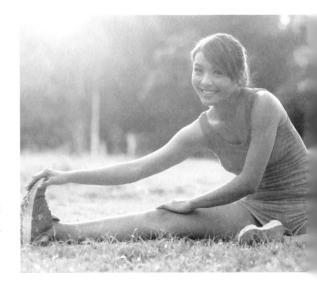

前庭大腺炎

前庭大腺位于两侧大阴唇后部，其主要功能是在性爱时分泌黏液，润滑外生殖器。因为离肛门、阴道入口和尿道入口很近，所以如果外阴被污染，前庭大腺就很容易被感染而发生炎症。不洁性生活、分娩、内裤太紧，甚至性交时间过长，都可能引起前庭大腺炎。此病在育龄女性中多见。

主要症状

感染处红、肿、热、痛

如果前庭大腺被感染，感染处外阴部就会出现肿胀，有疼痛和灼热感。强烈的不适感会让患者坐卧不安。另外前庭大腺的出口会被堵塞，分泌的黏液无法排出，积蓄在腺体内会堵塞腺管，形成囊肿。如果发炎得不到控制，就会形成脓肿，严重时脓肿有栗子般大小，有波动感。脓肿生成的同时会出现发热现象。

治疗

抗生素治疗、镇痛剂、手术切除脓肿

如果患了前庭大腺炎，需要使用抗生素治疗，疼痛剧烈时可以服用镇痛剂。同时要保持外阴的干燥、清洁，应该定时清洁发炎部位。如果化脓了需要排出脓水，脓水必须及时清除，不然有可能向直肠发展。如果形成囊肿了也需要手术清除。

自我保健

● 外阴干燥、清洁是预防一切生殖器疾病所必需的，另外内裤的质量也很重要，女性应尽量穿棉质内裤，不要穿紧身内裤，丁字裤也不是个好选择。

● 患病后，每天用生理盐水清洗外阴，然后在40℃热水上坐浴一次，有助消除炎症。

生理盐水

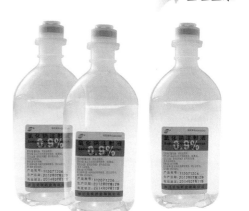

外阴瘙痒症

多种原因可引起外阴瘙痒，外阴炎、阴道炎、阴道分泌物增多都会引起外阴瘙痒。有的时候是一些外在刺激引起的，内裤、卫生巾、安全套质量都是原因。另外清洁方式不对，比如总是用很热的水或者肥皂清洗外阴也可引起外因瘙痒。

还有妊娠期，因为激素水平的变化，导致白带增加以及阴道内 pH 值改变，真菌特别容易滋生，孕妇很有可能因为患上真菌性阴道炎而出现瘙痒症。有时候外阴瘙痒则是因为湿疹、糖尿病、性病、内分泌紊乱等引起的。另外神经过敏也可引起该病。

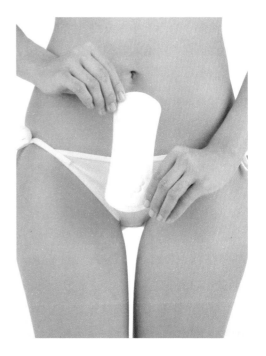

主要症状

瘙痒难耐

外阴瘙痒症可带来难以忍耐的瘙痒感，遇热会更加瘙痒难耐，所以夜里睡觉，身体暖和的时候瘙痒更加严重。瘙痒长时间得不到治愈就会导致睡眠质量严重下降，甚至引起神经衰弱和失眠。外阴瘙痒症可伴有外阴外观的改变，也可以没有。如果有白斑，要特别注意，可能会引起外阴部的癌症。

治疗

针对病因治疗、不要抓挠

瘙痒时尽量不要用力抓挠，以免造成外阴红肿或者破损，可能会引起感染。此时不应讳疾忌医，应该赶快就诊，确定病因。阴道炎是最常见的致病因素，阴道炎治愈，瘙痒自然消失。如果患了外阴白斑症，可以涂抹含有激素的软膏。如果是由于缺乏维生素 A 引起的，就服用维生素 A 制剂。

妊娠期出现外阴瘙痒症，要及时去看医生，并且在医生指导下按周期规律用药一段时间。切记不能症状一缓解就停药，那样病情特别容易反复。

预防外阴瘙痒症生活小细节

阴部只要有感染、发炎，几乎都可引起外阴瘙痒症。注重外阴清洁就能很大程度上预防外因疾病，并预防瘙痒出现。

每天清洗外阴，正确使用洗液

女性应该备个专用小盆，每天睡前清洗外阴。清洗外阴用水建议用开水放温，不能用太热的水。太热的水不但不能止痒，还会加重瘙痒感。清洗时应该先洗外阴，后洗肛门。洗液不应频繁使用，过度使用洗液会损害阴道的自洁功能，一般每隔两三天用一次就可以。

用正确的方法洗内裤

洗内裤尽量少用消毒剂，最好用专用的清洗内衣裤的洗衣液或者肥皂，并且要多漂洗几次，避免洗衣液、肥皂残留。清洗后的内裤最好能放在阳光下晾晒2小时，可以消毒。如果条件不允许，可以各几天用开水浸泡半小时，也能起到消毒作用。

性生活时要讲究卫生

不清洁的阴茎、手指都可引起阴道疾病并引起外阴瘙痒。建议性生活前双方都清洗外阴，女性性生活前后都应排尿，尿液可冲刷阴道内的部分细菌，降低阴部患病概率。

内裤要天天更换

内裤每天都会沾染到粪便和尿液，很容易滋生细菌。如果恰好身体抵抗力较低，阴部就会因为内裤不洁而感染病菌。建议每天都更换内裤。

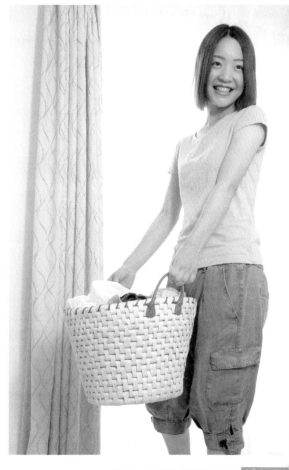

性感受不足

性感受不足指的是在性生活中没有快感、快感很少、达不到高潮，或者仅在前期有快感的一种状况。导致性感不足可能有身体方面的原因，如激素分泌异常，以及一些全身性的消耗性疾病如糖尿病、贫血等，但更多的是心理方面的原因。

不愿意过性生活。 —是→ 对性生活有厌恶感或不安感。对女性来说，兴奋的速度比男性来得慢，这也是感受不到性生活快乐的原因。

否

无性欲。 是 / 否

因为妊娠和分娩的原因，心理的阴影引起性感不足，过一段时间就会好转。

正处于孕期，或者正在坐月子。 是 / 否

可能为抑郁导致的性感不足。

全身无力，易抑郁，并伴有全身无力感。 —是→

否

男女对性的感受和兴奋程度各不相同，一定要放松全身。如果担心激素分泌有问题，应就医检查。

无法在性生活中得到满足。 是 / 否

已婚夫妻。 是 / 否

与其他家人一起生活。 是 / 否

如果因环境干扰而不能集中精力过性生活，应改善环境。

女性的兴奋速度慢，男性应体贴和理解女性。

小时候的错误体验、恐惧、不安、害羞等都会导致性感不足。如果长期如此，或者心理压力过大，应就医治疗。

对性生活有厌恶感或不安感。对女性来说，兴奋的速度比男性来得慢，这也是感受不到性生活快乐的原因。

住在隔音效果差的房子里，听得到隔壁的声音。 是 / 否

在性生活时，时常担心被别人发现，引起性感不足。

极度不满男人的单方面行为。 是 / 否

小时候的错误体验、恐惧、不安、害羞等都会导致性感不足。如果长期如此，或者心理压力过大，应就医治疗。

参考页码

性感不足

性感不足除了上面提到的身体因素与疾病外，主要是由心理因素导致的，如对性生活持否定态度。或者是因为患者的自卑情绪，如自身的缺陷等。心理因素也包括对性伴侣不满意，如没有感情、性伴侣性功能差、态度差等。还有滥用口服药也会导致性感不足。

主要症状

性生活中无高潮、甚至无快感

出现性感不足时，症状较轻时有快感或前期有快感，后期消失，但是达不到高潮。症状严重时，可能完全没有快感，任何刺激都不产生性兴奋。其中有些人能通过自慰达到高潮或者出现快感，但在性生活中就不能实现。

治疗

心理咨询、寻找病因

如果是疾病导致的性感不足，要先治疗相关疾病。如果不存在身体问题，但夫妻之间有感情，应该做心理咨询，解除在性生活上的心理负担，实现夫妻间真正沟通。另外，在医生指导下服用一些精神稳定剂或者激素制剂，也能缓解症状。但这只是暂时的，心理和沟通才是最终办法。

自我保健

● 女性耳朵内神经敏感，建议经常按摩耳朵，耳内、耳朵后、耳郭都要按摩。有增强感受能力的作用，可帮助患者逐渐摆脱性感不足的问题。

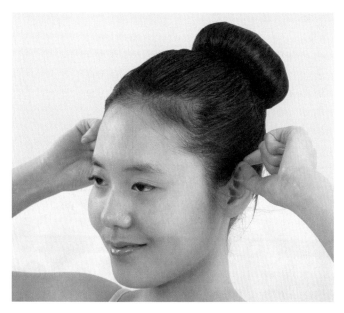

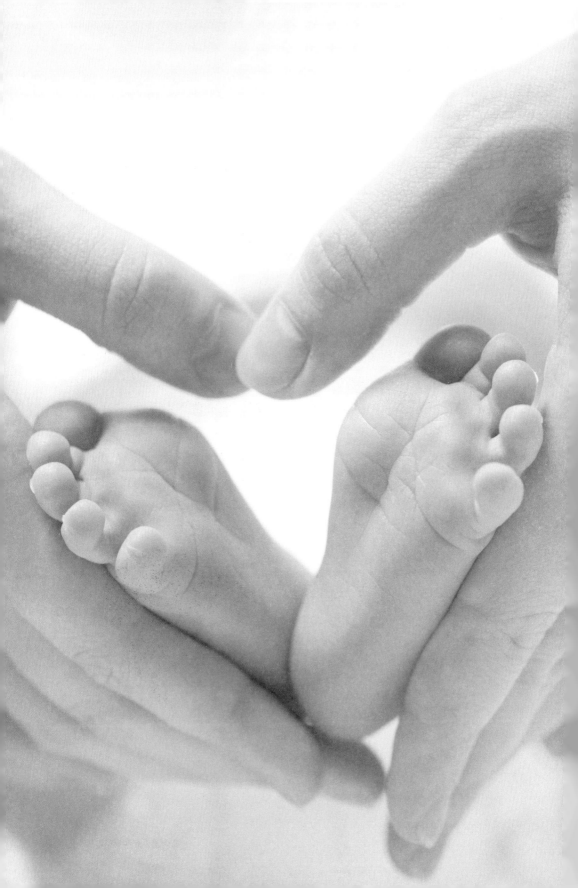

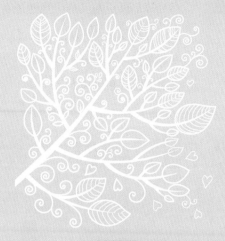

小儿常见
不适与症状

　　新生儿、婴幼儿体质娇弱，容易患病。同时，婴幼儿患病时自己还表述不清，完全靠家长观察、发现，所以需要家长细心、细致观察，发现任何异常都不要忽视，应立即就医检查。这也提醒家长，当孩子述说身体不适时，一定要引起重视，以免延误病情。

头痛

儿童身心发育还不健全，能够引起他们头痛的原因有很多，如陌生环境，对上学恐惧。另外，牙齿、视力发育不好等都可引起头痛。当然还有一些是疾病引起的，最容易引起严重后果的是脑炎、脑膜炎等。当孩子出现头痛，不要忽视，无论是心理因素还是身体因素导致的，都应该找出原因，积极应对。

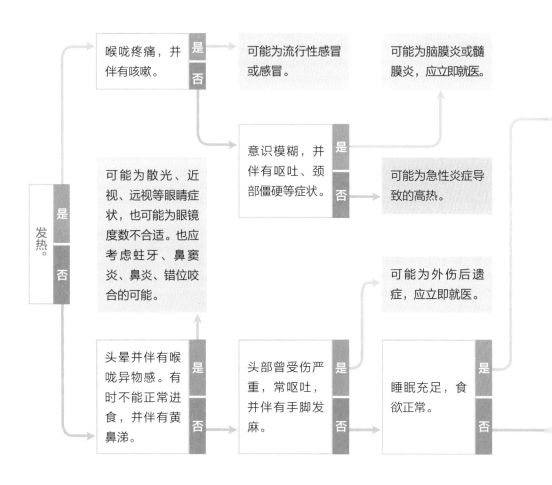

参考页码

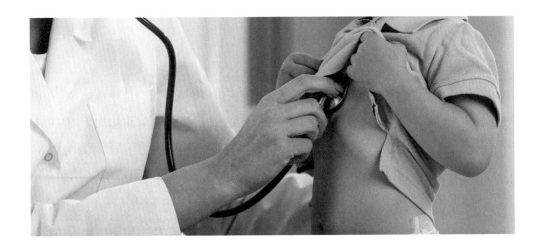

头痛症状呈周期性。 **是** → 若家中有头痛患者，可能为偏头痛。眼睛有散光、神经敏感的孩子较容易出现。

心理因素也会导致头痛，如愿望得不到满足或是不安全感，这时的头痛，头部像被挤压一样。也可能为神经过敏症，或为其他疾病。另外，身体疲劳也可导致疼痛。

有脑部疾病，或失去意识，应立即就医。

否

可能为直立性调节障碍，也应考虑为睡眠不足、疲劳空腹等引起的，改善生活习惯可减轻症状。

头部的背面和侧面、颈部疼痛，且早上不爱起床，喜欢睡懒觉。 **是**

有意识模糊、呕吐、痉挛等症状。 **是**

可能为上学恐惧症或头痛。如果短期内常有不明原因的头痛发作，可能为癫痫病，应立即就医。

否 **否**

红色警报　　如果有意识模糊、呕吐、痉挛等症状，可能为脑部疾病（如果意识模糊，眼前有重影，或反复出现呕吐或痉挛，可能为脑膜炎或脑脊髓膜炎）。头部受伤后，如果有头痛、呕吐、手脚麻痹等症状，可能为外伤导致的后遗症。有以上情况出现时，应立即就医。

咬合不正

　　牙齿咬合良好的情况下，上牙覆盖下牙3毫米以内，上下前门牙中缝对齐，放松时上下唇之间没有缝隙或者缝隙不超过2毫米。如果咬合不正，有可能出现下牙盖住上牙，上牙覆盖下牙超过3毫米，上下牙齿错位，放松时嘴不能闭上等。乳牙过早脱落、蛀牙或者恒牙过度拥挤都会引起咬合不正。另外，经常吮吸拇指、嘴唇或者咀嚼食物只用一侧牙齿也可引起咬合不正。恒牙过度拥挤一般都是遗传因素引起的。

主要症状

发音不正常、头痛、蛀牙

　　如果有咬合不正的问题，进餐后食物残渣会大量残留在牙齿之间，所以咬合不正一般伴有蛀牙或者牙龈疾病。另外，咬合不正时，肌肉运用会不正确，该用的肌肉不用，不该用的肌肉过度使用，所以通常会伴有发音不准确、不正常的问题，如果过度使用的是头部、后脑部、颈部的肌肉，就可能引起头痛。

治疗

矫正器矫正

　　乳牙期发生咬合不正会影响以后恒牙的长出与排列，恒牙咬合不正直接影响面部的美观，应该尽早矫正。非遗传因素引起的咬合不正，使用矫正装置，坚持锻炼、治疗两年，可以治愈。遗传引起的需要更长时间来纠正。如果出现蛀牙，要及时治疗，预防蛀牙引起咬合不正。

　　在孩子换牙之后一旦发现咬合不正，就要尽快到医院咨询，看是否需要矫正。矫正越早越好，不仅对面部发育影响小，而且对牙根损伤小。

自我保健

　　● 无论有无咬合不正的情形，有无带矫正器，都应该认真刷牙，早晚各一次，避免出现蛀牙，从而预防咬合不正。

　　● 杜绝咬嘴唇、咬拇指等不良习惯。小时应尽量母乳喂养，并建立稳固的亲子关系，孩子心理满足就不会通过咬其他事物来释放不安。

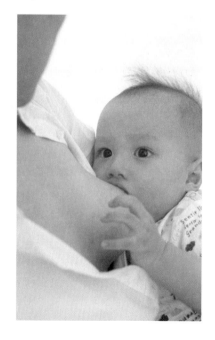

直立性调节障碍

直立性调节障碍是指直立的一瞬间或者直立时间稍久就会出现一系列不适症状，以 10~14 岁儿童多见。主要是因为体重和身高增长速度不成比例导致的。另外，该病也有遗传性，兄弟姐妹或父母都可能曾患该病。

主要症状

头晕、易疲劳、心跳加快、晕车

如果患了直立性调节障碍，孩子在突然站起或者久站的时候容易出现头晕、心跳加快，严重时可能会晕倒，但是不经过任何救治就可自行醒转。平时则总是精神不振，无缘无故疲劳，做什么事情都不能集中精神，缺乏耐力，而且通常早上不肯起床，食欲也不好。孩子一般在每年的 4~6 月和 9~12 月时成长速度快，所以，该病常在这两个时间段发作。

治疗

药物治疗、训练

随着孩子成长发育，该病可逐步减轻，所以，患病后要注意帮助孩子消除恐惧心理。同时带孩子就医检查，在医生指导下用改善自主神经的药物进行治疗。日常生活中要帮助孩子加强训练，可用冷毛巾擦身体或者洗冷水浴，改善血管功能。另外，可以带孩子去练习游泳，治疗该病效果很好。不过该病会复发，只需再治疗即可。

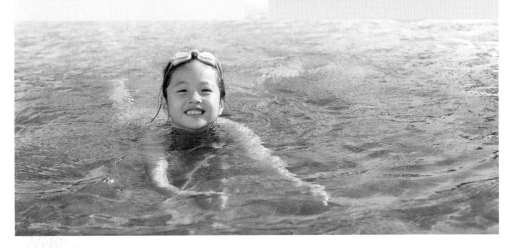

自我保健

● 栗子有强化肌肉和骨骼、提升体质的作用，可以用红糖腌制一些栗子，日常当做零食食用。把红糖加入水中溶化，煮开，放入剥干净的栗子肉煮至糖水变糖浆，存放起来即可。

蛀牙

当牙齿所处环境差就容易被腐蚀，如果牙釉质脱落，有机质被破坏，最后就会形成蛀牙。幼儿、儿童患蛀牙主要是口腔清洁不力引起的，细菌分解食物残渣中的糖类产生酸，酸腐蚀了牙釉质，逐渐形成了蛀牙。另外，不良的饮食习惯如睡前喝奶后不漱口、不刷牙，含着奶瓶睡觉、边吃母乳边睡等也是导致蛀牙的诱因。

主要症状

牙齿颜色变化、牙痛、头痛

在蛀牙初期，腐蚀发生在表面，不会有疼痛感，仅仅是牙齿颜色变化。如果在光滑表面，先出现白斑，不再透明了，之后白斑变黄褐色。如果发生在磨牙面，窝沟会出现像浸了墨水一样的黑色线条。如果继续发展就会出现龋洞，但仍然没有自觉疼痛感，再发展就会龋坏牙本质，咀嚼或者没有咀嚼时牙齿都可出现疼痛感，疼痛严重时头也会痛。

治疗

早治疗、涂氟

家长应该经常观察孩子的牙齿，一旦出现颜色变化就要进行治疗，避免等出现龋洞才发现。早期发现后给孩子牙齿表面做涂氟处理或者进行窝沟封闭，能很好地预防蛀牙进一步发展。如果已经出现疼痛感了，要看牙医，消炎、止痛，牙齿能保留尽量保留。

自我保健

● 少吃甜食，多吃蔬菜、水果。吃甜食多的孩子多数有蛀牙，尽量少吃。水果、蔬菜中的纤维有帮助清理牙齿的作用，可作为零食食用。

● 不管何时，只要进食了就应该漱口，晚上睡觉前要刷牙。还在哺乳期的孩子，不应该边吃边睡，吃完奶要喝几口水漱漱口，睡前要用纱布或棉棒清理口腔。

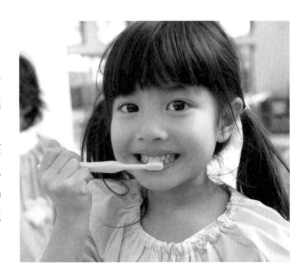

上学恐惧症

上学恐惧症主要出现在上幼儿园或者小学的孩子身上，当孩子不愿与大人分开、或在学校里受挫引起心理变化导致的。家庭不和、亲子关系不良、孩子独立性差或者最近转学，与新老师、新同学关系不好等都可引起孩子这种心理变化。有时候亲近的人或者宠物死亡也可引起孩子这种症状。

主要症状

拒绝上学、上学生病

患了上学恐惧症的孩子平时没有任何问题，只要一到上学时间，甚至只要提到上学时，孩子就会出现一系列不适症状，会自述头痛、腹痛、头晕等。孩子的不舒服并不是装假，而是真有不适症状，有时会伴有发热、呕吐等。不过这些症状很好消除，只要告诉孩子"不用上学了"，所有症状马上消失。

治疗

心理治疗、找出病因

孩子刚去幼儿园的时候，独立性较差，有强烈的分离焦虑。在上幼儿园之前，就应该有意识地培养其独立性，并让孩子对幼儿园生活抱有期待，让孩子了解家长会在什么时候接他，这样可帮助孩子建立安全感。

小学生出现上学恐惧症，家长要认真跟孩子沟通，并从家庭和学校两方面找原因，家庭生活中对孩子太放纵是导致孩子不想上学的主要原因之一，另外跟老师沟通，让老师给孩子一些鼓励，能起到一定效果。如果状况比较严重，最好全家一起咨询心理医生。如果年龄更大一些的孩子出现这种情况，要尽快看心理医生，提防抑郁症。

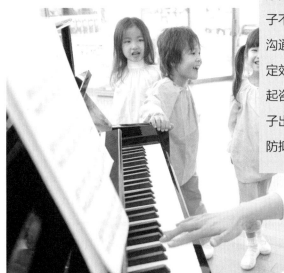

发热

体温超过37.2℃即为发热。孩子基础体温比成人高，而且很容易受环境、运动因素影响升高，所以很容易发热，有时候环境舒适、孩子安静下来后，就会自行退热。但多数情况下发热是伴随疾病出现的，如感冒、发炎等都可引起发热。孩子发热时要注意观察伴随症状，更容易确定疾病。

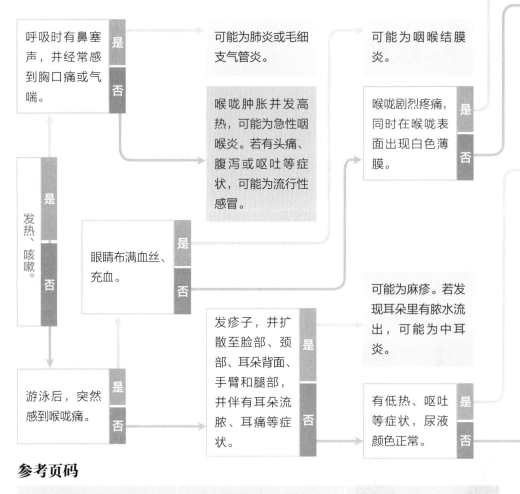

呼吸时有鼻塞声，并经常感到胸口痛或气喘。

是 → 可能为肺炎或毛细支气管炎。

可能为咽喉结膜炎。

否 → 喉咙肿胀并发高热，可能为急性咽喉炎。若有头痛、腹泻或呕吐等症状，可能为流行性感冒。

喉咙剧烈疼痛，同时在喉咙表面出现白色薄膜。

是

否

发热、咳嗽。

是

否

眼睛布满血丝、充血。

是

否

可能为麻疹。若发现耳朵里有脓水流出，可能为中耳炎。

发疹子，并扩散至脸部、颈部、耳朵背面、手臂和腿部，并伴有耳朵流脓、耳痛等症状。

是

否

游泳后，突然感到喉咙痛。

是

否

有低热、呕吐等症状，尿液颜色正常。

是

否

参考页码

可能为扁桃体炎。

颈部周围出现红肿，并在喉咙周围出现溃疡或水疱，可能为疱疹性咽炎。

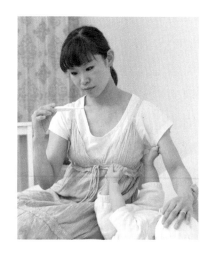

感到严重的心慌，可能为风湿性疾病。身上可能有红斑，或者日常行为有异常，应就医检查。

耳朵根部疼痛、浮肿并伴有高热，可能为流行性腮腺炎。

严重腹泻，甚至引起脱水，并伴有腹痛症状。

是 ——否

可能为急性胰腺炎、急性阑尾炎或食物中毒。若伴有血便，可能为急性肠炎。

可能为高热导致的痉挛，若有呕吐、全身无力症状，应考虑为脑炎或脑膜炎。

全身有粉红色麻疹，并伴有颈部浮肿。

是 —— 否

全身出现疹子，可能为猩红热。发疹子并伴有淋巴结肿大，可能为风疹。

出现黄疸症状且伴有尿液发红，可能为肝炎。如果有尿痛、尿频症状，可能为肾盂肾炎或尿道感染，应立即就医。

发高热，并发生痉挛。

是 —— 否

突然发高热，喉咙疼痛，并伴有舌头红斑。

是 —— 否

关节疼痛、浮肿，并伴有高热、气喘。

是 —— 否

若退热后发疹子，可能为急疹。若低热和高热反复交替出现，可能为败血症。若反复发热，并伴有红斑，可能为风疹。

红色警报

　　若头痛，同时伴有呕吐、热性痉挛等症状，可能为脑膜炎。若低热和高热反复出现，可能为败血症。若发疹子并伴有淋巴结肿大，可能为猩红热或风疹。如果同时有呼吸困难和关节痛，应考虑为风湿性疾病，若病情严重时，会有皮下结节或红斑。如果有以上情况出现，都应立即就医检查。

流行性感冒

流行性感冒传染性特别强，一般两三年爆发一次，病程5天左右。儿童体质弱，一旦开始过集体生活，当流行性感冒爆发时，就容易被感染。引起流行性感冒的病毒种类非常多，而且在不断的变异中，治疗没有特效药，关键靠预防。

主要症状

高热、恶寒、全身酸痛

流行性感冒症状类似普通感冒，但不适感比普通感冒严重。发病时突然高热并恶寒，感觉浑身发冷，同时出现头痛、干咳等症状。另外，也会伴有较严重的四肢酸痛感觉，这点与普通感冒差别最大。体质好、病症轻的可自愈。体质差、病情严重则可能引发一些并发症如肺炎、支气管炎、中耳炎、鼻窦炎等。

治疗

解热镇痛剂治疗

流行性感冒属于病毒感染，病毒种类多，目前缺乏能有效克制流感病毒的药物，治疗应该以支持疗法为主。可用解热镇痛药物缓解不适感，只要发热超过38.5℃就应该给药。另外，多休息，进食容易消化的高营养食物，保持身体能量、保持抵抗力。还要多喝水，让体内病毒尽快排出。需要说明的是抗生素对流行性感冒没有治疗作用，不要盲目服用，也不要服用抗生素预防细菌感染，只有感染确切发生时才使用抗生素治疗。

自我保健

◎ 体弱孩子应该接种流感疫苗，虽然不能杜绝流感，但是症状会轻很多。

◎ 流感爆发期间要减少孩子外出，更不要到人群密集的场所，上幼儿园的孩子可以暂时在家休息几天。室内要经常通风，外出回家后要马上洗手、洗脸、洗鼻孔，清除身体携带的病毒。

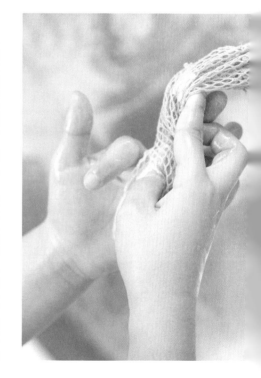

幼儿急疹

幼儿急疹主要是病毒传染导致的，6 个月 ~3 岁的孩子容易出现这种疾病。这种病很特殊，持续高体温，然而本身没什么危害，也不会引发并发症。任何孩子患病后都能自愈，没有后遗症，只是有那么几天不舒服，家长受点累而已。

主要症状

持续高热、热退疹出、惊厥

幼儿急疹的特点非常鲜明，就是持续高热，可以连续发热好几天，而且温度较高，多数在 38~39℃。服用退热药物后，药效一过就再次热起来。但此外没有任何其他症状，而且刚开始一两天玩耍不受影响，后来几天会有点精神萎靡。连续热几天后会突然退热，退热后身体上突然出现疹子。热退疹出是它的典型过程。疹子主要在躯干部位，有的也可扩散至脸部。疹子出来两天后自然消失，不留任何痕迹。

治疗

支持疗法、退热剂

当孩子持续高热但不伴有其他症状时，应考虑到幼儿急疹，等到热退疹出就可以肯定了。若怀疑幼儿急疹时，只要注意环境清洁，给予有营养的食物保存体力，然后关注体温。只要体温上来了就给些退热剂，避免引起高热惊厥就可以了。体温不太高的则可以用物理方法降温。如果高热伴有其他症状，应尽快去医院检查。

自我保健

⚬ 高热需要多给孩子补充水分和电解质，预防脱水。如果出现小便减少、无眼泪、皮肤干燥，应该看医生。

⚬ 高热、退热中会出汗，应经常给孩子更换尿布和内衣，预防着凉感冒。

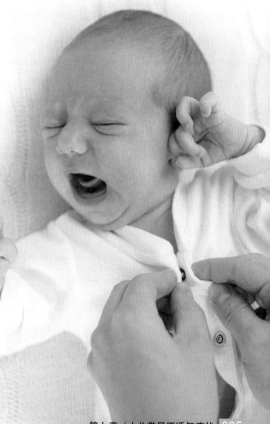

麻疹

麻疹是病毒引起的呼吸道传染病，由鼻涕和唾液传播，当患病者打喷嚏或者咳嗽时，病毒就会扩散到空气中并传播，传染性非常强。麻疹容易引起一些并发症，如中耳炎、咽喉炎、气管炎、肺炎、脑炎等，危害性较大，治疗上没有特效药。幸运的是现在有麻疹疫苗，只要规定接种就可获得终身免疫。

主要症状

发热、咳嗽、红疹子

麻疹先期出现的症状跟感冒相似，有发热、咳嗽、流涕现象。发热之后三四天，身体表面会出现红疹子，最开始出现在耳后、颈部、发际边缘，之后向全身发展，直到足部。手心、脚心都有疹子时，说明快痊愈了。疹子按压可褪色。病情严重的，疹子会出现融合并伴有皮肤水肿，以致面部变形。疹子一般三四天后消退，消退顺序与出疹顺序一致。出疹期间可伴有食欲不振、腹泻、呕吐等不适。

治疗

支持疗法、对症治疗

6个月内的婴儿一般不容易患麻疹，因体内有抗体。8个月后接种第一支麻疹疫苗，所以，现在患麻疹的孩子已经很少了。如果不幸患病了，支持治疗是主要的，要让孩子卧床休息，房内保持适当的温度和湿度并常通风，给孩子吃容易消化高营养的食物，补充足量水分并用盐水漱口。各种不适感要对症治疗，发热用退热药物，咳嗽严重用止咳药，烦躁可用镇静剂。如果发生细菌感染了就需要用抗生素了。

麻疹进入恢复期后，孩子精力有所恢复，要预防孩子活动过度，过度活动可能会延缓痊愈。不然就多抱着孩子，减少活动。

自我保健

● 发热和出疹期间给孩子吃些半流质、流质等易消化的食物，粥、藕粉、疙瘩汤都不错，如果疹子发得不是很顺畅，可以用香菜做汤喝，也可以喝鲜鱼汤、虾汤、鲜笋汤等，有促进发疹的作用。

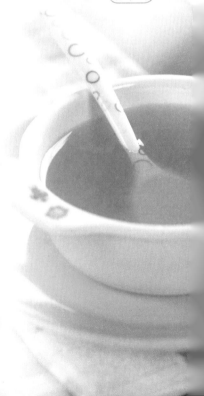

香菜汤

毛细支气管炎

毛细支气管是支气管的最末端，2 岁以下的婴幼儿容易罹患毛细支气管炎。这种病一般是病毒感染引起的，传染性很强，常见的是继发于感冒、流感后。因为婴幼儿的支气管比较狭窄，很容易因为黏性分泌物、水肿等问题发生梗阻，所以患了毛细支气管炎时，症状比较严重。

主要症状

打喷嚏、流鼻涕、咳嗽、呼吸困难

毛细支气管炎前期症状跟感冒很相似，会出现流鼻涕、打喷嚏、咳嗽等症状，也会低热，但之后会出现呼吸困难、鼻塞症状。后期的症状跟肺炎很相似，会出现突然的剧烈咳嗽以及呼吸困难。呼吸时颈部和肋骨下方会下陷，嘴唇会发绀。

治疗

对症治疗、支持疗法

要避免把毛细支气管炎误当做普通感冒治疗，随意吃感冒药可加重病情，在用药前应该先看医生，最好住院治疗。目前没有治疗毛细支气管炎的特效药物，主要靠支持疗法。要保证孩子所处环境空气干净清洁，经常通风，用加湿器加湿，不要允许任何人在房间里吸烟，也避免厨房油烟进入孩子房间，当然还要远离各种公共场所。同时采取措施缓解症状，比如雾化、吸氧来缓解咳嗽和呼吸困难症状，还要输液补充水分和电解质，预防脱水。

自我保健

● 小儿一般不会咳嗽，痰液很难排出，这加重了疾病痊愈难度，家长应该勤给孩子拍背，每当孩子咳嗽的时候就手握空拳轻轻拍打背部。

● 如果孩子比较小，要帮助他多翻身，改变体位也有利于痰液排出。

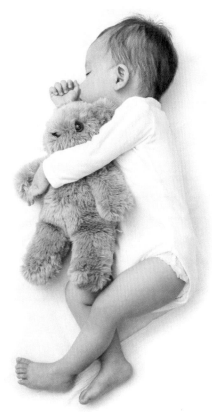

咳嗽

对气管的微小刺激便可引起咳嗽，喝水呛到了、风吹到了或者剧烈运动都可引起的咳嗽，甚至有时会被自己口水呛到而咳嗽，这些咳嗽很快会消失。如果咳嗽剧烈，且持续时间较长，就应该是患病了，如哮喘、支气管炎、肺炎引起的咳嗽，就要重视，立即带孩子就医。

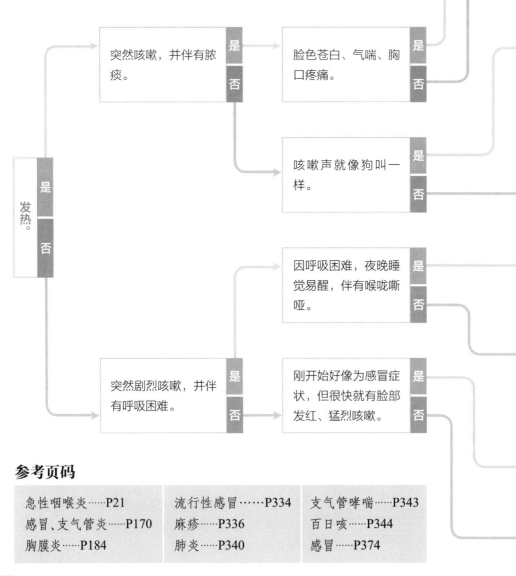

参考页码

可能为急性咽喉炎、白喉、咽炎。

流鼻涕、打喷嚏，并伴随呼吸困难。 **是**／**否**

可能为肺炎、胸膜炎、急性支气管炎、脓胸、支原体肺炎。

可能为支气管哮喘，如果还有头痛、喉咙痛、鼻涕、高热、肌肉痛，可能为感冒或流行性感冒。

可能为支气管哮喘，如果有一段时间了，应就诊。

为异物进入喉咙和支气管导致的咳嗽，如异物无法清除，应立即就医。

可能为百日咳。

咳嗽很轻，也没有其他症状，可能为习惯性咳嗽。

身体发凉，同时嘴和脸部呈紫色。 **是**／**否**

可能为支气管炎。

一次咳嗽很长时间，或者除了咳嗽外没有其他症状，不停哭闹、食欲不好、浑身无力，可能为肺炎或支气管炎。

可能为咽喉炎，如果出现反复发高热，可能为麻疹。

突然有很多眼屎，同时眼睛也充血。 **是**／**否**

可能为感冒或流行性感冒。

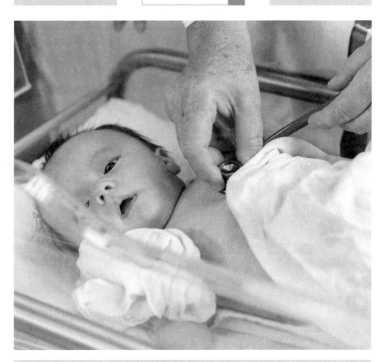

红色警报

咳嗽剧烈并带有脓痰、脸色苍白，同时伴有呼吸困难或胸口痛，可能为肺炎、支原体肺炎、胸膜炎、脓胸、急性支气管炎等疾病。若咳嗽的声音听起来很奇怪，应该考虑为白喉、急性喉炎、咽炎。若咳嗽的同时伴有发高热、流鼻涕、打喷嚏等症状，且眼屎多、眼睛充血，可能为咽喉结膜炎。如果咳嗽并发疹，可能为麻疹。有以上情况时，应立即就医检查。

肺炎

病毒、细菌都可引起肺炎，细菌感染居多。孩子特别是婴幼儿患肺炎是很危险的事，病情发展很快。当孩子咳嗽越来越剧烈时应该考虑到是肺炎。感冒、麻疹、百日咳、流行性感冒等都可导致肺炎。

主要症状

高热、咳嗽、呼吸困难

肺炎的典型症状是高热、咳嗽，在这两个症状出来之前会出现感冒症状如流鼻涕、咳嗽。但是比较小的孩子不会咳嗽，也可能不出现咳嗽症状，直接就是呼吸困难，也有部分孩子没有发热症状。总之孩子患肺炎，有时候并没有典型症状，仅表现为呼吸困难，家长也要特别注意，不要因为没有发热、咳嗽就忽略。另外小婴儿还会出现呕吐、腹泻等症状。

治疗

抗生素治疗、雾化吸入药物

患了肺炎，应该住院治疗。首先要检查确认感染的细菌，然后确定使用对应的抗生素。同时要雾化吸入缓解咳嗽、减轻呼吸困难的药物，一般来说疗效显著。如果是葡萄球菌感染引起的，治疗需要使用药效更强的抗生素，但是还是会留下严重后遗症。如果胸腔出现化脓了，则可能导致死亡，治疗时应在胸腔放置导管排脓。

自我保健

● 判断婴幼儿肺炎的最好做法是数呼吸，孩子入睡后数，数 1 分钟内的呼吸次数。2 个月以内的婴儿呼吸次数超出 60 次，2~12 个月以内超出 50 次，1~5 岁的超出 40 次，都是肺炎征兆，应尽快去医院。

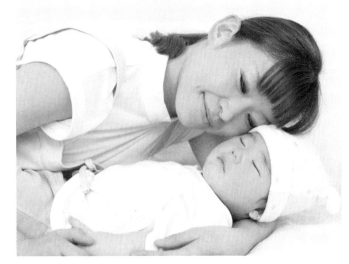

护理患肺炎孩子的生活小细节

对患肺炎的孩子，饮食上要准备清淡、容易消化的食物，最好以流质、半流质食物为主，同时要补充足够的水分。另外，也要密切观察孩子，积极配合医生治疗。

大人要密切观察孩子的体温变化、精神状态、呼吸情况、脸色等，一旦发生不良反应，必须马上通知医生，进行紧急处理。

孩子住院治疗期间，大人要尽量避免亲朋的探视，人来人往可使病房里的空气变浑浊，细菌、病毒增多，对疾病康复不利。

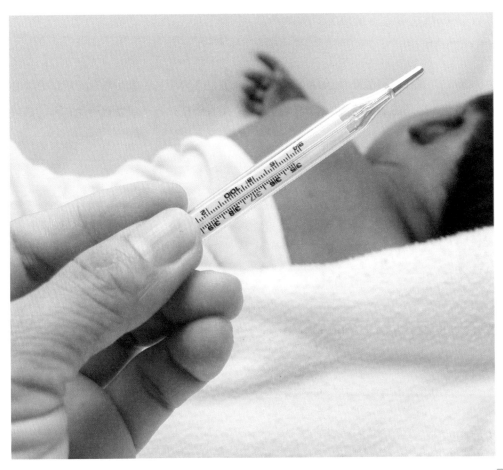

大人要及时为孩子清除鼻腔内的分泌物，并吸痰，以使孩子呼吸顺畅。对于比较小的孩子，大人还要为他拍痰。方法为：抱起孩子，让孩子趴在妈妈的肩膀上，由下而上，由外周向肺门轻轻拍击。

孩子病情缓解，医生准许出院后，大人应给孩子营造一个空气清新、安静、干净的室内环境。打扫房间要用湿抹布或拖布，防止尘土飞扬，以保护孩子的呼吸道。室内温度夏季宜保持22~26℃，冬季宜保持在18~20℃，湿度维持在55%~65%。

如孩子需要在家用抗生素治疗时，应按照医生建议的剂量使用药物，千万不能因为担心抗生素对孩子的身体有影响而擅自停药。因为在用药物后的几天内，孩子症状可能会开始有所好转，但一些细菌和支原体依然残留在体内，除非完成整个疗程，不然疾病很可能还会"卷土重来"，甚至造成细菌耐药性的产生。

最后，要注意避免带孩子到人多、空气污浊的环境中去；家中患有呼吸道感染性疾病的成人要尽量避免亲密接触年幼的孩子，如果要接触孩子或拿孩子的东西，最好先洗手、戴口罩。

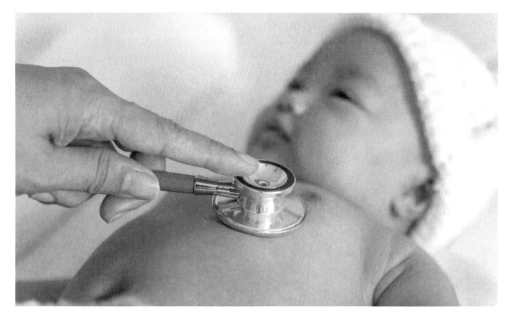

支气管哮喘

支气管哮喘是一种过敏反应，主要是体质或者遗传因素决定的，所以有人天生就患有该病。该病第一次发作大多数在四五岁前，当有特定的物质刺激时，如灰尘、花粉、烟灰等，就会引起过敏反应，发生支气管哮喘。

主要症状

咳嗽、呼吸困难

支气管哮喘让人很痛苦的一点是呼吸困难、气喘，躺下时气喘会很严重，坐着呼吸会容易一些。因为呼吸困难，吸入氧气减少，所以还会出现心跳加快以及脸色发青等症状。另外还会有胸口疼痛的感觉。

治疗

避开过敏物质，使用支气管扩张剂

患上支气管哮喘之后，只要接触致敏物质就会再次引发，所以在第一次发作之后建议做个过敏原检测，以后尽量避开容易引起过敏的物质。在发病期间可以口服或者吸入支气管扩张剂，能迅速缓解不适。

自我保健

● 不要太早给孩子加辅食，辅食加得越早，造成体质过敏的可能性越高。容易致敏的蛋清、坚果、带毛水果、柑橘类水果、鱼虾等都不要太早加，最早要在 1 岁后。

● 室内要经常通风，或者使用空气净化器。在大风天或者雾霾天最好少出门，出门要戴隔离效果好的口罩。

● 床单、被套、枕头要经常清洗，并放在太阳下晾晒。

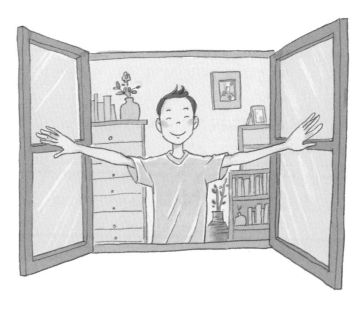

百日咳

百日咳是因为感染百日咳杆菌引起的，病菌一般是从鼻腔和喉咙进入体内的。该病有自限性，如果不出现并发症，两三个月后可自愈，所以叫做百日咳。现在有百日咳疫苗，在孩子出生3个月时接种第一支。如果没接种，就有可能感染并发病。

主要症状

阵发性咳嗽、低热、打喷嚏、流鼻涕

感染百日咳杆菌后，有可能只是干咳，多数是先出现类似感冒的症状，包括流鼻涕、打喷嚏、咳嗽等，并伴有低热。一两周后其他症状消失，咳嗽则逐渐加重，呈现出典型的阵发性、痉挛性咳嗽。咳嗽猛烈时，孩子非常痛苦，猛烈咳嗽结束要深吸气，这时发出鸡鸣样声音。但如果是新生儿或小婴儿，咳嗽现象可能不严重，几声咳嗽后就出现屏气、发绀，此时容易发生窒息。

治疗

尽早使用抗生素、对症治疗

在患病早期，就应该使用抗生素，可减轻症状、缩短病程。如果延误用抗生素治疗，就没有明显效果了。早诊断、早用抗生素非常重要。另外，要特别注意患该病的新生儿或者小婴儿，因为容易发生窒息。如果出现窒息，要马上进行人工呼吸、给氧，严重时还要采取相应措施缓解痉挛，帮助排痰。另外要创造良好生活环境,空气清洁,饮食清淡。

患病后，孩子要隔离，单独使用一间卧室。百日咳需要到病愈后3周，传染性才会消失。

自我保健

● 按照计划免疫要求去接种疫苗。

● 居家不外出的小婴儿，很可能是被大人从外面带回来的细菌感染引起的，所以家有小儿的大人回家后要做彻底清洁，洗脸、洗手、洗鼻孔、漱口，之后才能和孩子接触。

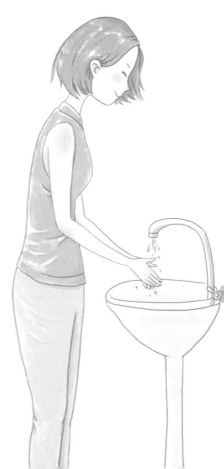

照顾患咳嗽孩子的生活小细节

即使引起咳嗽的疾病不严重，孩子咳嗽也可能会非常剧烈，甚至咳嗽到无法睡觉，家长需要多费些心思护理好孩子。

1. 让孩子多喝水，小婴儿每隔十几分钟就喂一次水，可润喉、排毒，对缓解咳嗽有益。

2. 保持适宜的室内湿度、温度，对保护孩子的呼吸道有益。如果家里太干燥了，就要用加湿器。

3. 要保持居室的清洁，经常清理家中死角，如电视机、电脑、茶几、床下、沙发缝等，这些地方容易积灰，咳嗽的宝宝吸入灰尘，不利于病情的恢复。如果咳嗽是过敏引起的，更应该如此做。

4. 孩子的床单、被褥、毛巾等用品要尽量用纯棉材质的，而且要经常换洗；经常清洁宝宝的玩具，尤其是毛绒玩具，这些都有可能是螨虫的"栖息地"，使宝宝发生过敏性咳嗽，也可加重咳嗽症状。

5. 如果宝宝喉咙痰多，年龄大一些的，可教他咳痰；年龄较小的宝宝，可以将他竖着抱起，轻轻地拍打后背，能缓解咳嗽带来的不适。

6. 孩子如果因为洗澡而哭闹，咳嗽期间最好不洗澡，避免因为洗澡而哭闹不止，继而加重咳嗽。另外也有可能因为洗澡的时候着凉了而使咳嗽变得更厉害。

■ 按摩能缓解咳嗽

当孩子咳嗽比较严重时，可以按摩来帮助缓解。方法：让宝宝仰卧，用拇指轻揉宝宝胸口中央的膻中穴2分钟，然后两手拇指相对，其余四指分开，从胸骨顺着肋间向外分推至腋中线，反复3分钟，可帮助孩子缓解因咳嗽而胸部发紧、发闷的不适感。

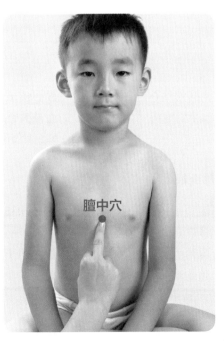

膻中穴

呕吐

孩子的胃肠功能比较弱，因此很容易呕吐，一些疾病成人罹患不会呕吐，但孩子患病就会呕吐，如感冒、过敏、阑尾炎、疝气都可引起呕吐。另外，有些孩子发育不完善，也可引起呕吐，如肠套叠、幽门狭窄等。

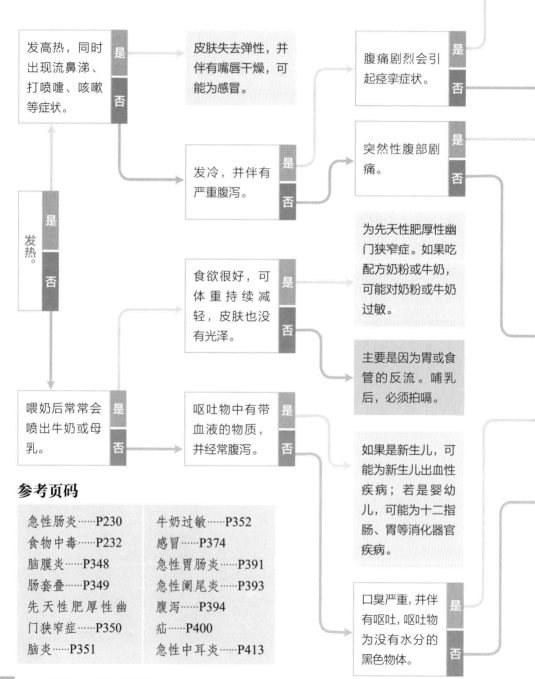

发高热，同时出现流鼻涕、打喷嚏、咳嗽等症状。 是 / 否

皮肤失去弹性，并伴有嘴唇干燥，可能为感冒。

腹痛剧烈会引起痉挛症状。 是 / 否

发热。 是 / 否

发冷，并伴有严重腹泻。 是 / 否

突然性腹部剧痛。 是 / 否

食欲很好，可体重持续减轻，皮肤也没有光泽。 是 / 否

为先天性肥厚性幽门狭窄症。如果吃配方奶粉或牛奶，可能对奶粉或牛奶过敏。

主要是因为胃或食管的反流。哺乳后，必须拍嗝。

喂奶后常常会喷出牛奶或母乳。 是 / 否

呕吐物中有带血液的物质，并经常腹泻。 是 / 否

如果是新生儿，可能为新生儿出血性疾病；若是婴幼儿，可能为十二指肠、胃等消化器官疾病。

口臭严重，并伴有呕吐，呕吐物为没有水分的黑色物体。 是 / 否

参考页码

可能为急性胰腺炎、感冒、急性阑尾炎。

可能为脑膜炎或脑脊髓膜炎，应立即就医。

排出的为黏性粪便或含有血液，可能为肠套叠症。若在男孩的阴囊附近摸到硬块，可能为疝气，应立即就医。

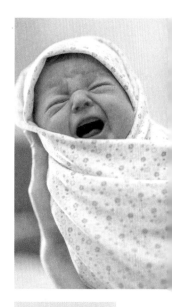

有严重的头痛和眩晕症，症状严重时会引起昏迷不醒或痉挛。

是

否

出现黄疸症状，可能为急性肝炎。若耳朵剧烈疼痛并流脓，可能为急性中耳炎。应就医检查。

同时有发冷、呕吐等症状，可能为食物中毒。若不爱喝奶，并哭闹不停，可能为急性胃肠炎，应立即就医。

突发性腹部疼痛，同时无法排便。

是

否

不停腹泻，可能为食物中毒。

可能为循环器官系统或耳部疾病，应就医检查。

经常腹泻并伴有粪便发酸。可能为重病，应立即就医。

若头部受过撞击，会引起头痛；若不明原因的呕吐、痉挛，可能为脑膜炎。应立即就医。

可能为周期性呕吐症，应立即就医。

可能为正服用的药物、咳嗽或头晕导致的症状。若无其他原因，可能为精神压力引起的呕吐。

腹痛剧烈。

是

否

头痛并伴有颈部僵硬。

是

否

不明原因的头晕。

是

否

红色警报

　　若为新生儿，呕吐物中含有褐色或鲜红色血液，可能为消化器官出血或患有出血性疾病。如果呕吐同时伴有昏迷不醒、痉挛、头痛等症状，可能为脑膜炎。若呕吐物含有黏液或血液，可能为肠套叠症。若男孩阴囊内有硬物，可能为疝气。以上都是比较严重的症状，应立即就医。另外，急性肝炎、急性阑尾炎、急性中耳炎、急性胰腺炎都会引起呕吐症状。

脑膜炎

细菌、病毒、真菌侵入脑膜或者脑脊膜都可引起脑膜炎，耳部疾病、结核病也可引起脑膜炎。脑膜炎治疗不及时可损伤大脑，留下严重后遗症，甚至几小时内就可引起死亡。如果治疗及时多数可治愈，只有少数会留下后遗症。

主要症状

高热、呕吐、四肢痉挛

如果患了脑膜炎，开始时会出现类似感冒的症状，如发热、呕吐，年龄稍大的孩子会自述头痛，高热可达 39℃ 以上。之后出现嗜睡现象，同时有四肢扭曲、眼睛上翻、颈部僵硬等症状。不过 6 个月之前的小婴儿患病后，症状不典型，仅仅出现高热、意识模糊等现象。小婴儿有个明显特点是囟门会因为脑内压力增高而变得突出。

治疗

抗生素治疗

脑膜炎及早治疗和延误治疗，后果差别很大。如果出现相关症状应该马上去医院检查，住院治疗。细菌性脑膜炎治疗需要使用抗生素。同时要抽取脑脊液做化验找到致病菌，以便找到对应抗生素。但抗生素对病毒性脑膜炎无效，需要用抗病毒药物。

自我保健

生活环境差，又没有接种疫苗，孩子患脑膜炎的概率会大大增加，所以尽量不带还没接种疫苗的孩子到卫生条件很差的地方生活。

在卫生条件差的地方带孩子一定要注意将孩子保护好。婴幼儿尽量避免被很多人亲或者摸，更要注意拒绝口对口喂食。

脑膜炎也有疫苗，要在规定接种的时间内规律接种。

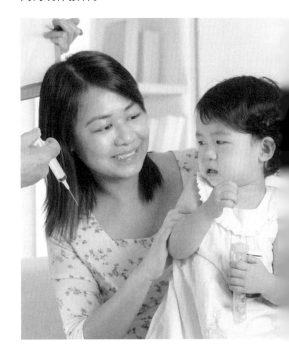

肠套叠

肠套叠指的是肠管的一段套入相邻的一段肠管中的情形。肠套叠发生后，肠内容物无法正常移动，肠管无法正常蠕动，容易水肿、梗阻，此病属于重症。目前无明确病因，可能跟饮食习惯不良有关，进食的食物引起了肠管的异常蠕动。一般来说，五六个月的孩子容易发生这种状况，特别是胖男孩。

主要症状

阵发性哭闹、高热、呕吐

发生肠套叠后，腹痛会反复发作，因此孩子会阵发性哭闹。刚开始哭闹很凶，哭闹是突然爆发的，怎么哄孩子都无济于事，但是过一会突然不哭了，就像从来没发生过任何事一样。再过一段时间哭闹再次出现，反复很多次。随着时间延长，孩子精力逐渐下降，哭闹减轻，但出现脸色苍白、蜷缩身体等现象。另外，因为肠道阻塞、肠管坏死，会伴有呕吐、血便等症状，呕吐物不单是胃内容物，而是来自肠道的像粪便一样的物质。另外还容易出现高热。

治疗

灌肠、手术治疗

肠套叠发现及时，治疗还是比较容易的，只要进行灌肠，给肠内增加压力，就可以使套入的肠管松脱出来。如果发病24小时内能得到恰当治疗，很快可恢复正常。但是如果治疗不及时，已经出现血便了，就需要手术治疗。

自我保健

⊙ 饮食清淡，不吃刺激性食物，让孩子吃一些易消化、流质或半流质食物。

⊙ 在添加辅食阶段，应遵循循序渐进的原则。当孩子适应一种辅食后再添加另一种，不可多种食物一起添加，以防伤害到孩子娇嫩的肠道，使肠管蠕动异常。

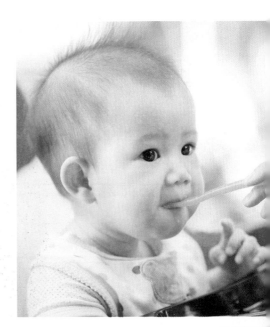

先天性肥厚性幽门狭窄症

幽门是胃和十二指肠的连接口，也就是食物进入肠道的大门。如果患有先天性肥厚性幽门狭窄症，胃内容物就不能顺利进入肠道，由此会出现一系列症状。目前没有找到该病的病因，多数意见认为属于先天发育问题，并有遗传性倾向。

主要症状

吐奶

该病主要出现在出生两三周或者两三个月的婴儿身上。因为吃下去的食物不能顺利进入肠道，所以主要症状就是吐奶。刚吃完奶时最容易吐奶，奶水总是像喷泉一样喷出。而普通溢乳时，吃进去的奶只是平静流出。有部分婴儿在吃完奶几个小时后才出现吐奶，如果吐奶过多，营养不足，会脱水及皮下脂肪被大量消耗，孩子会比较消瘦，而且皮肤会出现起皱现象。

治疗

手术治疗

本病虽然也可保守治疗，但是需要定时洗胃，每次进食前都需要服用阿托品，并且需要长期住院。即使如此也无法杜绝感染，无法纠正畸形，所以不提倡，最好还是手术治疗。手术将幽门环肌切开即可。手术后第二天就可以少量进食，只要按照医生指导，48小时后就能正常进食了。手术效果非常好。

自我保健

● 还没有手术的孩子，喂养要格外精心，要少量多餐，经常让孩子喝少量奶。喝奶前15分钟服用阿托品解除痉挛，喝奶后1小时内要让孩子保持上身倾斜45°，以便奶液通过幽门。

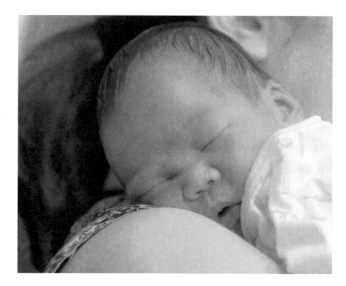

脑炎

脑炎主要是病毒和细菌感染导致的。病毒以蚊子传播为主，所以，在每年的七八月，蚊子肆虐的季节，最容易爆发该病。身体虚弱、疲劳、睡眠不足导致抵抗力下降的时候最容易被感染。对孩子来说，脑炎可怕的地方在于特别容易留下后遗症，如智力下降、语言障碍、肢体瘫痪等。

主要症状

高热、呕吐、嗜睡、昏迷

如果患了脑炎，刚开始出现的症状跟感冒差不多，有发热、食欲差等症状，还在吃奶的孩子也不肯吃奶了。之后症状会加重，出现持续高热，体温达到39~40℃，还有头痛、呕吐等症状。与感冒、发热等其他疾病不同的是，该病会出现一些神经系统的症状，比较轻微时表现出兴奋，频繁哭闹、尖叫、发脾气等，很难安抚，比较严重时就会开始嗜睡、抽搐等，甚至昏迷不醒。一旦孩子出现神经方面的表现，就应该警惕脑部疾病，尽快就医。

治疗

对症治疗

目前没有针对脑炎的特效药物，还是需要住院治疗，对应解除各种症状。神经过于兴奋，经常出现痉挛，应该服用镇定剂，发高热要服用退热剂，有脓痰要排痰。住院治疗虽然还是可能会留下后遗症，但是能避免更严重的后果发生。

自我保健

● 夏天应该给孩子做好防蚊措施，傍晚蚊子多的时候外出要涂抹防蚊药水，或者穿长袖长裤，尽量不要到花草、水多的地方玩耍。特别招蚊子的孩子在傍晚最好避免外出。

● 小孩子应按规定流程接种脑炎疫苗。

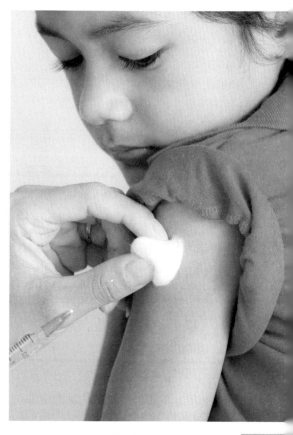

牛奶过敏

对牛奶过敏的孩子多数其实是对其中的蛋白质过敏，大豆、鸡蛋也可引起这样的的过敏。引起过敏主要还是孩子体质的问题，他的免疫系统对牛奶产生了过敏反应。1岁前的孩子最容易对牛奶过敏。随着不断长大，免疫系统完善，多数孩子对牛奶过敏的问题就会消失。

主要症状

反复腹泻、呕吐

婴儿如果对牛奶过敏，食用牛奶或者奶源为牛奶的配方奶后一两周内就会出现腹泻和呕吐症状，而且反复发生。另外，过敏还会导致腹痛，因此孩子会经常哭闹。还容易长湿疹。食物过敏是婴儿长湿疹的主要原因。如果没有及时调整，时间长了，还会出现营养不良问题，影响发育。

治疗

更换低致敏配方奶粉

孩子反复腹泻、呕吐，应该先停用当前食用的奶粉，但不要盲目断奶。奶的营养价值高，应该是婴儿的主食，此时可以先换成低致敏的深度水解蛋白奶粉，看效果。如果症状消失，可以确定是对牛奶蛋白过敏，只要继续食用低致敏配方奶粉即可。不过在换奶粉之前建议到医院做个检查，明确过敏原因，有的放矢更容易选择到合适奶粉。有时候腹泻、呕吐并不是过敏引起的，而是孩子消化道有其他疾病。

自我保健

尽量母乳喂养，很少有孩子会对母乳过敏。对牛奶过敏的却不在少数。母乳喂养甚至可以减少孩子形成过敏性体质的概率。

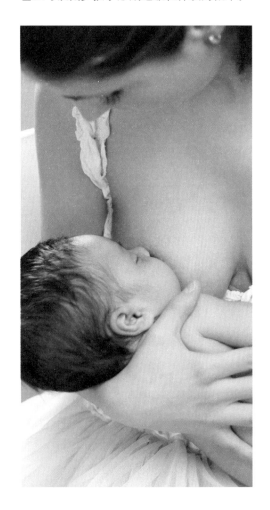

宝宝呕吐时的护理细节

孩子呕吐时，特别需要注意的是预防误吸导致窒息以及呕吐导致脱水。以下细节都应该注意。

1. 发现孩子呕吐时，如果他正好平躺着，应立即把他的头侧向一边，这能有效避免呕吐物回流误吸。

2. 呕吐过后，给孩子喂几口水，大孩子可以加教他漱漱口吐出来，小孩子咽下去也没关系。温水可以清除口腔内残留的呕吐物味道，避免此味道再次引起呕吐。

3. 呕吐会丢失大量水分，多次反复呕吐可导致脱水。孩子呕吐时，要少量多次喂水，也可以喂些糖盐水。冬天水要热一些，夏天水凉一些，最好不要喂温水，温水易引发呕吐。

4. 呕吐时孩子食欲不好，饮食应少量多餐，以流质食物为好。辛辣、油腻、刺激性食物都不要吃。如果呕吐严重，不必勉强喂食，可适当禁食，多喂水、糖盐水或者淡茶水，让肠胃得到适当休息，呕吐停止后逐渐恢复饮食。

5. 注意观察孩子呕吐物，如果呕吐物是黄水或者接近粪便的性质，要尽快去医院，预防肠梗阻。呕吐物可收集一些带到医院，利于医生做出进一步判断。

吃奶的孩子特别是小婴儿，有时候吃完奶过一会，便会吐出刚吃下的奶，是因为孩子胃、食管发育不完全导致的，只要喂奶时注意别让孩子吸进太多空气即可。吃奶瓶的孩子，喂奶时让奶嘴里时刻充满奶液，吃母乳时要把大部分乳晕也含入嘴里。喂完奶以后，把孩子竖抱起来，轻拍后背，直到打嗝，这样就不会吐奶了。

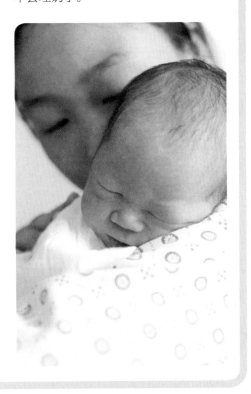

痉挛

痉挛指的是全身肌肉或者局部肌肉不自主收缩的状态。婴幼儿发生痉挛通常是高温导致的,过两三分钟就会恢复正常。只要预防孩子长时间体温过高就能预防。但是有些疾病也会导致痉挛,甚至有些疾病是重病,必须重视。

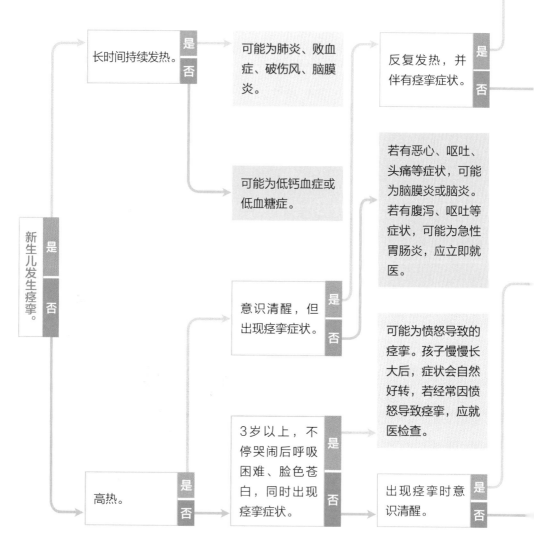

参考页码

可能为突发性发疹。若痉挛持续20分钟以上，应立即就医。

经常因为自己的意愿无法满足而生气。

是 可能为神经方面的疾病。

否 若孩子经常无意地上下晃动肩部、眨眼睛，可能为抽动障碍。

若家人中出现过热性惊厥患者，孩子可能为热性惊厥，不必过于担心。若是发育迟缓的孩子，可能为癫痫症。

可能为破伤风。破伤风导致的痉挛持续很长时间，同时会伴有发热症状。若没有注射预防针很危险，应立即就医。

全身僵硬，后颈部僵硬尤其严重，并伴有口腔麻痹，甚至无法吞咽食物。 **是**

否 突发性呼吸急促、脸色苍白、手脚痉挛等症状。即便时间短暂，这种症状也是非常危险的，应立即就医。

可能为创伤性后遗症。

可能为儿童糖尿病。

可能为儿童失神癫痫。

喉咙干燥并伴有多尿症。虽然食量变大，但是体重明显下降。 **是**

否

痉挛发作后一动也不动凝视，叫之不应。 **是**

否

头部近期受过猛烈的冲击。 **是**

否

若孩子经常前后摇晃头部，伴有眼球震颤，可能为婴儿点头痉挛。

红色警报　　一般情况下，只要有痉挛症状，都应送医检查，并根据检查结果采用相应的治疗方法。尤其对低钙血症或大脑麻痹的患儿，早期发现很重要。另外，对于早产儿，更要注意观察，像容易引起痉挛的脑炎、败血症、癫痫、破伤风、脑膜炎、肺炎，都属于重症。婴儿点头痉挛比较罕见，但属于良性自限性疾病，其症状3~6岁能自愈。

高热惊厥

孩子特别是 6 个月 ~4 岁的孩子，大脑发育还不完善，如果体温持续升高，超过 39℃容易发生高热惊厥。感冒、扁桃体炎、咽喉炎、中耳炎等炎症引起的高热都可引起高热惊厥。另外，该病有遗传倾向。但不要过度担心，这种惊厥一般不伴有颅内病变。

主要症状

眼球固定、全身僵硬、意识模糊

高热惊厥一般发生在高热刚出现时，持续发热几天后反而不容易再发生。惊厥发生时，孩子全身或者局部肌肉群出现痉挛，双眼眼球固定，无法聚焦，或凝视或斜视或上翻，全身僵硬、手脚发抖、流口水，同时伴有意识丧失。有时候还会嘴唇发绀。痉挛多数在 5 分钟内自行恢复正常，之后入睡。如果超过 15 分钟要警惕可能有其他疾病，应马上到医院检查。

治疗

退热剂、预防窒息

孩子发热的时候应该密切关注体温，一旦超过38.5℃就应该给予退热剂退热。如果体温上升很快，在服用退热剂的同时应该进行物理降温，用温水擦拭身体，预防药物发生作用前出现惊厥。惊厥发生时要及时把孩子的头部转向一侧，以免误吸口水、呕吐物发生窒息。此外，不要搬动孩子，让他自然躺着。

自我保健

● 孩子感冒发热时，老一辈人喜欢给孩子盖上厚被子或者用厚被子包住发汗，建议家长不要这样做。最好不要给孩子穿太多衣服，不要捂汗，以免导致体温快速升高，很容易发生惊厥。

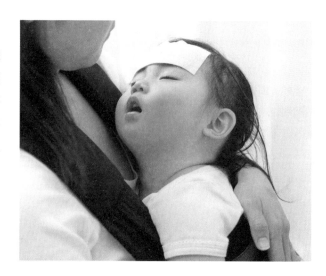

小儿脑瘫

小儿脑瘫是指出生后 1 个月内，由于大脑障碍导致发育异常的症状。这种疾病的病变部位在大脑，损伤在神经。多种原因可引起这种大脑病变，如胎儿期发育、出生时损伤、出生后的疾病等问题都可引发改变。

主要症状

运动障碍、反复痉挛、语言及听力障碍

如果患有小儿脑瘫，家长最先发现的多数是运动障碍，孩子四肢及头颈部松软无力，长大一点后动作极不协调，肌肉松软、动作僵硬。同时容易反复痉挛。另外患病孩子一般吞咽、咀嚼能力都较差，喂养困难。同时发育迟缓，比正常孩子各方面能力发展要晚很多。长大后往往有语言、听力甚至视觉障碍，还容易有精神衰弱等症状。

治疗

身体训练、按摩、药物治疗

小儿脑瘫主要影响在神经功能，对智力影响较小或没有，只要耐心地坚持长期训练就能取得良好效果。训练包括各种大动作、精细动作及整体协调能力等内容，尽量让患儿被动或者主动地使用身体各部分。另外要坚持按摩，以此来保持肌肉力量。还要坚持服用一些具有营养神经、促进血液循环、松弛肌肉等功效的药物。

自我保健

● 预防小儿脑瘫应该从孕前就做好准备，备孕前就应该去医院检查，孕期更要定期检查，这样才能有效预防。孕期还要注意避免用药，控制体重，避免胎儿长成巨大儿，巨大儿出生时容易发生脑损伤。

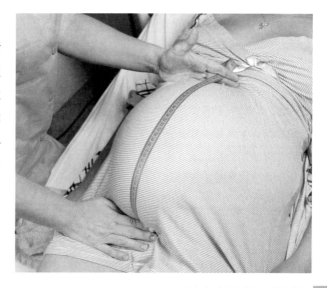

破伤风

破伤风是由破伤风杆菌引起的。破伤风杆菌存在广泛，当皮肤表面有伤口时，如果卫生状况较差，就可能沾染到细菌。细菌在体内繁殖、释放毒素，进而发病。另外，造成外伤的器物也可能带有这种细菌，如被不清洁的剪子、刀、钉子所伤或者摔倒在泥土上、木头上擦伤都有可能染病。

主要症状

张嘴困难、咀嚼无力、全身肌肉痉挛、强直

破伤风发作后，最先受累的是咀嚼肌，早期出现张嘴困难、咀嚼无力、不能吞咽现象，之后向全身肌肉扩展，出现肌肉强直与痉挛。腹肌像木板坚硬、颈部强直、四肢麻木。肌肉强直的同时可出现肌肉痉挛，一点微小刺激如光线、声音、触摸都可引起痉挛。另外如果扩展到呼吸器官，可引起呼吸困难甚至窒息。

治疗

抗生素治疗、抗毒素治疗、抗痉挛、预防并发症

破伤风致死率非常高，一旦患病应马上住院治疗，且越早越好。早期治疗应该使用抗毒素药物，但如果拖延了，抗毒素药物就难见效了。同时要给予抗痉挛的药物，还要预防各种并发症，特别是预防呼吸系统感染。另外患破伤风后，患者反复出现痉挛且大汗淋漓，消耗很大，所以要及时提供高营养、易消化的食物。

自我保健

● 如果出现伤口且伤口较深或者是被生锈铁器所伤，如剪刀刺伤、割伤或被地上的钉子、木屑扎伤脚，一定要注射破伤风抗毒素。婴幼儿则应该按照规定接种时间接种疫苗。

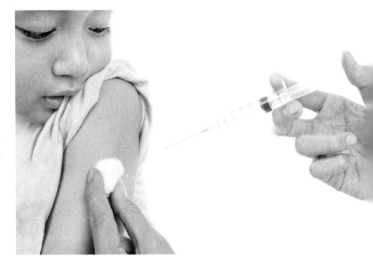

小儿癫痫

小儿癫痫是因为大脑畸形、脑部外伤或者遗传引起的。大脑发生过出血、缺氧容易引起该病。另外患过严重黄疸、脑脊髓膜炎等疾病时，也可能造成脑部障碍而引起癫痫症。

主要症状

面部肌肉痉挛、眼球固定、意识模糊

小儿癫痫，有不同的发作状态，比较轻微的的发作只局限于某些肌肉，比如面部肌肉抽动，发作时眼球固定、口唇歪斜、表情僵硬、眼睛或者眉毛会快速跳动。另外手肌肉也可能痉挛，手里的玩具会突然掉落。如果发作发生在躯干肌肉，可能会后仰、弯腰或者突然摔倒。如果是大发作，除了四肢抽动外，呼吸还可能暂停，意识也会暂时丧失。还有的患病儿童则只表现为短暂失神，发作时所有活动暂停，但身体不抽动。

儿童癫痫有的在青春期后就会消失或者发作减少，但也有的在青春期后开始剧烈发作。

治疗

抗痉挛药物、正确护理

现在有很多低毒性的抗痉挛药物，应该坚持服用。但是癫痫有多种不同的发作类型，用药也不同，一定要看医生，按照医生指导用药。如果用药不当，不但对病情没好处，还会伤害大脑。另外很重要的是在癫痫发作时家长要正确护理，让孩子侧卧，嘴巴如果闭紧了不要强行撬开，让他安安静静躺着或睡觉。如果一天内发作数次要及时送往医院。

自我保健

● 保持规律生活，不要疲劳。

● 适当补充钙剂，最好每天服用一粒钙含量为 300 毫克的维生素 D 与钙的复合片，预防低钙血症。发生低钙血症时，大脑更容易兴奋，进而可能引起癫痫发作。

● 多吃牛奶、鸡蛋、豆制品等优质蛋白食物，促进大脑发育。

● 牛肉、黄油、奶油等食用后能在血液中生成酮，有利于治疗癫痫，可常吃。

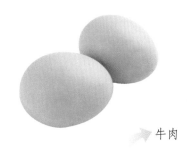

鸡蛋

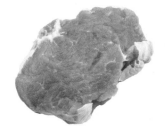

牛肉

喉咙疼痛

喉咙疼痛有可能是单纯发炎，也有可能是感染引起的，感冒、扁桃体发炎、咽喉炎都可引起喉咙疼痛。另外，异物卡在喉咙上如鱼刺卡喉也会引起喉咙疼痛。细菌感染导致喉咙疼痛时应该尽快治疗，避免感染范围再扩大。

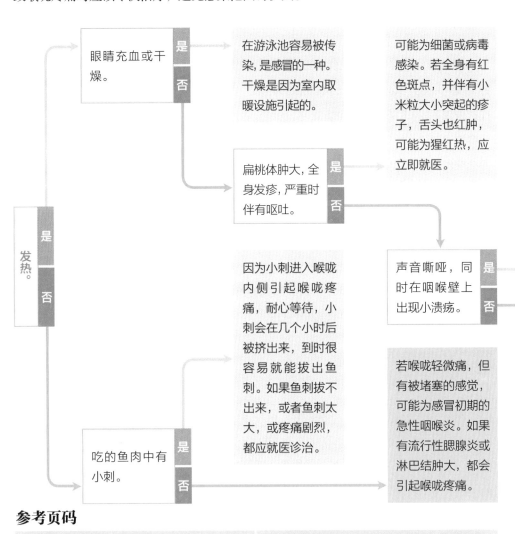

| 发热。 | 是 | 眼睛充血或干燥。 | 是 | 在游泳池容易被传染，是感冒的一种。干燥是因为室内取暖设施引起的。 |

扁桃体肿大，全身发疹，严重时伴有呕吐。（是）可能为细菌或病毒感染。若全身有红色斑点，并伴有小米粒大小突起的疹子，舌头也红肿，可能为猩红热，应立即就医。

声音嘶哑，同时在咽喉壁上出现小溃疡。

吃的鱼肉中有小刺。（是）因为小刺进入喉咙内侧引起喉咙疼痛，耐心等待，小刺会在几个小时后被挤出来，到时很容易就能拔出鱼刺。如果鱼刺拔不出来，或者鱼刺太大，或疼痛剧烈，都应就医诊治。

若喉咙轻微痛，但有被堵塞的感觉，可能为感冒初期的急性咽喉炎。如果有流行性腮腺炎或淋巴结肿大，都会引起喉咙疼痛。

参考页码

急性支气管炎……P176
流行性腮腺炎……P362
猩红热……P363

扁桃体肥大症……P364
急性咽喉炎……P365
感冒……P374

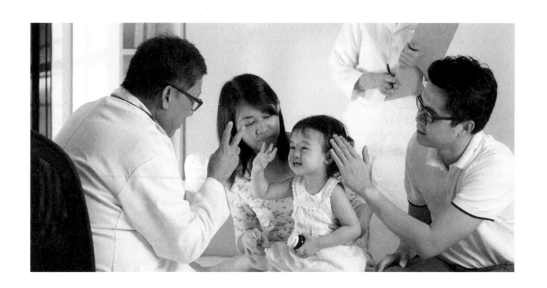

可能为急性咽喉炎，应就医检查。

咳嗽声音很奇怪、嗓音嘶哑。 是 → 可能为扁桃体肥大症，无须担心，但若反复发热，则应就医检查。 → 可能为急性支气管炎。

否

喉咙轻微疼痛，并有低热，是感冒导致的急性咽喉炎。

喉咙里出现脓痰，长时间咳嗽。 是 →

否

可能为白喉，应立即就医。

可能为白喉。

可能为扁桃体炎。如果伴有口腔溃烂、发炎面积大，甚至导致无法吞咽，应立即就医。

喉咙附近出现溃疡或薄膜。 是 → 扁桃体肿大，导致吞咽食物困难。 是 → 口臭味严重。 是 →

否　　　　　　　否　　　　　　　否

流行性腮腺炎

流行性腮腺炎是由病毒感染导致的，主要通过唾液传染，传染性很强。只要不发生并发症就没大危险，可自愈。但该病可导致脑膜炎、睾丸炎、卵巢炎、胰腺炎等，都可造成严重后果。不过，现在有流行性腮腺炎的疫苗，孩子患此病的概率已经大大下降。如果没按照规定接种，就有可能患病。

主要症状

喉咙疼痛、耳朵下方肿胀

在接触过腮腺炎患者后，大概两三周会发病。腮腺在两侧脸颊靠近耳垂的地方，如果患了流行性腮腺炎，耳垂附近的脸颊就会肿胀。在肿胀前可能会出现低热、头痛、乏力等症状。另外，吞咽食物时喉咙会有疼痛感，触摸孩子的颈部时也会感到疼痛。发病三四天后肿胀开始消退，不出一周就痊愈了。如果出现高热、头痛、呕吐、睾丸肿胀、疼痛或者上腹疼痛等症状，要去医院，警惕脑膜炎、睾丸炎等并发症。

治疗

隔离、支持疗法、冷敷

患了流行性腮腺炎后，要马上隔离。该病是由病毒引起的，没有什么特效药，要靠着自身抵抗力来度过，所以，患病期间应该保证孩子的营养以及干净的生活环境，给予支持治疗。在饮食上，应尽量给予柔软的流质或者半流质食物。疼痛感强烈的时候可以用毛巾冷敷患处来缓解不适感。

自我保健

● 家长应及时带孩子接种疫苗。

● 金银花、板蓝根、蒲公英等都有清热解毒的功效，患有流行性腮腺炎的时候，用其泡水可缓解疼痛，还能帮助疾病痊愈。金银花、板蓝根、蒲公英可以直接泡水喝，也可以煎水服用，可以单独用一种，也可以两三种一起用。

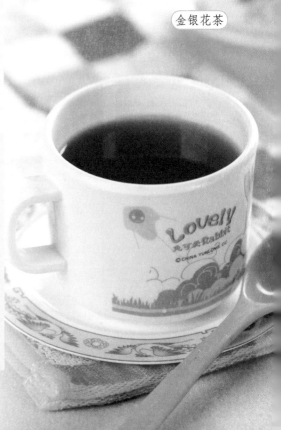

金银花茶

猩红热

猩红热是由细菌感染引起的，3 岁以上的孩子容易被感染。这种感染一般是从上呼吸道开始，先表现出咽峡炎、扁桃体炎，然后向全身发展，可造成全身毒血症。猩红热传染性较强，而且会伴发中耳炎、心肌炎、肾炎等，患病后必须尽快隔离治疗。

主要症状

喉咙疼痛、高热、畏寒、出疹子

如果患了猩红热，首先会发热、畏寒，高热可达 38~39℃，伴有咽痛、头痛，还会恶心、呕吐。扁桃体会红肿并化脓。观察口腔时，可在舌头上、软腭上看到米粒大的红色斑疹和出血点。起病一两天开始出疹子，由耳后开始出现鲜红色的疹子，由上向下蔓延，最后蔓延至下肢，呈全身性出疹。也有少数要在 5 天左右才出疹子。

治疗

抗生素治疗

如果在高热时发现舌头、软腭上出现红色斑疹就应该去医院检查。在早期应用抗生素可抑制发疹，有可能就不会出疹子了。如果出疹子了，有的三四天可消失，有的要五六天才消失。疹子消退后开始脱皮，进入恢复期。脱皮的顺序和出疹子顺序一致。

猩红热需要使用抗生素长时间治疗，要坚持用药，直到 3 次细菌培养呈阴性才算痊愈。不要擅自停药。

自我保健

● 猩红热一般在冬春季节流行，在疾病流行的时候要避免带孩子到人群密集的地方。居家时要多通风，每天 3 次以上，每次 15 分钟。避免跟患病儿童接触。正在上幼儿园的孩子，如果体质较差，可在家休息一段时间。

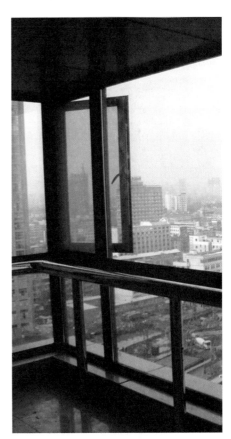

扁桃体肥大症

孩子的扁桃体一般来说大小正常，即使有些略微偏大，也不属于病态，而是一种生理表现，因为孩子免疫系统发育不完善，扁桃体承担着很大一部分抵抗细菌入侵的功能，容易受刺激，所以扁桃体有些大是正常的。当扁桃体肥大到一定程度时，就会引起不适了。部分扁桃体肥大是遗传因素导致的，也有一部分是细菌和病毒反复刺激扁桃体引起发炎导致的。

主要症状

呼吸不畅、喉咙疼痛

扁桃体长在喉咙两侧，如果扁桃体过度肥大，两侧的扁桃体会连在一起，堵塞从口腔到食道、气管的通道，所以吞咽和呼吸都会受影响。吞咽时感觉喉咙疼痛，呼吸不畅，可能需要张口呼吸，睡觉时则会打呼噜。扁桃体肥大很容易诱发一些疾病，如中耳炎、感冒、鼻炎等。如果长时间得不到治疗的话，孩子的脸型会改变，影响美观。

治疗

药物治疗、手术治疗

扁桃体发炎是引起肥大的主要原因之一，我们通常选择服药治疗，但是药物治疗难以彻底清除病灶，所以总是复发。如果扁桃体肥大引起一系列问题，可考虑手术治疗，但是孩子扁桃体从四五岁起才开始发育，十一二岁才停止发育，在免疫方面起着重要作用，所以5岁以下孩子尽量不做手术摘除。

自我保健

● 桔梗和石榴花都有抗炎的作用，可以用桔梗煎水或者石榴花煎水饮用，不仅能减轻发炎，还能缓解喉咙疼痛。

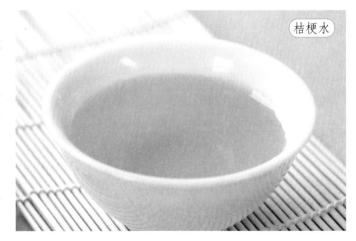

桔梗水

急性咽喉炎

急性咽喉炎是由病毒或细菌感染引起的，冬春季多见，婴幼儿患该病的不多，4~7岁的孩子容易患病。突然受凉或者长期营养不良，以及经常生活在高温、充满粉尘、烟雾等环境下的孩子更易患病。有的是细菌、病毒直接感染导致的，有的则是被其他疾病如急性扁桃体炎、鼻炎、鼻窦炎等引起的。

主要症状

喉咙疼痛、声音嘶哑、高热

患了急性咽喉炎，初期症状跟感冒类似，出现咽喉肿痛、发热等症状，同时伴有全身疲倦现象。随着病情发展，一般都会出现声音嘶哑问题，甚至有的无法发声。感冒是不会发展到这种程度的。另外发炎会导致喉咙出现大量痰液，所以都伴有咳嗽、痰多。

治疗

抗生素治疗

急性咽喉炎可以引起很多并发症如中耳炎、风湿热、肾盂肾炎等，所以患了急性咽喉炎，应该及早治疗。早期只要服用对应的抗生素，一般5天以内可以痊愈。在发高热的时候，可以物理降温，也可以服用退热剂。另外可一天数次用温盐水含漱，能减轻不适，也能促进痊愈。

自我保健

● 大多数温热的茶、粥对急性咽喉炎有缓解作用，在患病期间可以喝栀子茶、酸梅茶、柚子茶、芝麻粥、核桃粥、南瓜粥等，既能增加营养提高抵抗力，又可缓解炎症。

● 可以用葱白煮水，适当饮用，有清热解毒的功效。

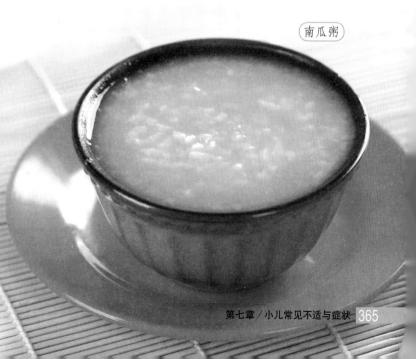

南瓜粥

口腔异常

孩子个人卫生、饮食等良好习惯尚未形成，口腔卫生难以维持，容易出现各种口腔问题。另外有的孩子挑食、偏食或者消化不良，可能有营养不良的问题，而营养不良比如缺乏维生素更容易出现口腔问题。口腔出问题，一般会有疼痛感，患病孩子容易哭闹或者流口水，要及时采取措施，让孩子远离痛苦。

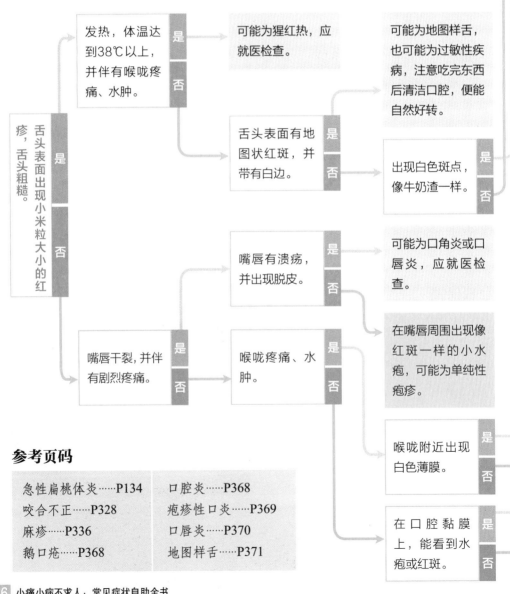

发热，体温达到38℃以上，并伴有喉咙疼痛、水肿。

是 → 可能为猩红热，应就医检查。

否

舌头表面出现小米粒大小的红疹，舌头粗糙。

是

否

舌头表面有地图状红斑，并带有白边。

是 → 可能为地图样舌，也可能为过敏性疾病，注意吃完东西后清洁口腔，便能自然好转。

否

出现白色斑点，像牛奶渣一样。

是

否

嘴唇有溃疡，并出现脱皮。

是 → 可能为口角炎或口唇炎，应就医检查。

否

嘴唇干裂，并伴有剧烈疼痛。

是

否

喉咙疼痛、水肿。

是 → 在嘴唇周围出现像红斑一样的小水疱，可能为单纯性疱疹。

否

喉咙附近出现白色薄膜。

是

否

在口腔黏膜上，能看到水疱或红斑。

是

否

参考页码

可能为鹅口疮,会扩散至食管,应立即就医检查。

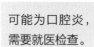
红色警报

若孩子常常伸出舌头,并伴有身体发育迟缓,可能为唐氏综合征、先天性甲状腺功能减退症、大脑疾病和精神发育迟缓症。若舌头红得像草莓一样,且舌头很粗糙,可能为猩红热。如果喉咙内出现了白色薄膜,应考虑为扁桃体炎。如果脸颊的内侧出现白色斑点,可能为麻疹。若口腔内有溃烂症状或小水疱,可能为单纯性疱疹。有以上情况时,都应立即就医检查。

| 舌头变大、变厚。 | 是 |
| | 否 |

可能为白喉或扁桃体炎,应立即就医检查。

若孩子成长发育缓慢,可能为唐氏综合征、先天性甲状腺功能减退症、或者为脑部疾病、精神发育迟缓症,应接受检查。

若喉咙肿胀、发热,可能为扁桃体炎。若在口腔内出现小溃疡,可能为疱疹性咽峡炎。

可能为口腔炎,或者为维生素B_{12}缺乏导致的贫血症。

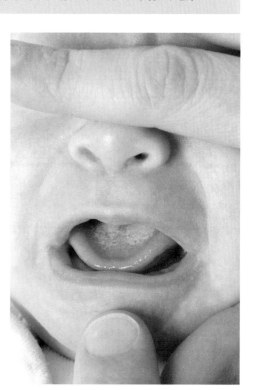

由感冒引起的。若瘙痒严重,可能为水痘,也应考虑为单纯性疱疹,应就医检查。

可能为麻疹,应立即就医检查。

可能为口腔炎,需要就医检查。

若孩子牙齿排列不整齐,会引起咬合不正。若下颌骨发育不良,或下巴的一侧突出,可能为先天性疾病,应接受检查。

| 在脸颊的内侧黏膜上,能看到白色的小斑点。 | 是 |
| | 否 |

| 脸颊内侧的黏膜有溃烂,或者出现溃疡。 | 是 |
| | 否 |

| 孩子的牙齿数量不正常,或牙齿排列不整齐。 | 是 |
| | 否 |

可能为咬合不正。

鹅口疮

鹅口疮是由真菌引起的，与产道感染、出生后吃奶感染有关。妈妈的乳房和不洁的奶嘴是真菌的来源。早产、营养不良、身体虚弱的孩子都比较容易患上鹅口疮。

主要症状

口腔黏膜、白色小斑点

如果患了鹅口疮，孩子的脸颊内侧、舌头、软腭以及唇部会出现白色小斑点，像喝完奶残留的牛奶一样，但是擦不掉。患鹅口疮疼痛感不明显，但在进食时受到刺激可能会有痛苦表情，也可能伴有轻微的发热。小婴儿会为此烦躁不安，出现喂食困难的问题。

治疗

制霉菌素、碱性水涂擦

鹅口疮扩散很快，如果治疗不及时可很快扩散至咽喉部甚至食管。治疗则不难，只要服用制霉菌素很快就能见效，三四天就可以痊愈。服药方法要遵医嘱。另外日常可以一天数次用消毒棉棒蘸苏打水涂擦患部。

自我保健

- 孩子用的奶嘴、奶瓶应每天消毒一次。
- 妈妈的乳房要避免潮湿，每次喂完奶要在空气中晾干再穿上衣服，喂奶前最好用温水擦拭一下。

口腔炎

口腔黏膜被细菌、真菌、病毒感染都可引发口腔炎。也有一些口腔炎是因物理、化学刺激导致的。另外，过敏、营养不良、体质柔弱，也都容易引发该病。

主要症状

口腔内白膜和红斑、剧痛

如果患了口腔炎，口腔内先出现黏膜和牙龈红肿，严重后就变成溃疡、溃烂，可波及脸颊内侧、舌头、牙龈以及上颚等处。同时伴有剧烈疼痛和严重口臭以及发热。疼痛导致不敢进食。另外，还会伴有嘴唇干裂、颈部淋巴结肿大等症状。1~3岁的孩子容易患上复发性口腔溃疡。发作时，口腔内会形成凹陷的斑点，边缘呈现红色。

治疗

局部涂抹药物

口腔炎种类很多，不同的口腔炎需要用不同的药物治疗，最好看医生。有些口腔炎只要局部涂抹药物，在患处涂抹1%紫药水（甲紫）就可以治疗。如果是由细菌感染引起的，还需要使用抗生素。如果疼痛严重，需要服用镇痛剂镇痛。

疱疹性口炎

疱疹性口炎是孩子较常见的疾病，是由疱疹病毒感染导致的，一般在 1~5 岁出现第一次感染。

主要症状

发热、小水疱

如果患了疱疹性口炎，刚开始孩子有发热、头痛、咽痛等症状，两三天后体温逐渐下降。此时唇部、脸颊内侧、舌头以及硬腭、鼻内等任何地方都可能出现充血、发红、水肿，发红的地方会出现一簇簇针头大小、透明的小水疱。之后水疱破裂形成溃疡，上面覆盖黄白色薄膜。

治疗

对症治疗

疱疹性口炎可自愈，小水疱一两周内会自行消失。但是孩子会因为疼痛而拒食，应该使用镇痛剂或者用有镇痛作用的药水漱口。高热需要用退热剂。另外要想办法让孩子进食，可以喂一些较凉、细腻的食品。让孩子休息好，保持足够的体力。

水疱长在嘴唇上，即使已经不疼了，也不太舒服，所以孩子有可能会抠挠，要告诫孩子避免这样的行为，以免发生继发感染。

自我保健

疱疹性口炎可长期、反复发作，很难根除，日常可喝些板蓝根茶，起到清热解毒的功效，对因病毒感染引起的疾病有较好的预防与治疗作用。在孩子出现初期症状时喝板蓝根茶可以减轻症状，并促进疾病痊愈。

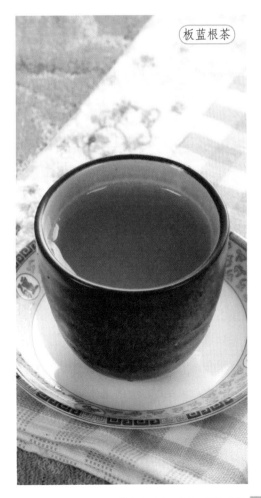

板蓝根茶

口唇炎

　　干燥、过敏、湿疹都可引起口唇炎。当孩子出现口唇炎时，一般都是干燥引起的单纯性口唇炎。可能是由于空气干燥、身体缺水引起的；更多的是孩子习惯性舔嘴唇，引起嘴唇黏膜过度失水导致的。

主要症状

嘴唇干燥、脱皮、疼痛

　　如果患了口唇炎，嘴唇皮肤会感觉干燥、紧绷，很不舒服，同时还会有剧烈疼痛感，还会反复裂口，进而脱皮。孩子因为感觉不舒服就会用舌头去舔，舔湿之后被风吹后又变干，变干再舔，形成恶性循环。

治疗

涂抹唇膏

　　出现口唇炎，最好带孩子去看医生，排除湿疹或者过敏因素。确定是单纯的口唇炎，尽量保持嘴唇湿润就可以。可经常涂擦有保湿作用的唇膏或没有刺激性的软膏。如果是日光过敏引起的，外出时要涂擦有防晒功能的唇膏。嘴唇出现脱皮的时候不要撕拉脱落的皮，以免损害附近健康黏膜。平时多喝水，并适当提高室内湿度。

自我保健

　　● 让孩子养成良好习惯，不要吮吸嘴唇、舔嘴唇。

　　● 口唇炎在受到风吹日晒后病情会加重，所以外出时尽量戴口罩，夏天防晒、冬天保湿。

　　● 充足的维生素 B_2 有预防口唇炎的作用，平时要多吃一些含这种营养素的食物，如鸡蛋黄、紫菜、胡萝卜、鳝鱼、香菇、生菜等。

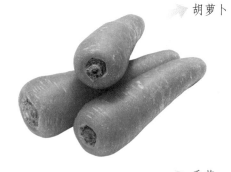
胡萝卜

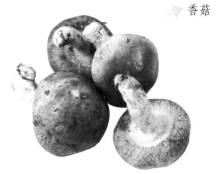
香菇

地图样舌

地图样舌容易出现在 6 个月至 3 岁的孩子身上，特别是体弱的孩子，以奶为主食期间更容易罹患。目前无法确定病因，但通常伴随皮肤过敏、感冒等疾病发生，也可能与胃肠道功能紊乱或者寄生虫有关，也不排除遗传的原因。

主要症状

舌头黏膜剥脱、红斑

患了地图样舌，舌头浅表黏膜会不断剥脱，形成圆形或者椭圆形的红斑，边缘形成黄白色隆起，红斑相互之间可融合，形成各种不规则形状，故此称作地图样舌。而且形状会经常变化，今天这样，明天可能就变了。刚开始的地图样舌没有什么不适感，但是随着剥脱程度加深，可有刺激感。

治疗

等待、药物漱口

对于地图样舌，目前没有有效的治疗方法，但随着孩子长大就慢慢地不再出现了。出现地图样舌之后，要注意口腔卫生。每天两次用软毛牙刷从里往外轻刷舌面，将剥脱的表皮刷掉。同时用 0.5% 碳酸氢钠溶液漱口，促进痊愈。另外要观察扁桃体、脸颊内侧有无异常。如果是由细菌感染引起的地图舌，这些部位也会受影响，那就应该及时治疗了。

自我保健

- 应该鼓励孩子均衡摄入营养，不要挑食、偏食，婴儿 6 个月以后要及时添加辅食，营养均衡才能保证体质，体质好才能减少生病。

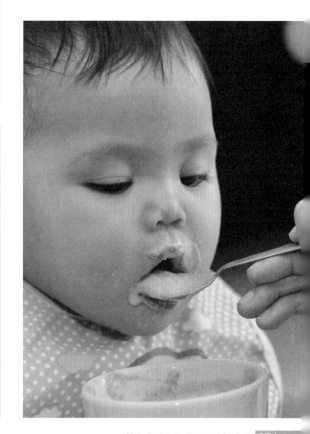

流鼻涕或鼻血

　　过度抠挖鼻孔会刺激鼻腔黏膜，引起鼻涕分泌过多甚至流鼻血，平时应注意减少对孩子鼻腔的刺激。有些疾病也会导致流鼻涕或流鼻血，有些还可能是重症，需要重视。另外，孩子玩耍时可能会往鼻子里塞东西，引发炎症时鼻子就会散发出恶臭味，严重时还会流鼻血，需要尽快处理。

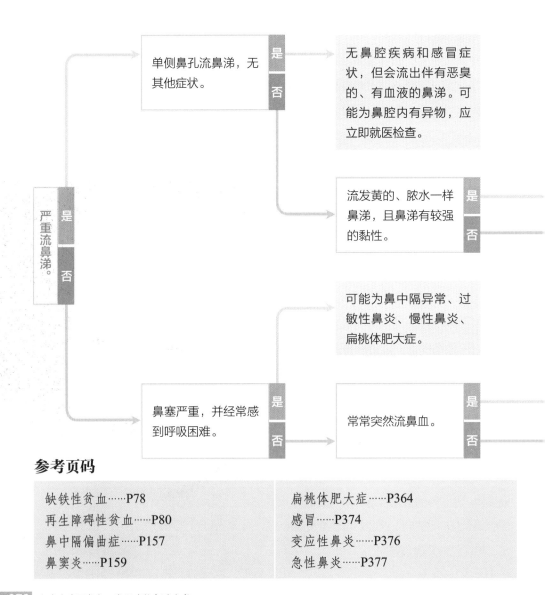

参考页码

缺铁性贫血……P78

再生障碍性贫血……P80

鼻中隔偏曲症……P157

鼻窦炎……P159

扁桃体肥大症……P364

感冒……P374

变应性鼻炎……P376

急性鼻炎……P377

可能为鼻窦炎。

无外伤、鼻腔疾病等情况下，若经常出鼻血，可能为贫血，或与血液有关的疾病。

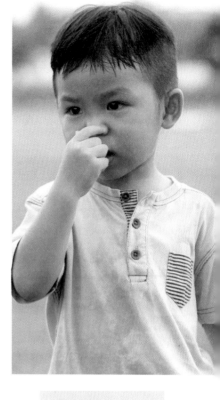

经常流鼻涕，并有感冒症状，可能为急性鼻炎。若流像水一样的鼻涕，并伴有鼻腔瘙痒，可能为变应性鼻炎。

经常擤鼻涕会导致鼻腔黏膜溃烂，引发出鼻血。若有急性鼻炎，鼻涕中也会常含有血液。以上情况只要出血量不多，就不必太担心。

平时常流鼻涕，脸色苍白。

是

否

可能为暂时性的鼻塞症状。若同时有打喷嚏，可能为过敏性鼻炎。

可能为感冒。

在灰尘多的环境中，或从寒冷的环境进入温暖的环境时，就会流鼻涕。

是

否

很严重的咳嗽或打喷嚏，同时出现低热症状。

是

否

流的鼻涕像清水一样，并且不停地流鼻涕，也没有其他症状，可能为先天性疾病。也可能为变应性鼻炎，应立即就医。

红色警报

　　如果鼻子没有受过外力冲击，也没有鼻腔疾病，孩子容易出现鼻出血不止，并伴有脸色苍白，就可能患有贫血或与血液有关的疾病。若无鼻腔疾病，只有单侧鼻孔流鼻血或发出恶臭，可能是鼻子里有异物。如果鼻子里流出脓水一样黏稠的鼻涕，可能为鼻窦炎。有以上情况时，应立即就医。

感冒

感冒是病毒引起的，孩子抵抗力差，每年都要患几次感冒，甚至有的孩子一年要感冒 8~10 次。孩子夜间蹬被子着凉容易感冒，去人群密集的地方容易被传染感冒，缺乏营养或者睡眠少、旅途辛苦的时候也比较容易感冒。

主要症状

流鼻涕、打喷嚏、咳嗽、发热

孩子患了感冒，一般会发热，有的低热，有的高热可达 39℃。打喷嚏、流鼻涕一般在发热前就出现。刚开始鼻涕是清水样的，接近痊愈的时候逐渐变得浓稠。咳嗽可在感冒刚开始就出现，也可在感冒两三天之后开始。其他症状消失之后，咳嗽和流鼻涕还要持续几天。感冒时，食欲会下降，不想吃东西。小婴儿因为鼻塞会出现喂养困难，容易吐奶和腹泻。

治疗

对症治疗、支持疗法

感冒没有特效药，但是有药物可以对症解决很多不适。高热时可以服用退热剂，咳嗽可以服用止咳药。用药物可以减轻不适，减少消耗，帮助孩子保存体力。这样有利于疾病康复。另外要给予充分支持，提高房间内湿度，并给予营养丰富、易吸收的食物。同时要让孩子多休息。过 5~7 天感冒就会自愈。

自我保健

● 孩子如果是受凉感冒的，可以喝些生姜蜂蜜茶，有促进感冒痊愈的功效。把生姜剁碎，放入锅中煮开或者直接用开水冲泡，当水温降到 30~40℃ 的时候，加入蜂蜜，滤去渣即可饮用。

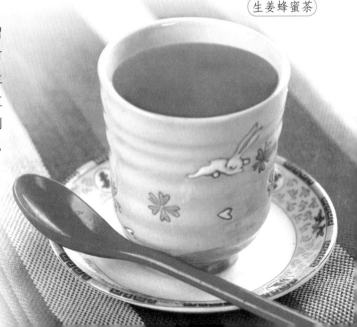

生姜蜂蜜茶

护理感冒孩子的生活小细节

孩子感冒后，吃好、喝好、休息好非常重要。吃好、喝好、休息好就能保存体力，有足够体力抵御病毒侵犯，感冒就好得快。

饮食要清淡有营养

适合的饮食是半流质食物，粥和面条最好，可以在粥里、面里加肉末、鸡蛋、菜叶等丰富营养。也可以用肉、骨头、蔬菜等煮汤，然后用汤煮面条、煮粥。如对因着凉感冒的孩子，可用葱白、生姜和糯米煮粥，吃的时候加少许米醋。如果因为夏天暑气重而感冒的孩子，可用苦瓜、鲜莲叶和瘦猪肉一起煮汤。

不过，患感冒的孩子食欲不太好，可能不太想吃，也不必强迫，以免增加肠胃负担，反而不利于疾病痊愈。

要多补充水分

足量的水分有利于增强代谢，促进感冒痊愈。补充水分以温热的白开水最好，要少量多次地喂。不要喝冷水。如果孩子不肯喝白开水，可以喂些果汁，或者在白开水里加些糖、蜂蜜等。

一定要让孩子休息好

孩子们精力旺盛，只要有体力就会不停活动，家长应该适当控制，让孩子做些比较安静的活动。在孩子感冒期间最好不要带出去长时间玩耍、逛街、走亲访友等，尽量保证孩子睡午觉的时间，晚上也要早睡。

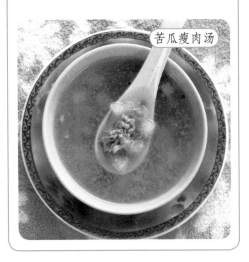

苦瓜瘦肉汤

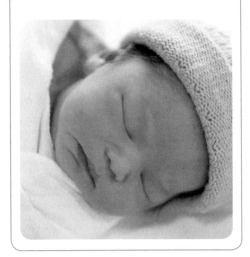

变应性鼻炎

引起变应性鼻炎的常见因素是花粉、枯草、灰尘、动物毛发以及冷热空气的刺激。有的孩子对某一种物质过敏，有的孩子可能对多种物质过敏，还有些变应原不明。

主要症状

鼻涕多、喷嚏多

如果患有变应性鼻炎，只要受到致敏物质刺激，就会开始不停地打喷嚏，还会持续流出清水一样的鼻涕，完全不受控制，清水样鼻涕甚至会在不自觉的情况下滴答下来。对花粉过敏的孩子在春天和秋天会格外严重，其他季节比较轻微或者没有症状。对枯草过敏的一般在秋天发作，季节一过过敏症状就消失了。

治疗

滴鼻剂、培养免疫力

鼻塞的时候可以选择滴鼻剂滴入鼻腔促进通气。不适严重还可以在医生指导下短期服用抗组胺药物。另外可以行脱敏疗法。先要在皮肤上弄一个小伤口，涂抹上各类可能引起过敏的物质，观察皮肤反应，找出致敏物，然后将这种物质的粉尘注射一些到体内，几次后就不再对这种物质过敏了。此种方法需在医生的指导下进行。

自我保健

- 不养小动物，不养花。
- 勤用湿布擦拭家具，布料制作的沙发和窗帘收起来，减少灰尘。被褥不用的时候要用防尘套套起来。
- 对花粉或枯草过敏的孩子，在春秋两季尽量少外出，居家时也要关紧窗户，在室内使用空气净化器。需要外出时可以戴防护性好的口罩。出门尽量选择早上或者黄昏，避免午后外出。

空气净化器

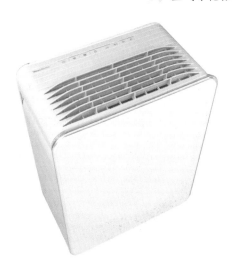

急性鼻炎

急性鼻炎是由病毒或细菌感染等导致的。刺激性气体或者药物也是导致急性鼻炎的原因。孩子抵抗力差，免疫系统不完善，衣服加减不及时、蹬被子受凉或者赤脚玩等都可诱发感染，引起急性鼻炎。同时，感冒也常伴有急性鼻炎，除感冒外，流感、麻疹、白喉症也可引起急性鼻炎。

主要症状

鼻塞、流鼻涕、鼻痒、头痛、发热

急性鼻炎与感冒的症状非常相似，都有发热、流鼻涕、鼻塞等症状，但是患急性鼻炎时，鼻部的感觉更明显，会感觉发干、发痒，也有可能伴有嗅觉减退。刚开始一两天流清水样鼻涕，两天之后转为黄色浓稠鼻涕，鼻塞加重。再过两天就差不多痊愈了。

自我保健

● 用热水冲泡绿茶，出色后加入一点盐，最好是不含碘的盐，趁热用棉棒蘸取涂擦在鼻腔内部，可帮助收敛血管，缓解鼻塞、鼻干、鼻痒等不适感。

● 把一块白萝卜切块、榨汁，用脱脂棉球蘸汁塞入鼻腔，萝卜汁所含的芥子油能醒神通窍，缓解由鼻炎引起的鼻塞症状。

治疗

滴鼻剂、抗生素治疗

急性鼻炎若是由细菌感染引起的，需要用抗生素治疗。鼻塞影响睡眠时可用滴鼻剂，缓解鼻塞，帮助尽快入睡。入睡后鼻塞症状会自动缓解。滴鼻剂不能使用太长时间，具体用法要遵照医生嘱咐。如果过了很久仍有鼻塞症状要看医生。

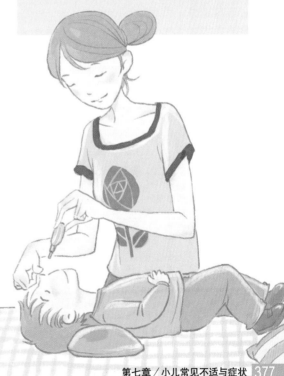

体重不增

喂养不当可导致婴幼儿体重增加不理想，食量不够、营养不均衡都是如此。新生儿出生头几天有个生理性体重减轻的过程，除此之外，孩子体重不增、下降都要考虑到可能是疾病导致的。因为很多疾病会影响吃奶、消化、吸收或者会大量消耗体内能量，表现在体重上就是体重不增或者下降。

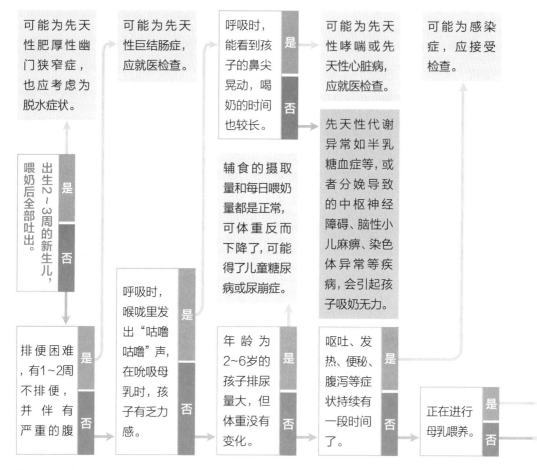

参考页码

先天性肥厚性幽门狭窄症……P350

先天性心脏病……P380

半乳糖血症……P381

先天性喉喘鸣……P381

小儿厌食症……P384

先天性巨结肠症……P401

尿崩症……P409

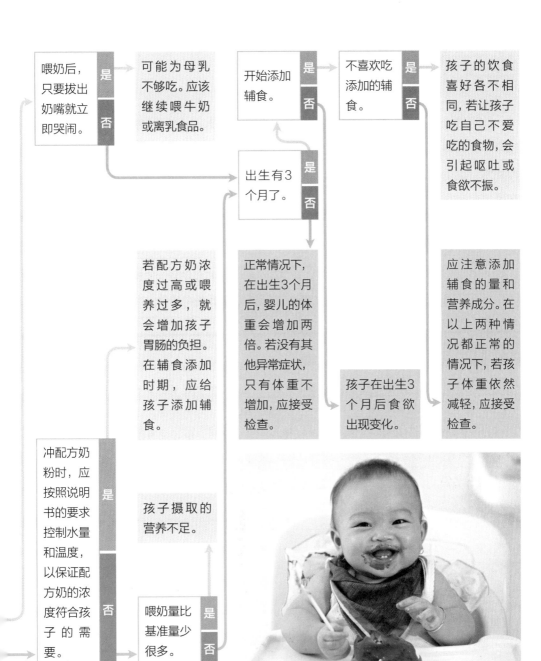

喂奶后，只要拔出奶嘴就立即哭闹。 **是** → 可能为母乳不够吃。应该继续喂牛奶或离乳食品。

否

开始添加辅食。 **是** → 不喜欢吃添加的辅食。 **是** → 孩子的饮食喜好各不相同，若让孩子吃自己不爱吃的食物，会引起呕吐或食欲不振。

否

否

出生有3个月了。 **是**

否

若配方奶浓度过高或喂养过多，就会增加孩子胃肠的负担。在辅食添加时期，应给孩子添加辅食。

正常情况下，在出生3个月后，婴儿的体重会增加两倍。若没有其他异常症状，只有体重不增加，应接受检查。

应注意添加辅食的量和营养成分。在以上两种情况都正常的情况下，若孩子体重依然减轻，应接受检查。

孩子在出生3个月后食欲出现变化。

冲配方奶粉时，应按照说明书的要求控制水量和温度，以保证配方奶的浓度符合孩子的需要。 **是**

孩子摄取的营养不足。

否

喂奶量比基准量少很多。 **是**

否

先天性心脏病

先天性心脏病主要是母体在孕期患某些疾病，或服用某些药物如抗肿瘤药物，或感染某些病毒如流感、风疹、腮腺炎，或者接触了放射线，都有可能导致胎儿心脏发育异常，出生后就是先天性心脏病。另外，先天性心脏病也有可能遗传。先天性心脏病的患病率在0.8%左右，死亡率很高。

主要症状

呼吸急促、吃奶困难、体重不增

患有先天性心脏病的婴儿，呼吸浅近、急促，吃奶非常费劲，经常饿得寻食，但吃奶的时候吮吸力很小，吃几口就满头大汗，需要歇一歇。因为吃奶困难，摄入营养不足，所以体重可长时间不增。心脏病比较严重时，患儿的脸部和嘴唇会因为缺氧而呈现青色。

治疗

手术治疗

孩子出生后还要继续发育，所以有些先天性心脏病患儿在5岁前可以自然痊愈，也有些心脏病比较轻微，对血液循环没有多大影响，无需治疗。但有些患儿必须通过手术治疗，矫正畸形。当然一定要经过专科医院的检查再确定治疗方法。

自我保健

一定要打预防针，流感、肺炎等计划外疫苗也最好打，各种小病都可能加重心脏病。

减少消耗，洗澡时间要短，但不要过分限制孩子活动，以他自己感觉舒适为主，如果感觉累他会自己停下来的。

给孩子提供足够的营养，吮吸困难时，建议改用小杯子、勺子喂食，让孩子花更小的力气摄入更多的营养，保证发育所需。

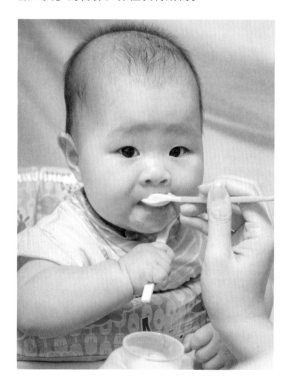

半乳糖血症

半乳糖是乳汁中乳糖的组成部分。半乳糖进入体内，会被继续分解代谢，供应身体需求。分解半乳糖的过程中，需要用到三种酶，缺一不可。但是有些孩子体内会缺乏某种酶，使得半乳糖无法分解。这样一来，血液中半乳糖浓度就会升高，进而造成半乳糖血症。该病是先天性的。

主要症状

喂养困难、体重不增、腹泻、呕吐

如果患了半乳糖血症，孩子吃奶后就会出现呕吐、腹泻等问题。因为营养不良，体重也不增加。同时肝功能会被损害，导致黄疸、肝硬化等疾病。如果治疗不及时，随着年龄增长还可出现白内障、发育障碍、智力障碍等严重后果。另外该病还可引起败血症，非常危险。

治疗

饮食疗法

发现半乳糖血症，应该马上停用所有含有乳糖和半乳糖的食品，最需要停食的就是乳类食品。孩子不能吃乳类食品，可改用豆浆、米粉等喂养，另外额外补充维生素和脂肪。任何含有牛奶的食品都要拒绝，包括奶油蛋糕、冰淇淋、奶酪等。最好长期坚持这样的饮食原则。

先天性喉喘鸣

喉喘鸣大多是因为喉部软骨未发育完全导致的，发育不完善的软骨会阻碍空气流通，在呼吸的时候就会发出喘鸣声。孩子长大后，软骨发育完全，这种情况就会消失。喉部有先天性畸形和某些疾病也可导致喉喘鸣。

主要症状

吸气时发出"呼噜"声、呼吸困难、体重不增

喉喘鸣一般出现在刚出生不久的新生儿身上，新生儿一两周时就可发现，吸气时喉咙里会发出"呼噜"声，像打呼噜一样。如果病情严重，会出现呼吸困难，吸气时锁骨上窝、胸骨上窝会出现明显凹陷，连吃奶都变得费劲了，因此会营养不良、体重不增。

治疗

观察、手术治疗

即使有先天性喉喘鸣，只要身体状态良好，可以不用治疗，过一段时间，一般在2岁内就痊愈了。如果是因为畸形导致的，则不能自愈，需要手术治疗。

自我保健

● 给先天性喉喘鸣的孩子喂饭时，要特别注意防呛咳，以免食物进入气管引发肺炎。

不爱吃饭

孩子不爱吃饭多半是不饿，但长期食欲不佳或者突然变得不爱吃饭了，则要重视，消化不良、肠胃不适或者一些重病，都可影响食欲。另外，情绪问题或者压力太大也会让孩子食欲不佳。孩子不吃饭不要强迫，越强迫越不想吃。关键在于平时养成良好的饮食习惯。

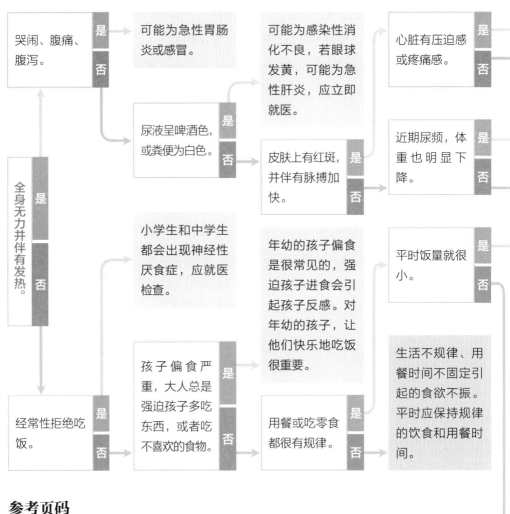

哭闹、腹痛、腹泻。 [是] 可能为急性胃肠炎或感冒。 [否]

可能为感染性消化不良，若眼球发黄，可能为急性肝炎，应立即就医。

心脏有压迫感或疼痛感。 [是] [否]

尿液呈啤酒色，或粪便为白色。 [是] [否]

皮肤上有红斑，并伴有脉搏加快。 [是] [否]

近期尿频，体重也明显下降。 [是] [否]

全身无力并伴有发热。 [是] [否]

小学生和中学生都会出现神经性厌食症，应就医检查。

年幼的孩子偏食是很常见的，强迫孩子进食会引起孩子反感。对年幼的孩子，让他们快乐地吃饭很重要。

平时饭量就很小。 [是] [否]

孩子偏食严重，大人总是强迫孩子多吃东西，或者吃不喜欢的食物。 [是] [否]

经常性拒绝吃饭。 [是] [否]

用餐或吃零食都很有规律。 [是] [否]

生活不规律、用餐时间不固定引起的食欲不振。平时应保持规律的饮食和用餐时间。

参考页码

可能为风湿热导致风湿性心脏病，应立即就医。

食欲不振也是某些疾病的前兆。若同时伴有腹泻、水肿、呕吐等症状，应就医检查。

可能为尿路感染或尿崩症。

可能为风湿热。若治疗不及时，可导致心脏病，应立即就医，及早治疗。

孩子在幼儿期食欲较弱，饭量也较小。只要没有其他症状，就不用太担心。若强迫进食，孩子可能会反感。

近期因为家庭关系或其他问题，孩子曾有一段时间情绪低落。

吃饭时被批评、家庭关系不和等心理作用，会引起食欲不振。父母偏爱某一个孩子，也会导致其他孩子不爱吃饭。

会使孩子感到不安或产生心理压力，应尊重孩子的想法。

孩子的口味和食欲各不相同，平时应留意观察。

因交友或学习等问题，导致孩子心理负担过重。

是
否

平时生活中都很活泼。

是
否

缺乏运动，能量消耗少。若无其他症状，应让孩子多参与户外运动。

是
否

红色警报　孩子若患有尿崩症或尿路感染，并伴有尿频，食欲不振，体重也减轻了，应带孩子就医检查。若有关节痛、心跳加快等症状，可能为风湿热，应立即就医。

小儿厌食症

孩子患神经性厌食症，多数是家长喂养不当导致的。强迫进食、追喂都可引起厌食。另外，把吃饭作为可以吃零食的条件，也可能让孩子对吃饭形成抗拒，导致神经性厌食症。还有部分孩子在刚上幼儿园时，因为环境陌生、压力大导致肠胃活力差，或者家长给孩子安排了太多任务，导致压力大而影响食欲，最终都会引发厌食症。

主要症状

没食欲、逃避吃饭

婴儿患厌食症的较少。幼儿患厌食症后，主要表现是不好好吃饭，磨蹭不上饭桌，吃饭很慢、吃两口就不吃了，只要吃饭就说不舒服，不想吃。再大点的孩子如果患了厌食症，就会逃避吃饭，甚至只要一听到吃饭就出现腹痛的现象。还有的孩子一听到吃饭就要上厕所，以此逃避吃饭。

治疗

健康饮食、吃多吃少随意

给孩子提供丰富、健康的饮食，食物不要太单调，多变换花样。另外，少吃甜食、油腻食品，这些食品都会影响孩子吃正餐时的胃口。吃饭时不要太过干预孩子，想吃什么吃什么，想吃多少吃多少，让孩子感觉轻松。还要注意不要在饭桌上争吵或者训斥孩子。这样过一段时间自然会缓解。

自我保健

● 番茄汁、山楂茶都有开胃功效，孩子食欲不好的时候可以试试。把番茄洗干净，用开水烫一下去片，挤出汁饮用，每次 100 毫升，每天两三次。山楂洗净放入水中煮成膏状，加入少许白糖，每次吃两三勺，每天吃两三次。

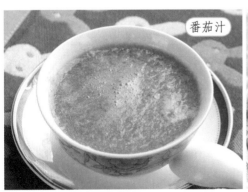
番茄汁

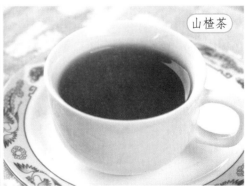
山楂茶

急性肝炎

孩子患肝炎一般多为甲型病毒性肝炎，粪便、食物、日常接触、饮水都可传播急性肝炎病毒，所以，卫生条件差的孩子更容易被感染患病。

主要症状

恶心、腹痛、食欲不振、消瘦

孩子如果患了急性肝炎，很多都会出现腹痛症状，也有腹胀等感觉，因此一般会食欲不振，几天之内就会明显消瘦。另外还会出现发热、头痛、恶心、疲倦等症状。患肝炎后，肝功能下降，有可能出现黄疸，不过有的黄疸发作很快，有的则比较缓慢。但更多孩子没有黄疸症状。大孩子则可能会说胸口上方或右上腹部疼痛。

治疗

营养支持

患了急性肝炎，病程大约要持续6个月，需要住院治疗一段时间，度过急性感染期。另外调养比治疗更重要，因为需要靠自身抵抗力来消灭病毒。如果孩子食欲不振的时候，可给他准备些果汁或者流质食品，减轻进食的压力。等到食欲恢复了，多准备他平时喜欢吃的食物，还要准备营养丰富的食物，鱼、鸡蛋、瘦肉、豆腐等高蛋白食物都要有。

自我保健

● 不要给孩子喝生水，也不要买路边摊食品，不与别人共用任何会与口腔接触的物品，比如茶杯、漱口杯等。

● 经常用开水煮餐具消毒，水烧开后煮5分钟即可，能有效杀灭甲肝病毒。

● 如果家人有肝炎患者，要让孩子远离，不能共用任何物品，包括毛巾、马桶等日常用品，餐具更不能混用。患病家人用的物品都必须是专用的。

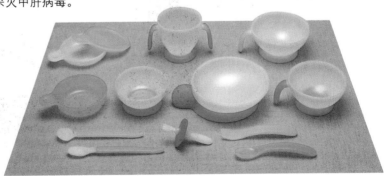

第七章／小儿常见不适与症状　　**385**

风湿热

风湿热是结缔组织病变，医学界普遍认为是由溶血性链球菌反复感染引起的免疫异常导致的。心脏、关节、中枢神经系统及皮下所有结缔组织都可受累，心脏和关节最为明显，会引发关节炎、心脏病等疾病。对儿童、青少年危害较大。

主要症状

关节痛、僵硬

风湿热早期发现，治疗较容易，但是容易被耽误，因为该病早期症状与感冒类似。患了风湿热后，会反复出现咽喉发炎和扁桃体发炎，并伴有高热。如果在这些症状之外还有关节痛，就要特别注意了。特别是手脚关节痛、僵硬，不能灵活活动，握不住筷子、笔的时候，要尽快去医院检查。另外，有少数人患风湿热后可出现红斑，出现在躯干和四肢近端，呈环形或半环形，几小时或一两天后消失，但过一段时间会在原位再出现。

治疗

药物治疗

患了风湿热，要对症治疗。如果已经累及心脏，需要卧床休息。另外需要使用抗生素清除残留的链球菌，而且需要服用较长时间药物，要好几年。同时还要使用抗风湿类药物，比如阿司匹林控制病情。风湿热治疗时间较长，必须长期用药，不要随便停药。治疗期间要定时检查。如果心脏瓣膜发生病变，严重时常需要手术治疗。

自我保健

● 风湿热复发率很高，在病情得到控制后要特别预防复发。居室要通风、保暖，要特别注意防潮，还要注意清洁。病情控制后要遵医嘱定期注射抗生素，最少要坚持到18岁成年后。

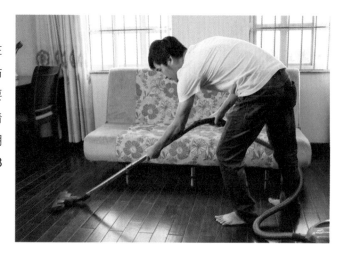

孩子不爱吃饭的原因

饿了就要吃饭，这是本能，但有些孩子就是不爱吃饭，好像永远不知道饿似的，其主要原因是饮食习惯不好，直接或间接的原因都是父母造成的。

■零食给多了

孩子的胃容量很小，吃点就饱，如果总是零食不离嘴，就不会饿，不会饿，孩子自然不爱吃饭。如果在饭前给零食，

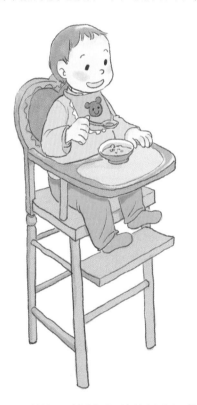

哪怕是一块糖果、一块饼干都会让孩子饥饿感全消，正式吃饭的时候就不吃了。

■缺乏自主进食经验

孩子总是被追着喂、逼着吃、诱哄着吃，缺乏自主进食的经验，容易对食物没有欲望。特别是有些家长用零食诱哄孩子吃饭，吃完饭就可以吃糖、吃完饭就可以买玩具，等等，这样给孩子一种感觉，零食比饭好，更不愿意吃饭了，或者把吃饭当成了任务，也不喜欢吃饭。

■边吃边玩

孩子对玩的兴趣远大于吃饭，如果养成边吃边玩或者边看电视边吃饭的习惯，看上去也就不怎么爱吃饭了。

■饭不好吃

饭的味道不好，大人也不爱吃，孩子自然不爱吃。对孩子来说，饭不好看，可能也会不爱吃。

所以，要想让孩子好好吃饭，从1岁起就让孩子与大人一起吃饭，让其自己进食，大人喂一些就可以。另外养成规律、良好的进食习惯，定时定量进餐，不要时不时给零食，也不要在吃饭时玩耍。当然家长也要在饮食上下点功夫，除了味道外，还可以给食物做些好看的造型或者搭配漂亮的颜色，激发孩子食欲。

腹痛

孩子易患腹痛，主要是因为发育不健全、肠胃功能低下引起的，如消化不良、饮食过量，这样的腹痛只要按摩孩子腹部，一般就会好转。另外，有些腹痛则是肠道、尿路感染引起的，疼痛比较剧烈，孩子会因为疼痛而不停哭闹。

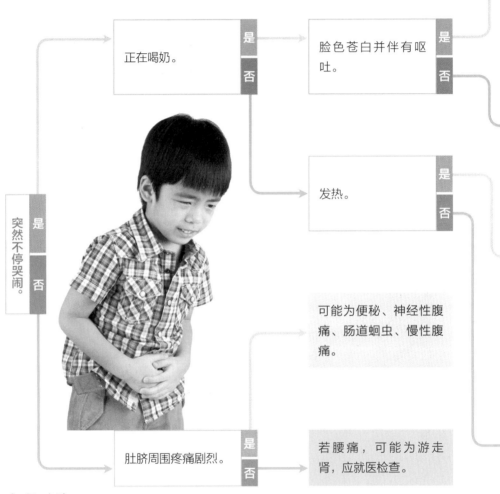

突然不停哭闹。 是 / 否

正在喝奶。 是 / 否

脸色苍白并伴有呕吐。 是 / 否

发热。 是 / 否

可能为便秘、神经性腹痛、肠道蛔虫、慢性腹痛。

肚脐周围疼痛剧烈。 是 / 否

若腰痛，可能为游走肾，应就医检查。

参考页码

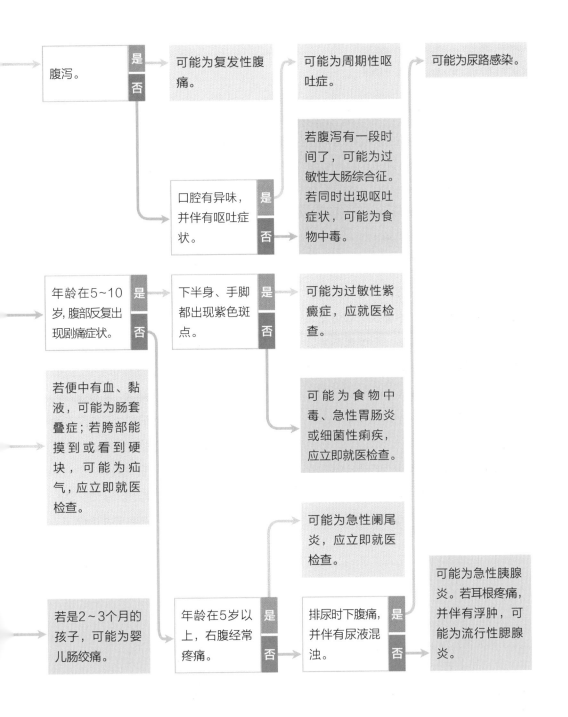

腹泻。 **是** → 可能为复发性腹痛。

可能为周期性呕吐症。

可能为尿路感染。

否

口腔有异味，并伴有呕吐症状。 **是** → 若腹泻有一段时间了，可能为过敏性大肠综合征。若同时出现呕吐症状，可能为食物中毒。

否 → 若腹泻有一段时间了，可能为过敏性大肠综合征。若同时出现呕吐症状，可能为食物中毒。

年龄在5~10岁,腹部反复出现剧痛症状。 **是** → 下半身、手脚都出现紫色斑点。 **是** → 可能为过敏性紫癜症，应就医检查。

否 → 可能为食物中毒、急性胃肠炎或细菌性痢疾，应立即就医检查。

若便中有血、黏液，可能为肠套叠症；若胯部能摸到或看到硬块，可能为疝气，应立即就医检查。

可能为急性阑尾炎，应立即就医检查。

若是2~3个月的孩子，可能为婴儿肠绞痛。

年龄在5岁以上，右腹经常疼痛。 **是** → 排尿时下腹痛，并伴有尿液混浊。 **是** → 可能为急性胰腺炎。若耳根疼痛，并伴有浮肿，可能为流行性腮腺炎。

否 → 可能为急性胰腺炎。若耳根疼痛，并伴有浮肿，可能为流行性腮腺炎。

红色警报 若孩子突发腹痛，并伴有呕吐、脸色苍白等症状，同时粪便中有血、黏液，可能为肠套叠症。若胯部有柔软的肿块，可能为疝气。若出现疑似急性肠炎、急性阑尾炎、急性胰腺炎、细菌性痢疾等疾病的症状，都应立即就医检查。

反复性腹痛

孩子患反复性腹痛，多数是神经过敏反应，一般没有器质方面的改变。如不想上学的孩子在上学前容易出现腹痛；不想让父母出差的孩子，在父母准备出差时容易腹痛。另外，环境突然变化、家长教育过于严格、学校生活不顺利都会让孩子患上反复性腹痛，只要出现相关因素就要腹痛。

主要症状

腹痛、脸色苍白

当孩子反复性腹痛时，有的父母会认为孩子是为了逃避不喜欢的事情而装出来的，逃避是真实的，但腹痛不是装的。这时候孩子会感觉到肠胃扭曲、痉挛一样的疼痛，往往会疼得脸色苍白，同时伴有食欲下降、头晕、头痛、呕吐、便秘等症状。

因为压力、精神因素而产生的腹痛一般只持续一两个小时，如果持续时间长就应该考虑是疾病导致的。

治疗

对症治疗

当孩子反复出现腹痛，父母应设身处地考虑一下孩子的状况，解除他的精神压力，消除神经过敏的状况，反复性腹痛就能痊愈。同时要对症治疗其他症状，但不要擅自用药，以免加重病症，要看医生再用药。另外有研究发现只要消灭胃内的幽门螺杆菌，反复性腹痛就能痊愈。如果体内发现该种细菌可以用抗生素。

如果确定并非精神因素引起的，要去医院进行详细检查，找到病因并治疗，以免延误病情。

自我保健

● 孩子出现腹痛时，搓热双手，顺时针打圈按摩他的肚子或者热水袋灌入 60℃ 温水放在他的肚子上，能有效缓解疼痛。

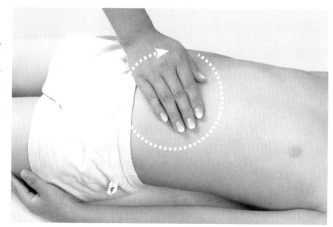

急性胃肠炎

孩子患急性肠胃炎，主要原因是吃得不合适。吃多了、吃了冷食或难消化的食物都可导致消化不良，进而引起急性肠胃炎。另外，变质食品、不洁食物、过敏都可引起急性肠胃炎。还有一部分是因为药物副作用、化学物质或毒性物质中毒引起的，这类急性肠胃炎不多见，但也会发生。此外感冒、肺炎、中耳炎等消化道以外的疾病也可刺激肠道蠕动加快而出现急性肠胃炎。

主要症状

上吐下泻、腹痛、发热

如果患了急性肠胃炎，会突然腹痛，并排出水一样的粪便。排便后腹痛停止，过一会再发作，反反复复。小宝宝会因为腹痛反复哭闹。如果症状较轻，每天排便 10 次以内，症状较重时排便可达 10 次以上。此外还会呕吐，将胃内容物吐出，呕吐严重时会吐出胆汁或者咖啡色血液。也有部分孩子会感觉乏力、发热。

治疗

禁食一两天、补充水电解质

孩子患了急性肠胃炎，最好禁食一两天，让肠道彻底休息。禁食结束后给孩子吃一些温热的营养粥、面条、面疙瘩汤等，少吃多餐，过一两天后慢慢恢复正常饮食。腹泻、呕吐会使体内水分大量流失，要特别预防水、电解质紊乱。在禁食的同时要注意补液，腹泻严重的需要静脉输入水电解质。但是不要急着给止泻药，以免体内毒素无法排出，发展成慢性腹泻。小宝宝每次排便后都要清洗小屁股，避免残留粪便刺激皮肤。

自我保健

● 药房购买干的千根草，用 10~50 克，加水煎汤饮用，有良好止泻、抗菌作用。另外也可以给孩子喝些绿茶水，也有止泻作用。

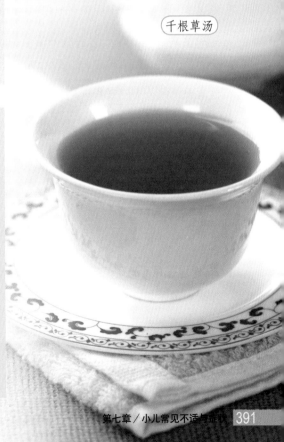

千根草汤

预防急性胃肠炎生活小细节

"病从口入"这个词最适合形容急性肠胃炎，预防急性肠胃炎就要管好孩子入口的食物。

不暴饮暴食

孩子肠胃娇嫩，暴饮暴食后肠胃消化功能跟不上，就容易患上急性肠胃炎。当孩子喜欢的食物很充足的时候，要注意管住孩子的嘴，不能放任他吃。特别是油腻的、生冷的、辛辣刺激的食物，更不能一次性吃很多。过节时，家里来客人或者去别人家做客时，孩子最容易多吃，这时候家长要特别注意。

另外，刚上幼儿园的孩子，因为不适应，在幼儿园可能吃不饱，回到家就喜欢大吃大喝，家长一定要控制好，提前给孩子准备好饭食，不要零食敞开吃。

不吃不洁食物

食物不洁是导致孩子患上急性肠胃炎的一个原因，孩子的手也要注意，每次进食之前都要用肥皂彻底洗手，以免手上的脏东西进入口中。不洁的食物，主要来源是各种路边摊，尽量不要买路边摊的食物给孩子吃。如果在外买了熟食，最好回家充分加热之后再给孩子吃。另外要预防还不懂事的孩子从地上捡食物、玩具、脏东西等塞入嘴里。

不吃变质食物

隔夜的食物最好不要给孩子吃，有可能已经变质了，特别是在夏天，加热也不能保证不会损害肠胃。食物最好当天吃掉，食物吃之前要充分加热，最少高温蒸煮20分钟。另外孩子爱喝的各种饮料，放置时间长了也可能变质，一般来说，开盖24小时后就不能再饮用。还在喝奶的孩子则要注意，冲调好的奶，应在2小时内喝完，一次喝不完的奶应倒掉。

另外，有些药物也可引起孩子急性肠胃炎，一旦服药后发生腹泻，最好停药并咨询医生。

急性阑尾炎

孩子患阑尾炎，原因是多方面的，细菌感染、阑尾腔梗阻、神经反射都可引发，如患感冒、扁桃体炎时，细菌可以经由黏膜、血循环到达阑尾引起急性阑尾炎。另外，肠道内的粪便、蛔虫也可进入阑尾而引起发炎。

主要症状

右腹部疼痛、呕吐

如患急性阑尾炎时，孩子右腹部出现疼痛，这是阑尾炎的典型症状，要考虑到可能是急性阑尾炎，尽快到医院做检查。也有一部分孩子并不出现疼痛症状，仅表现为食欲不振、呕吐、发热、腹泻等，也需要重视，可以用手按压一下右腹部，看是否有疼痛感。孩子患急性阑尾炎，程度比成人严重，而且发展快，很快就可能穿孔，引起腹膜炎等严重并发症，必须引起重视。

治疗

手术切除

如果怀疑阑尾炎，不要吃喝任何东西，也不要擅自用镇痛剂或者止泻药物，应马上去医院。镇痛药物和止泻药物可加速病情恶化。一旦确诊阑尾炎，需要尽快手术，以免发生穿孔或者引发腹膜炎等重症。阑尾手术之前需要禁食、禁水 6 小时。如果孩子疼痛严重，可以用冷毛巾敷疼痛部位，可起到缓解作用，并预防腹膜炎。

自我保健

● 孩子腹部受凉可引起肠道异常收缩而导致肠内细菌、粪便进入阑尾，引起阑尾炎。要注意给孩子腹部保暖，睡觉时最好能穿个小肚兜，蹬被子腹部也不会着凉。

● 2 岁以上的孩子，如果玩耍的范围比较大，建议每年常规吃一次驱虫药，避免因为蛔虫而导致的一些疾病。

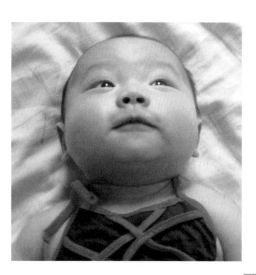

腹泻

孩子腹泻多数是病原感染导致的，很多病毒、细菌感染引起的肠道疾病可表现出腹泻症状。另外被寄生虫感染或者出现过敏，破坏肠道环境也可引起腹泻。腹泻时，孩子排便次数明显增加，粪便中含有大量水分、黏液，有时候甚至有血液、脓水。孩子腹泻很容易脱水，一定要重视。

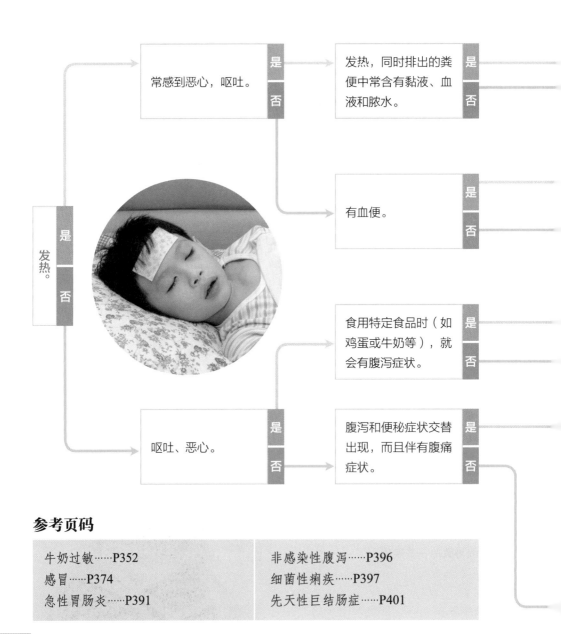

发热。 是 否

常感到恶心，呕吐。 是 否

发热，同时排出的粪便中常含有黏液、血液和脓水。 是 否

有血便。 是 否

食用特定食品时（如鸡蛋或牛奶等），就会有腹泻症状。 是 否

呕吐、恶心。 是 否

腹泻和便秘症状交替出现，而且伴有腹痛症状。 是 否

参考页码

寄生虫感染、溃疡性结肠炎等是引起血便的主要原因，应就医检查。

若有流鼻涕、打喷嚏、咳嗽等症状，可能为感冒。另外，药物的副作用也会引起类似的症状，应就医检查。

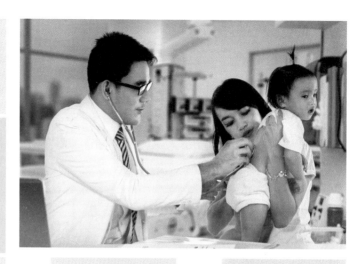

可能为食物中毒，也应考虑为感染性疾病如细菌性痢疾等，应立即就医检查。

若脸色苍白，可能为因摄入营养不足导致的牛奶过敏或腹泻。

可能患有因肠受到刺激而引起的暂时性腹泻，如果持续很长时间，就应该到小儿科就诊。

若粪便像水一样，可能为急性胃肠炎或痢疾。应立即就医，若治疗不及时，会导致感染性消化不良。

可能为食物过敏症或乳糖不耐受。

可能为先天性巨结肠症，应就医检查。

可能为肠黏膜异常、肠易激综合征、饮食过敏症，应就医检查。

若孩子体重正常、食欲也很好，就不必太担心。若症状持续一段时间了，或短时间内频繁、反复有腹泻症状，应就医检查。可能为心理因素或环境变化导致的腹泻。

近期吃得太多或摄取大量糖分、脂肪等特定营养素。

是

否

一直为母乳喂养，突然添加辅食或喂牛奶。另外，饮食很少。

是

否

 红色警报

若粪便中有脓水、黏液、血液，应考虑为细菌导致的食物中毒，也可能为感染性疾病如细菌性痢疾等。若粪便像水一样，可能为病毒引起的急性胃肠炎或痢疾。有以上情况时，应立即就医检查。

非感染性腹泻

　　非感染性腹泻最主要的原因是饮食不当。暴饮暴食，突然摄取大量含有糖分和脂肪的食品可引起非感染性腹泻，如很多孩子在四五个月的时候无缘无故出现腹泻，就是一种非感染性腹泻。另外，严重的精神刺激，或者肠胃疾病以外的其他疾病如尿路感染、中耳炎、肺炎、感冒、发热等也可引起非感染性腹泻。

主要症状

粪便稀、性状改变

　　如果患了非感染性腹泻，孩子的粪便性状会出现较大改变，便中的水分明显增加，且伴有消化不充分，如粪便中有未消化完的食物颗粒，也可能含有黏液。粪便的颜色有的正常，有的则呈现出黄绿色、绿色，而且散发出酸腐味。粪便性状改变的同时可能还有呕吐、食欲不振、尿频等症状。时间长了，孩子可能脱水，皮肤失去弹力并明显消瘦。

治疗

补液、不禁食、正确用药

　　出现腹泻，应该先化验粪便，诊断是否感染引起。如果非感染导致，不应该禁食，禁食会降低孩子身体功能，不利于康复。此外要注意补液，口服补液盐，预防脱水。另外可以使用蒙脱石散止泻，同时保护肠道。如果出现脱水现象，没有眼泪，尿液减少，应该输液补充水、电解质。

自我保健

　　● 孩子肠胃非常较弱，日常饮食应该特别注意，生冷食物如冰淇淋、冷饮以及油腻食物如肥肉、油炸食品，还有辛辣食物包括辣椒、芥末等都不应该给孩子吃，这些都可引起腹泻。

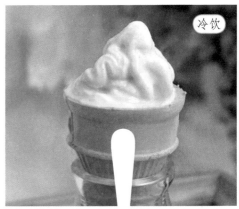
冷饮

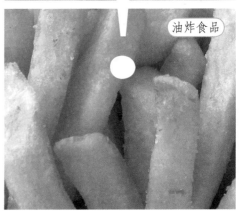
油炸食品

细菌性痢疾

细菌性痢疾是痢疾杆菌感染，侵入大肠导致发炎而发生的疾病，可引起大肠黏膜出现发炎性溃疡病破坏血管。这种细菌是通过不干净的食品、水而传染的，卫生状况较差时容易引起感染。1~4 岁的孩子比较容易感染细菌性痢疾。

主要症状

腹泻、粪便带黏液或血液

细菌性痢疾初发病时，首先出现的症状是高热和剧烈的腹痛，腹痛出现不久就开始腹泻。粪便中含有大量水分、黏液或者血液。腹泻比较剧烈，因此容易导致脱水，要特别留意。另外，细菌性痢疾可并发结膜炎、肺炎、关节痛、末梢神经痛等疾病，因此孩子会特别痛苦。

治疗

抗生素治疗

患了细菌性痢疾，要先化验粪便，确定感染何种细菌，然后选择合适的抗生素，很快就能控制病情。在治疗中，最需要预防的是脱水，要多喂糖盐水或者补盐液。出现脱水症状要输液。最好住院治疗。另外在急性发作期，粪便含大量水的情况下，要暂时禁食。待病情好转后先进食容易消化的流质、半流质食物，之后逐渐恢复正常饮食。

自我保健

- 给孩子做饭的人必须注意个人卫生，排便后、做饭前必须用肥皂洗手。另外要预防苍蝇、蟑螂等污染正在加工的食物。

- 酸梅茶有涩肠、清肠、止泻、抗菌的作用，患有细菌性痢疾喝些酸梅茶，有一定的辅助治疗效果。5 个糖渍梅子，倒入一些腌制梅子的汁，加水煮沸，再加适量冰糖、乌梅酒以及红茶就可以饮用了。

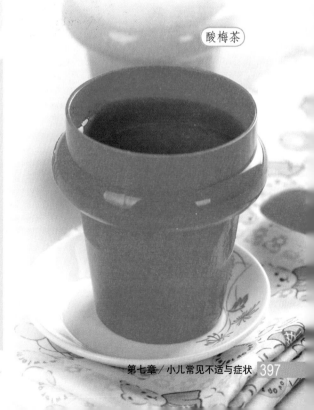

酸梅茶

便秘

孩子便秘主要是喂养不当导致的,进食量不够导致食物残渣太少可引发便秘;进食太精细、膳食纤维摄入太少可引发便秘;喝水太少可引发便秘等。还有一部分是因为没有养成良好的排便规律而导致的,也有部分便秘是疾病引起的。刚出生没多久的孩子便秘可能是水分流失太多又吃得太少导致的,也有可能是消化道畸形的表现,都不应忽视。

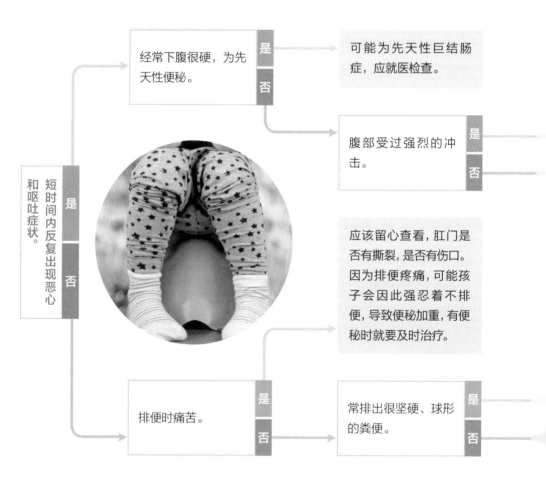

短时间内反复出现恶心和呕吐症状。

经常下腹很硬,为先天性便秘。

是 → 可能为先天性巨结肠症,应就医检查。

否

腹部受过强烈的冲击。

是

否

应该留心查看,肛门是否有撕裂,是否有伤口。因为排便疼痛,可能孩子会因此强忍着不排便,导致便秘加重,有便秘时就要及时治疗。

排便时痛苦。

是

否 → 常排出很坚硬、球形的粪便。

是

否

参考页码

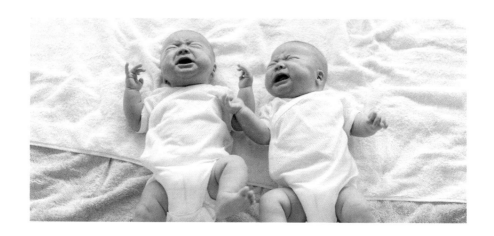

若孩子疼痛剧烈，脸色苍白，应考虑有内脏破裂，应立即就医检查。

可能为习惯性便秘，若便秘持续很长时间了，应就医检查。

若孩子因疼痛哭闹不停，应考虑为肠套叠或疝，应立即就医检查。

如果强迫孩子偏食，再强迫他吃饭，会导致其心理压力加重，进而引起便秘。若长时间持续便秘，应接受检查。

可能是摄入的纤维素少，或饮水少，也可能为添加的辅食都是乳状食物所致。

可能为习惯性便秘，坚持培养孩子规律的排便习惯，同时要保证摄入足够的水分和纤维素。

是

否

看起来孩子有便意，但却忍着不排便。

若常做灌肠或常吃泻药，病情会恶化。若患有器官功能衰退引起的疾病、肌肉疾病、慢性脱水症等疾病，都会引起上述症状。若长时间不排便，也会引起严重便秘。

是

否

红色警报　　若为先天性便秘，同时有腹部膨胀的症状，可能为先天性巨结肠症。若与结肠或直肠有关的运动神经结细胞有异常，也会引起饮食性便秘或习惯性便秘。另外，结肠炎也是危险的。内脏破裂、疝、肠套叠等疾病，也会引起严重的便秘。有以上情况时，都应立即就医检查。

疝

疝指的是肠管突破腹膜、挤出腹腔外的疾病，孩子最容易患的疝是脐疝和腹股沟疝，患病时，肠管会从脐窝或腹股沟的部位突出来。疝是因为腹腔压力增大引起的，排便时用力、消化不良、肠腔内气体太多都可引起疝。

主要症状

脐部突出、哭闹、便秘

疝发作时，可以在孩子脐窝部位或者腹股沟部位看到、摸到突起的肉球。疝如果不严重，只要腹腔内压力减轻，可自行恢复，也可用手按压回去。按压回去的时候可以听到"咕咚"的声响。孩子哭闹、排便用力时就会再突出来。而且疝长期存在也可引起便秘。肠管突出后如果长时间回不去，形成嵌顿就可导致肠梗阻症，疼痛感会逐渐增强，孩子会因此不停哭闹。

治疗

辅助器械、手术治疗

疝随着孩子发育可自行痊愈，在发育阶段为阻止疝发作，可以佩戴辅助器械，对肠管突出部位增压，阻止肠管突出，直到肌肉发育完全。具体做法要咨询医生。如果情况比较严重，造成肠梗阻了，则需要手术治疗。

自我保健

多给孩子做腹部按摩，让孩子仰躺着，把手掌心擦热，放在孩子腹部顺时针打圈按摩，按摩三五分钟，每天按摩两三次，促进肠蠕动，可改善便秘，减少因为便秘而肠管突出的次数。

长时间大哭会增加肠管压力，让疝发作，所以要尽量减少孩子哭闹，在他哭闹时尽快抱起哄或者喂点奶。

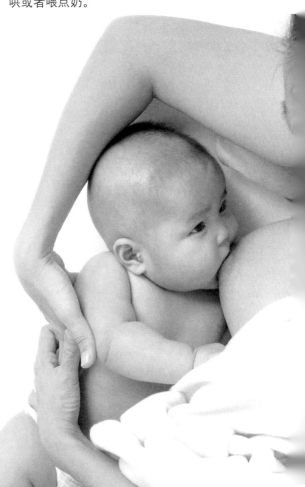

小痛小病不求人：常见症状自助全书

先天性巨结肠症

先天性巨结肠症是因为结肠先天缺失一段神经节，或者神经节功能出现偏差，使得该段结肠内的粪便不能顺利通过，以至于越积越多，肠管被撑得越来越大的一种疾病。目前没有发现具体病因，可能与遗传有关。

主要症状

便秘、腹胀、营养不良

新生儿出生24小时内不能排便，要考虑到消化道畸形，最可能的就是先天性巨结肠症。要尽快治疗，否则很容易发生肠梗阻。因为先天性巨结肠症长时间不能排便，孩子可出现腹部膨胀、呕吐、食欲不振等症状，时间长了还会引起营养不良、贫血等问题，而且容易诱发结肠炎，若发生肠梗阻则会威胁性命。

另外，有的孩子虽然患巨结肠，但可以排便、排气，便秘表现也并不严重，但是因为营养吸收状况较差，所以容易贫血、营养不良。所以当出现营养不良时，也要考虑到巨结肠的问题。

治疗

促进排便、手术治疗

如果病症比较轻微，可以进行保守治疗，用灌肠法、缓泻药、甘油栓等促进排便，减少粪便滞留。如果保守治疗效果不佳，但暂时不适合做手术的，可以先行结肠造瘘术。条件成熟了，还是尽快做手术，将缺失神经节的结肠段切除最好。该手术后需要长期治疗和护理，而且术后也可能出现便秘。

自我保健

○ 患有巨结肠症，结肠蠕动不良，规律地腹部按摩也可缓解症状，倒"U"形的按摩最适合。让孩子仰躺着，把手搓热，掌心向下放到左下腹，然后向上滑动到左上腹，按摩升结肠，再向右侧平行滑动到右上腹，按摩横结肠，最后向下滑动到右下腹，按摩降结肠，这样可以促进整个结肠蠕动，有助于减缓病情发展。

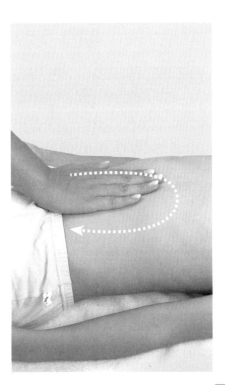

习惯性便秘

孩子患习惯性便秘的比较少，患病孩子主要是由于患先天性疾病巨结肠症、肠梗阻引起的。另外，无良好的排便习惯且饮食结构不合理，如经常忍便、不吃蔬菜、缺乏运动、或者长期使用泻药的孩子都容易患习惯性便秘。

主要症状

便秘、食欲低下、粪便带血

如果患有习惯性便秘，孩子会经常好几天不排粪便，排便时异常艰难、痛苦。粪便干结，呈现一粒一粒的状态。还有的孩子也每天排便，但每次粪便都干结难以排出。因为粪便干硬，长期摩擦肛管黏膜可造成黏膜出血，排出的粪便表面会带有鲜红血液。另外，因为粪便排出不畅，食欲也比较差。

治疗

对症治疗、软化粪便、刺激肠道蠕动

孩子习惯性便秘应该先查原因。先天性巨结肠症和肠梗阻可能最终都需要手术解决。如果非疾病导致的，粪便排不出的时候，可以用些开塞露或者把肥皂削成寸长的细条，沾水湿润后插入肛门，这样可以刺激肠道蠕动，使得粪便容易排出，减轻孩子痛苦。但是这种方法不宜经常使用，还是要从日常生活上调理，要让孩子养成每天早上排便的习惯，饮食上多安排蔬菜，适量吃粗粮，不能只吃肉、细软食物。不到迫不得已，不要给孩子使用泻药或者灌肠，这样不仅会严重破坏肠道功能，还会加重便秘。

自我保健

⬤ 苹果、胡萝卜、红薯、南瓜、海带、玉米等都有促进排便、治疗便秘的功效，平时可多给孩子食用。

⬤ 把核桃和黑芝麻打成粉，每天用开水冲泡一碗给孩子食用，能软化坚硬的粪便，促进排便。

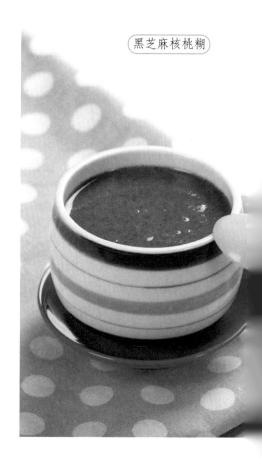

（黑芝麻核桃糊）

避免宝宝便秘的饮食原则

　　孩子便秘，真正的原因其实都在家长身上，没有让他们形成良好的饮食习惯。排便不好大多是因为吃得不对，吃得少、吃得多或者吃得太精细都会引起便秘。要让宝宝远离便秘困扰，最主要的是安排好他们的饮食。

■不能吃得太少

　　如果吃得太少，食物残渣很少，就不能每天有排便需求，最先产生的食物残渣在肠道中滞留时间就会变长，其中的水分越来越少，到需要排出的时候就会因为干硬而变得排便困难。因为吃得少而便秘的孩子，通常生长发育较差，发育水平低于同龄孩子。当孩子出现这样的情形，应该看医生，从健胃补脾，增加摄入上着手调理。

■不能吃得太多

　　吃得太多，孩子消化压力大，肠道蠕动变慢，就容易积食、上火，从而使粪便变得干燥、粗硬，这也就造成了便秘。因为吃得多而便秘的孩子，通常会有腹胀、消化不良、鼻涕多等表现，还容易咳嗽、感冒。此时应该控制孩子的饮食，不要总是强迫多吃。

■吃得不均衡

　　便秘的孩子经常吃大鱼大肉，不吃蔬菜、水果，只吃精细米面，不吃粗粮、杂豆，食物中纤维素太少，而纤维素是可以刺激肠道蠕动的主要物质。肠道蠕动慢，内容物滞留时间长，也就变得干燥，难以排出，所以要让孩子远离便秘困扰，还要均衡饮食结构，多吃蔬菜、水果，主食中适当加些粗粮。

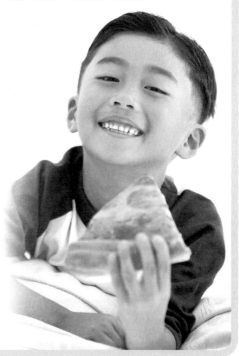

尿液颜色异常

　　小婴儿的尿液颜色一般很清亮，多数呈透明色，有的淡黄色，无味，尿量比较多，次数也多。其实，儿童尿量远远超过成人，气味则要淡许多。体内缺乏水分或者服用 B 族维生素，尿色会发黄。如果尿液颜色、尿量、气味或者排尿次数无缘无故出现异常，都应该重视，最好到医院检查。

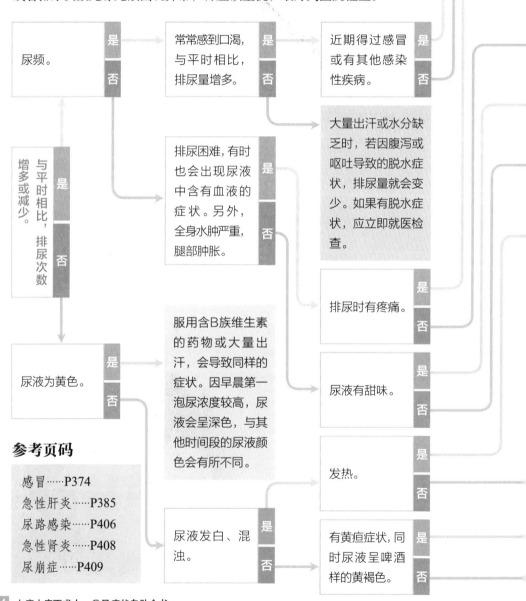

尿频。　是／否

常常感到口渴，与平时相比，排尿量增多。　是／否

近期得过感冒或有其他感染性疾病。　是／否

增多或减少。与平时相比，排尿次数　是／否

排尿困难，有时也会出现尿液中含有血液的症状。另外，全身水肿严重，腿部肿胀。　是／否

大量出汗或水分缺乏时，若因腹泻或呕吐导致的脱水症状，排尿量就会变少。如果有脱水症状，应立即就医检查。

排尿时有疼痛。　是／否

尿液为黄色。　是／否

服用含B族维生素的药物或大量出汗，会导致同样的症状。因早晨第一泡尿浓度较高，尿液会呈深色，与其他时间段的尿液颜色会有所不同。

尿液有甜味。　是／否

发热。　是／否

参考页码

尿液发白、混浊。　是／否

有黄疸症状，同时尿液呈啤酒样的黄褐色。　是／否可能为急性肾炎。腿部和眼部水肿严重，并伴有血尿。

若有全身水肿症状，应考虑为肾病，需要立即就医检查。

可能为尿路感染，应立即就医检查。

若婴儿有神经质，可能为神经性尿频症，应先让孩子的情绪稳定下来。

可能为糖尿病，应就医检查。

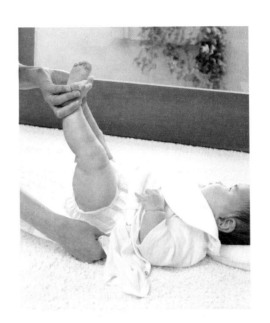

排尿量较大，尿液颜色浑浊，可能为尿崩症，应立即就医。

脓水尿液，可能是尿道发炎导致的。有时，还会排出含血液的尿液。

尿道或肾脏可能受损，并伴有出血症状，应立即就医检查。

可能为肾母细胞瘤，为恶性疾病，应立即就医。

尿液中出现盐分的白色结晶，应检查孩子的饮食。

可能是饮食中含有红色素或吃了解热剂，导致尿液呈红色。

腹部能摸到硬块。

是

否

近期剧烈冲击过腹部。

是

否

可能为急性肝炎。对新生儿来说，也可能为先天性胆道阻塞症，应立即就医检查。

红色警报　若孩子身体水肿严重，排尿困难，或近期得过感冒，可能为急性肾炎。若有红褐色尿液和黄疸症状，可能为先天性胆道阻塞症或急性肝炎。若孩子的腹部遭受剧烈撞击后，尿液呈红色，就应考虑尿道和肾脏是否损伤。若尿液为红色，腹部有硬块，可能为小儿肾母细胞瘤等疾病。有以上情况发生时，都应立即就医检查。

在排尿时有腹痛症状，并伴有红色的尿液。

是

否

若无其他症状，不用过多担心。

尿路感染

尿道内本来就存在细菌，平时不会发病，但当身体抵抗力下降时，炎症就会发作。所以，尿路感染一般都跟感冒、肠胃疾病等一起发病。另外尿道畸形的人容易患尿路感染，因为容易积蓄尿液在尿道内，细菌容易繁殖。

主要症状

尿频、尿痛、发热、呕吐

患了尿路感染，大多会伴有尿频、尿痛症状，孩子在这个时候容易尿床，排尿时会啼哭。另外孩子患病比较容易出现全身性症状如发热、呕吐、食欲不振等，严重时还会出现痉挛。如果病情得不到控制，甚至会昏迷。

治疗

抗生素治疗、多喝水

尿路感染是细菌引起的，应该使用抗生素治疗。抗生素最少要使用7~10天。同时要多喝水，对治疗尿路感染很重要。喝水多，排尿就多，尿道残留的细菌浓度就会迅速下降，对疾病痊愈促进作用很大。所以要给孩子多喝水。尿路感染容易复发，治愈后要积极预防复发。如果反复发作，要检查尿道是否有畸形。

自我保健

训练孩子及时排便的习惯，不要憋尿。要教女孩子正确擦拭外阴的方法，应该从前往后擦，不要来回擦。

尽量少穿开裆裤，特别是孩子会走路并且喜欢随时随地坐下的时候更要注意。如果穿开裆裤，应该包上纸尿裤。

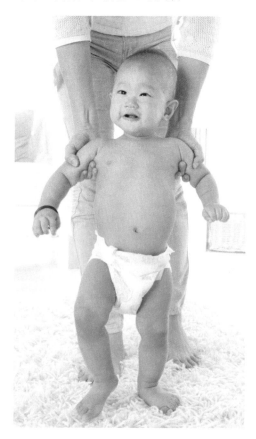

护理尿路感染宝宝的生活小细节

患病期间，孩子会发热，应多关注体温，定时测量。若体温不高，可用物理方法降温；如果超过38.5℃，需要及时使用退热药物。

孩子发生尿路感染后，除了多喝水以外，还要加强护理，一定要保持外阴部的清洁和干爽。因为尿路感染后，孩子需要多喝水，所以排尿次数大大增加，但是不管排尿多少次，都要坚持在排尿后清洗外阴，要用晾温的白开水清洗。彻底晾干后再穿上衣服。

这时候穿的内裤要尽量干净，最好每天都更换。换下的内裤要用开水浸泡，洗涤时要彻底漂清。还在包尿裤的孩子则要勤换尿裤，并且纸尿裤要宽松，不能用太过紧窄的。

如果孩子比较配合，清洗完后可以再换干净的热水，放在孩子会阴下方进行熏蒸，有利于疾病痊愈。

饮食上也要多注意，要吃新鲜的、清淡的并富含水分的食物，蔬菜、水果应适当多吃。另外荠菜、冬瓜、菊花等有清热解毒、利尿的作用，有助于促进尿路感染恢复，患病期间可适当增加食用。一些辛辣刺激性食品包括葱、蒜、生姜、韭菜、胡椒以及热性、油腻的食物如羊肉、桂圆、煎炸食物等都应该忌食，这些食物会加重炎症。

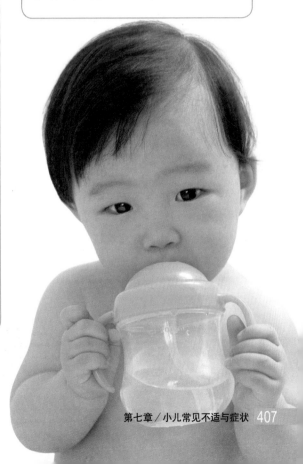

急性肾炎

孩子患急性肾炎指的是急性肾小球肾炎，是细菌感染引起的免疫反应所致。很多感染性疾病都可以引起急性肾炎，比如感冒、中耳炎、扁桃体炎、猩红热等。该病多见于小男孩，但2岁以下少见。

主要症状

水肿、血尿

如果患了急性肾炎，刚发病时会有发热现象，孩子会感到疲劳，所以很少活动。脸色也有些发白。水肿最先出现在眼部，眼部会出现眼袋，早晨眼袋尤其明显。随着病情加重，小腿也会开始水肿，按压会凹陷。另外患病后尿液颜色会变深，因为其中含有血液，所以呈现出棕褐色。

治疗

抗生素治疗、强化护理

急性肾炎治疗简单，给予抗生素和利尿药，控制感染并减轻肾脏负担，一般1~3周内水肿就会逐渐消退。但是小便恢复正常需要过几个月，所以后续需要坚持长时间的护理。平时要注意多让孩子休息，减少消耗，特别是病发后1~2周应该卧床休息。还有很重要的一点一定不能摄入太多盐分，根据医生要求实行无盐饮食或者低盐饮食，并且要低蛋白，鸡蛋、鸭蛋最好不再吃，肉类也要少吃。

自我保健

● 患病后多给孩子吃些利尿食物，可减少尿液残留，有助于疾病痊愈，建议常吃鲫鱼、鲤鱼、冬瓜、西瓜皮、玉米须、红小豆等，这些食物都有利尿作用。

● 在恢复期一定要预防感冒，给孩子做好防寒保暖工作，因为感冒会让肾炎复发。

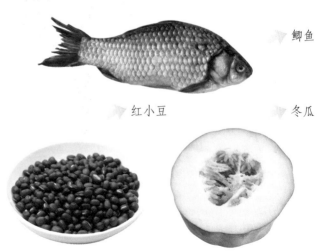

鲫鱼

红小豆

冬瓜

尿崩症

人体会分泌一种抗利尿激素，可刺激肾小管重吸收水分，让人体不会产生太多尿液。如果这种激素分泌减少甚至缺乏或者肾脏对这种激素不敏感，尿液收集的调节功能就会受影响，导致大量排尿。

主要症状

尿多、尿频、发育缓慢

患有尿崩症的孩子会尿频，每隔一两个小时就要排尿，且每次尿量很大，尿液清亮。有时候控制不住排尿，睡梦中、玩耍中都可能会排尿。排尿的同时孩子会大量喝水，其实即使不喝水也会大量排尿。如果不能喝到足够的水，孩子就会烦躁不安、睡觉也不安稳，还会便秘、皮肤干燥等，严重的甚至会发生惊厥或昏迷。另外患病后孩子食欲差，进食少，因此发育比较缓慢。如果治疗不及时，还会出现肾盂积水、输尿管扩张等。

治疗

激素治疗

当孩子明显比别的孩子尿多而且消瘦，家长应该带去医院检查。检查时需要禁水 6~16 小时，然后测量血液和尿液的渗透压和比重，以明确诊断。并注射抗利尿激素，以判断是因为中枢神经的缘故还是肾脏的缘故导致的尿崩症。治疗上大多数需要服用抗利尿激素药物或者刺激抗利尿激素分泌的药物。

自我保健

● 当孩子夜里遗尿或者经常尿裤子时，不应该一味责骂，孩子很可能是身体出了问题。要查明原因，一味责骂不能解决问题，反而增加孩子心理压力。

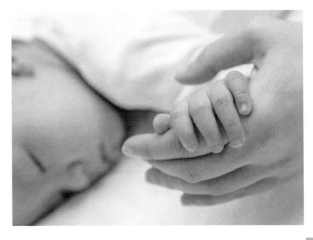

哭闹不停

婴幼儿哭的原因很多，饿了哭，困了哭，撒娇会哭，不高兴会哭，这些非疾病原因的哭闹很容易安抚，只要满足需求马上就能停止啼哭。但是如果患病了，哭闹就不那么容易安抚了。而且疾病引起的哭闹与平时的哭闹有很大不同，疾病引起啼哭要么很剧烈，要么很细弱，而平时的哭闹则比较平静。

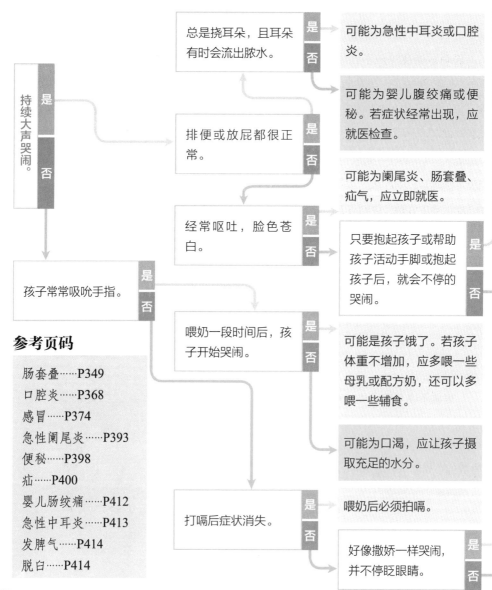

持续大声哭闹。

- 是 → 总是挠耳朵，且耳朵有时会流出脓水。
  - 是 → 可能为急性中耳炎或口腔炎。
  - 否 → 排便或放屁都很正常。
    - 是 → 可能为婴儿腹绞痛或便秘。若症状经常出现，应就医检查。
    - 否 → 经常呕吐，脸色苍白。
      - 是 → 可能为阑尾炎、肠套叠、疝气，应立即就医。
      - 否 → 只要抱起孩子或帮助孩子活动手脚或抱起孩子后，就会不停的哭闹。
- 否 → 孩子常常吸吮手指。
  - 是 → 喂奶一段时间后，孩子开始哭闹。
    - 是 → 可能是孩子饿了。若孩子体重不增加，应多喂一些母乳或配方奶，还可以多喂一些辅食。
    - 否 → 可能为口渴，应让孩子摄取充足的水分。
  - 否 → 打嗝后症状消失。
    - 是 → 喂奶后必须拍嗝。
    - 否 → 好像撒娇一样哭闹，并不停眨眼睛。

参考页码

可能为脱臼、骨折或外伤引起的。应立即就医。

可能为愤怒导致的哭闹。

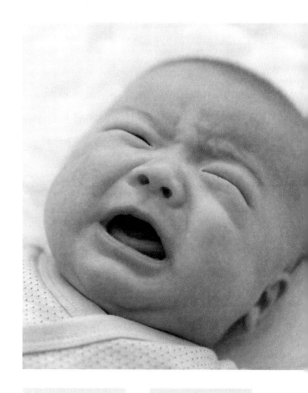

大声哭闹不停，并出现脸色苍白，同时伴有痉挛症状。 | 是 | 否 → 应仔细检查身上是否有伤口、溃烂的部位，贴身的衣服内是否有异物等。

可能是困了，想睡觉，应哄孩子睡觉，并保持环境的安静。

不愉快、饥饿、白天兴奋过度、环境变化，都会引起孩子半夜惊醒。

孩子哭闹是因为尿布湿了不舒服，或者孩子向妈妈撒娇。

可能为感冒的初期症状。

妈妈精神压力大、情绪不稳定都会影响孩子，因此妈妈需要保持平和的心态。

常在深夜惊醒并大声哭闹。 | 是 | 否 → 抱起孩子或换尿布后，孩子便停止哭闹。 | 是 | 否 → 流鼻涕，同时出现发热、咳嗽等症状。 | 是 | 否 →

红色警报

　　若呕吐、不停地哭闹，同时排气、排便不正常，可能为阑尾炎、疝、肠套叠。若活动或触摸孩子的身体时，就有疼痛，可能为外伤。有以上情况时，都应立即就医检查。若正在哭闹的孩子突然停止呼吸，并全身发抖，可能为严重的疾病。若这种症状出现多次，且持续的时间很长，就应该接受详细的检查。

婴儿肠绞痛

婴儿肠胃功能发育不全是导致肠绞痛的根本原因，肠道蠕动不规律引起了肠痉挛。通常发生在出生3个月左右的婴儿身上，4~6个月以后就很少出现了。吃奶时吸入太多空气是常见诱发原因。另外，牛奶过敏也会引发肠绞痛。

主要症状

黄昏哭闹、难以安抚

婴儿如果出现肠绞痛，往往白天玩耍正常，一到黄昏时分就开始哭闹，有时候要哭足3小时。哭闹中的婴儿难以安抚，并蜷缩着身体，好像很痛苦。哭闹在排气后会短暂停歇，过一会又哭闹起来。如果喂奶会好一点。这种哭闹对孩子的发育一般没有妨碍，而且有的孩子还会长得胖一点。

治疗

少吸入空气、温水沐浴、药物治疗

可以把婴儿放入温水中浸泡一会，能缓解疼痛，之后婴儿很快会入睡。平时喂奶要注意让孩子的嘴和奶嘴或乳房紧密贴合，避免吸入太多空气。给婴儿喂完奶后，要竖直抱起来轻拍其后背，将吸入的空气排出来。如果肠绞痛严重，已经影响睡眠了，可以给孩子服用一些缓解肠胃痉挛的滴剂。

应注意，如果婴儿哭闹，并伴有带血的粪便，或便中含有大量黏液，应就医检查。

自我保健

婴儿发生肠绞痛之后，可以把他腹部朝下抱在手臂上，抱着他缓缓走动。这样会让他有一种回到妈妈子宫里的感觉，能让他舒服一点，从而安静下来。

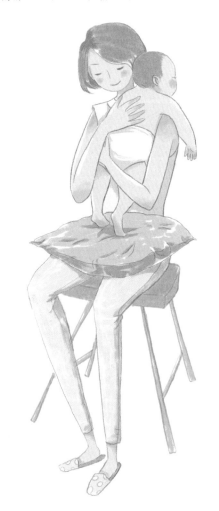

急性中耳炎

孩子比成人容易患中耳炎，因为孩子的咽鼓管短、直、宽，咽喉部和鼻部的细菌很容易通过这里进入中耳，感染中耳并引起发炎，如感冒、扁桃体炎、咽炎都可引起中耳炎。

主要症状

耳朵疼痛、高热、哭闹

如果患有急性中耳炎，耳朵就会疼痛，疼痛感在夜间尤其剧烈，孩子会因为耳朵疼痛而哭闹不安。年龄稍大的孩子会说耳朵疼，不会说话的孩子则会边哭闹边用手抓挠耳朵。除耳痛外还会伴有发热、头痛、食欲不振等症状。如果治疗不及时，发炎部位会化脓，化脓后仍然得不到有效治疗，耳鼓膜就会出现穿孔，耳孔流出脓水，流脓可持续三四天到一两周。最终引起听力下降。

治疗

抗生素治疗

患病后要及时治疗，如果耳鼓膜穿孔了，听力下降是不可逆的。治疗应该使用抗生素，治疗两三天后，疼痛就会消失。不过最好遵医嘱用药时间尽量久一点，避免复发，预防转化成慢性中耳炎。

患中耳炎期间禁止游泳。洗澡、洗脸的时候也要预防耳朵进水，最好把耳屏压下，盖住耳孔。如果不小心进水了马上用消毒棉签擦拭干净。

自我保健

● 最好不要给孩子掏耳朵，更不能频繁掏，要等到耳屎移动到外耳道了，能从外面看到的时候再掏。此时可以用个小镊子轻轻将耳屎夹出来。

● 患了中耳炎，平躺时耳朵疼痛会加重，因为此时耳膜压力会增大。如果把枕头垫高，同时斜侧向健康一侧的耳朵睡，能有效缓解疼痛。

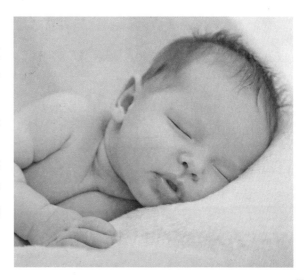

发脾气

孩子越小控制情绪的能力越低，表达能力也有限，当他们不顺心、愿望得不到满足时就容易发脾气。另外，父母对待孩子的态度、方式不当，如过分限制孩子、太多建议或者过度责骂，也容易引起孩子发脾气。

主要症状

哭闹、摔打东西

发脾气的时候，孩子会带着愤怒哭闹，如站在原地不停地哭喊或尖叫，或扭动着身体或躺在地下边哭闹边打滚、蹬腿等。刚开始哭闹时，大部分孩子会拒绝家长哄劝。哭闹过度时会导致呼吸停止甚至昏迷，伴有痉挛。

治疗

冷静、反思

孩子哭闹时，大人要冷静，不要再指责或急着哄劝，这样会让孩子更加激动。可以让他哭一会，释放情绪。此时家长可走开，等到孩子哭声微弱了再搂抱、哄劝，效果会好很多。如果孩子哭得痉挛了，并且呼吸停止，不用过分担心也不用采取什么措施。一般1分钟内就能恢复正常。

自我保健

●孩子总是发脾气，家长应该反思自己的态度和做法，总结下孩子在什么情况下容易发脾气，以后尽量避免。最重要的是能给孩子足够的尊重、理解以及信任。

脱臼

孩子关节还没发育好，只要稍微用力拖拽、拉扯都可能脱臼。活动度大的关节如肩关节、肘关节最容易脱臼。在孩子将要摔倒的一刻，大人拉住他的手臂就可能造成这两处关节脱臼，且脱臼一次后容易形成习惯性脱臼。

主要症状

哭闹、不敢活动某个部位、疼痛

如果脱臼了，关节部位疼痛，孩子会哭闹不停，年龄小的孩子大哭，大孩子会指着脱臼部位说疼。仔细观察孩子会发现他不敢活动受伤的部位，总是下意识保护着，也抗拒大人触碰。如果脱臼不能及时纠正，会出现比较严重的肿胀并发青。

治疗

冰敷、固定

怀疑脱臼时，不要强迫孩子活动关节，也不要去揉。用冰块冷敷痛处，可缓解疼痛。之后固定患肢，尽快去医院。脱臼和骨折症状比较像，自己恐怕很难判断，最好就医诊治。检查确诊后，尽快复位。

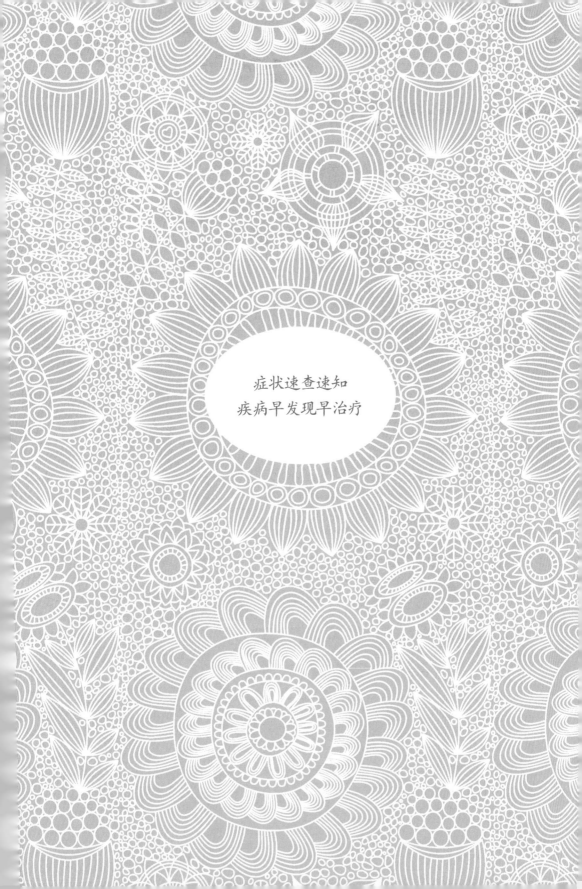

症状速查速知
疾病早发现早治疗

了解相关医疗常识
少花钱解决大问题